Die Anatomie des Yoga

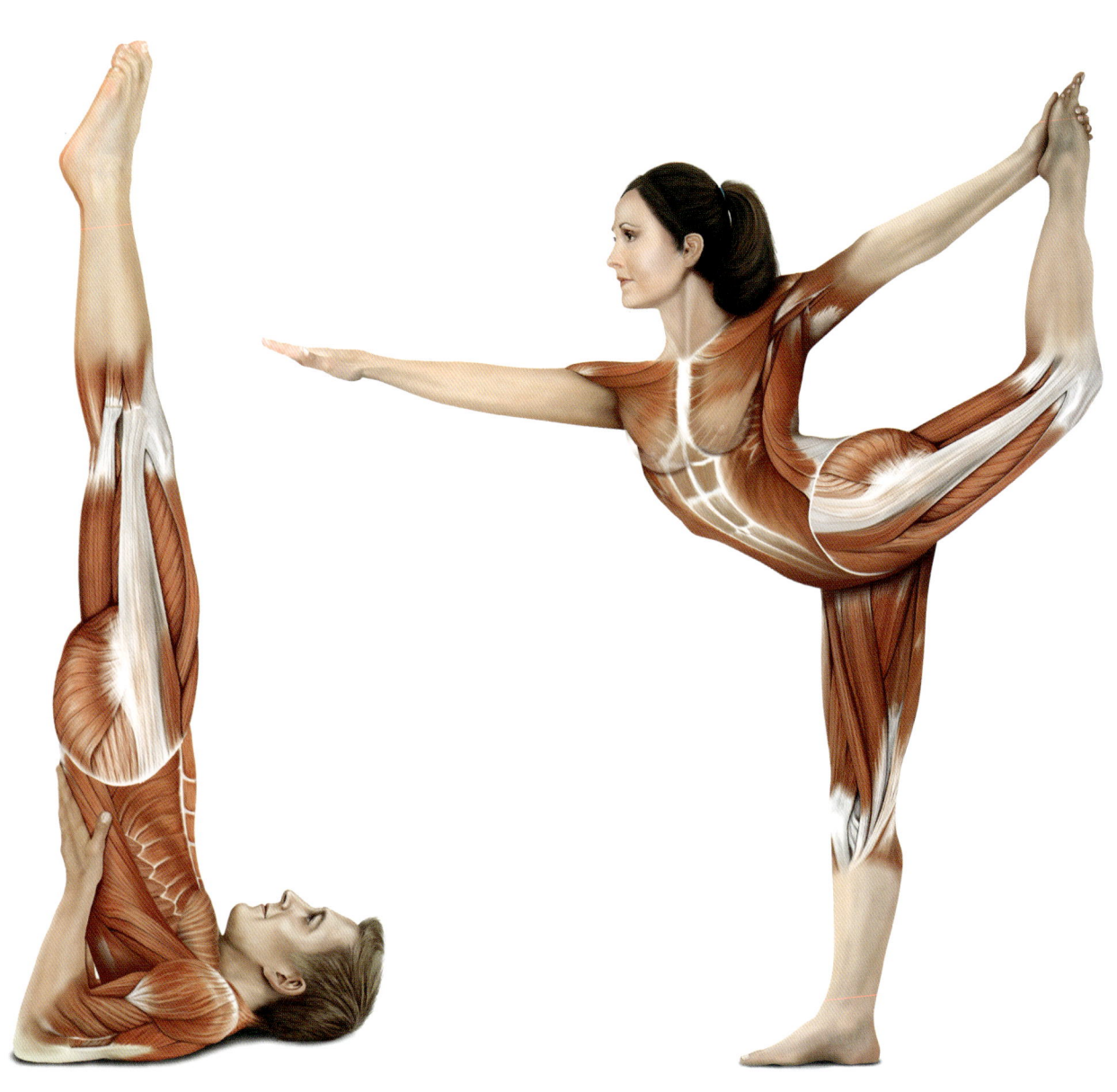

Sally Parkes B.Sc.

Die Anatomie des Yoga

30 Übungen für Körper und Geist

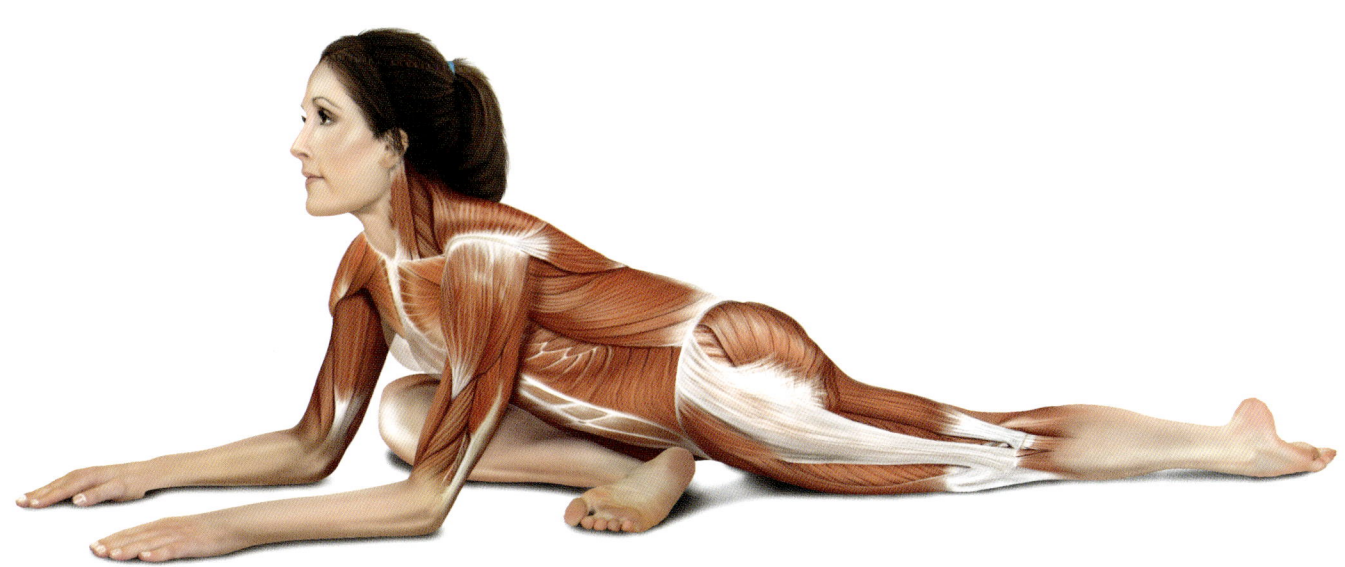

Librero

Die Originalausgabe erschien 2016 unter dem Titel:
The Student's Anatomy of Yoga Manual

© 2020 Librero IBP (für die deutschsprachige Ausgabe)
Postbus 72, 5330 AB Kerkdriel, Niederlande

© 2016 Global Book Publishing Pty Ltd

Autor: Sally Parkes
Leitender Berater: Graham Pope
Layout: Mike LeBihan
Abbildungen (Asana): Joanna Culley
Abbildungen (Schritte): Robert Brandt
Andere Abbildungen: David Carroll, Peter Child, Deborah Clarke, Geoff Cook, Marcus Cremonese, Beth Croce, Hans De Haas, Wendy de Paauw, Levant Efe, Mike Golding, Mike Gorman, Jeff Lang, Alex Lavroff, Ulrich Lehmann, Ruth Lindsay, Richard McKenna, Annabel Milne, Tony Pyrzakowski, Oliver Rennert, Caroline Rodrigues, Otto Schmidinger, Bob Seal, Vicky Short, Graeme Tavendale, Thomson Digital, Jonathan Tidball, Paul Tresnan, Valentin Varetsa, Glen Vause, Spike Wademan, Trevor Weekes, Paul Williams, David Wood

Produktion der deutschsprachigen Ausgabe:
Tanja Timmerman vertaling & redactie
Übersetzung: Katrin Schmidt
Satz: Elixyz Desk Top Publishing

Printed in China

ISBN: 978-90-8998-621-4

Alle Rechte vorbehalten. Kein Teil des Werkes darf in irgendeiner Form (durch Fotografie, Mikrofilm oder ein anderes Verfahren) ohne schriftliche Genehmigung des Verlages reproduziert oder unter Verwendung elektronischer Systeme verarbeitet, vervielfältigt oder verbreitet werden.

Bei der Zusammenstellung der Texte und Abbildungen wurde mit größter Sorgfalt vorgegangen. Trotzdem können Fehler nicht vollständig ausgeschlossen werden. Verlag und Autor können für fehlerhafte Angaben und deren Folgen weder juristische noch irgendeine Haftung übernehmen. Für Verbesserungsvorschläge und Hinweise auf Fehler sind Verlag und Autor dankbar.

Allen, die an einem Übungsprogramm teilnehmen möchten, wird geraten, zuvor einen Arzt aufzusuchen. Außerdem sollte niemand eine neue Übung ohne die Überwachung durch eine qualifizierte Fachkraft durchführen. Bei der Darstellung des Materials sowie der anatomischen und medizinischen Inhalte wurde äußerst sorgfältig vorgegangen, dennoch ist es kein Ersatz für den Rat eines medizinischen Fachmanns. Weder Autoren noch Verlag haften für jegliche Schäden, die durch eine falsche Anwendung der in diesem Buch enthaltenen Informationen entstanden sind.

5

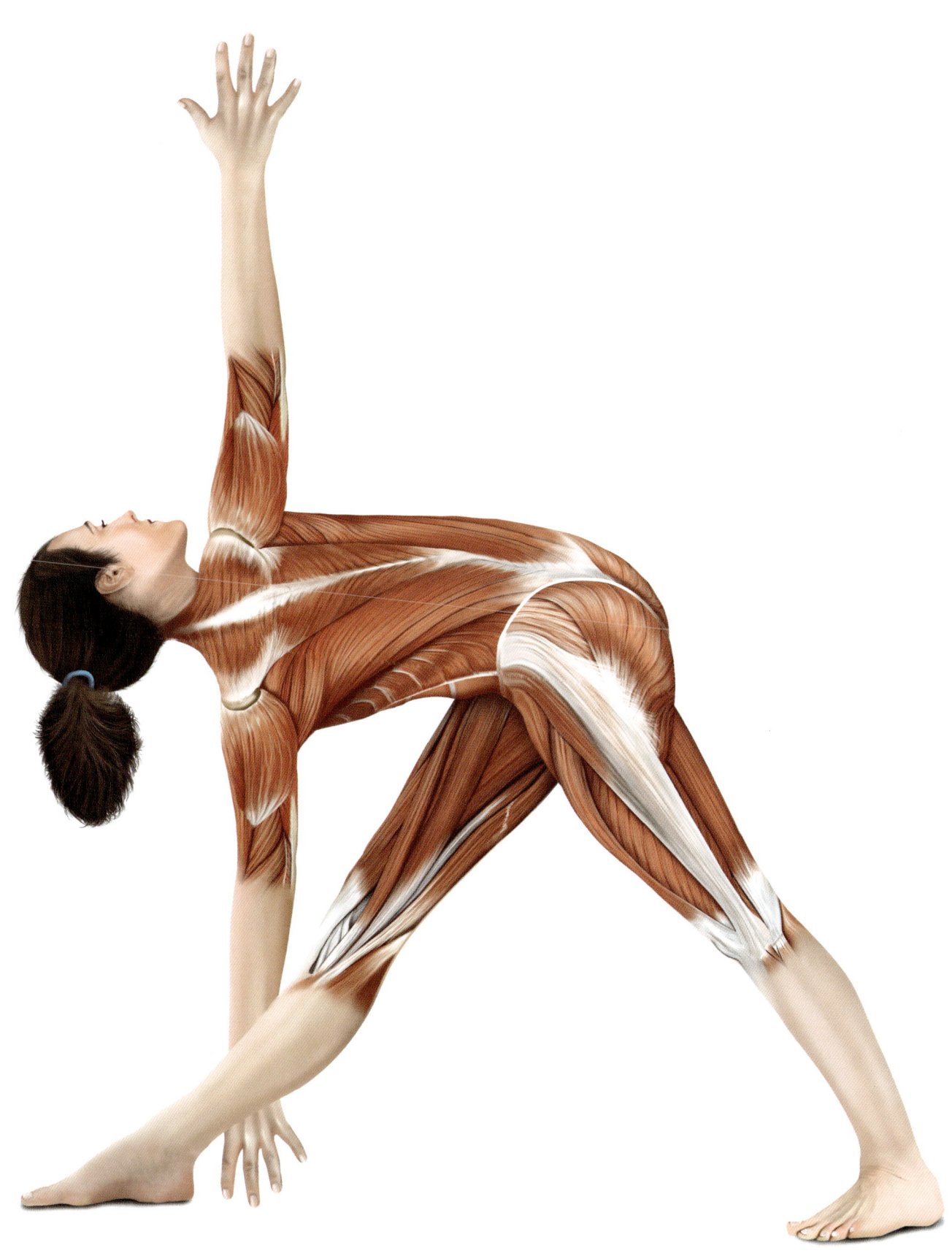

Inhalt

So funktioniert dieses Buch	8

Anatomischer Überblick 10

Körperregionen	12
Muskelsystem	14
Skelettsystem	20
Nervensystem	26
Kreislaufsystem	30
Atmungssystem	34
Körperbewegungen	36

Prinzipien des Yoga 38

Was ist Yoga?	40
Ursprünge und Geschichte des Yoga	42
Yoga und Atmen	44
Yoga und die Wirbelsäule	46
Gelenke und Bewegung	47
Art der Muskelaktivität	48
Hebel und Intensität	50
Modifikationen und Hilfsmittel	52
Ausgangshaltungen	54

Standhaltungen 56

Die Stuhlhaltung	58
Das Dreieck	62
Gedrehtes Dreieck	66
Krieger I	70
Krieger II	74
Gestreckte seitliche Winkelhaltung	78
Gedrehte seitliche Winkelhaltung	82

Gleichgewichtshaltungen 86

Der Baum	88
Der Adler	92
Der Tänzer	96
Der Halbmond	100
Krieger III	104

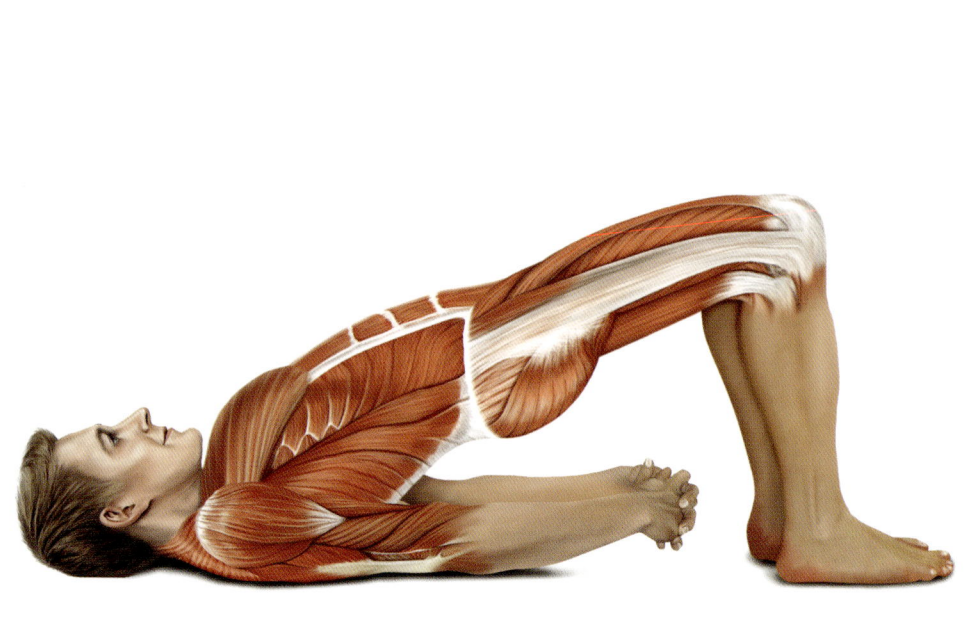
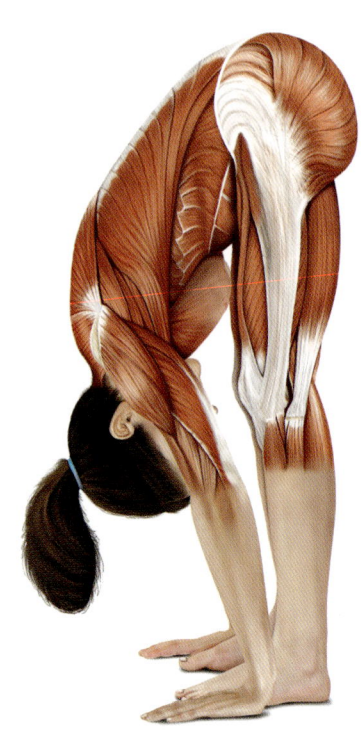

Vorbeugen im Stehen	108
Vorbeuge aus dem Stand	110
Vorbeuge aus der Grätsche	114
Intensive Flankendehnung	118

Sitzhaltungen	122
Vorbeuge im Sitzen	124
Das Boot	128
Drehsitz	132
Schustersitz	136

Rückbeugen	140
Die Kobra	142
Nach oben schauender Hund	146
Die Taube	150
Das Rad	154
Katze und Kuh	158

Umkehrhaltungen	162
Nach unten schauender Hund	164
Schulterbrücke	168
Schulterstand	172
Der Pflug	176
Kopfstand	180

Übungsreihen	184
Glossar	188
Register	189

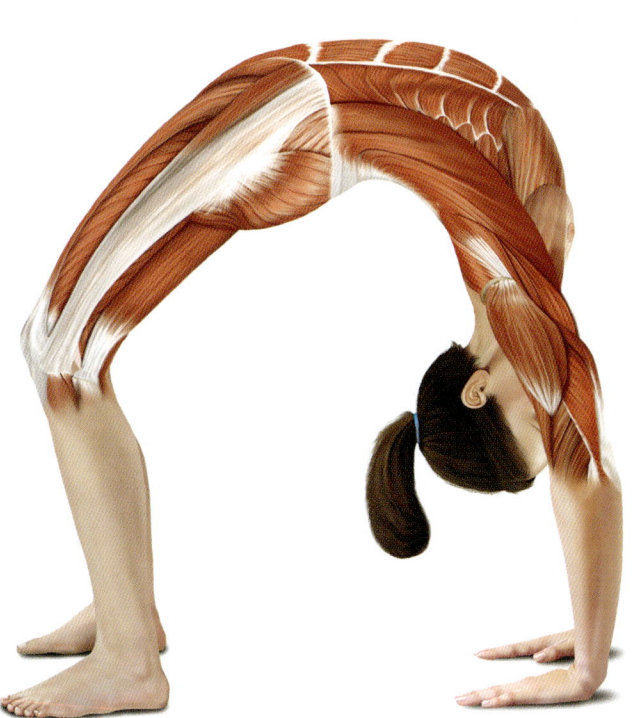
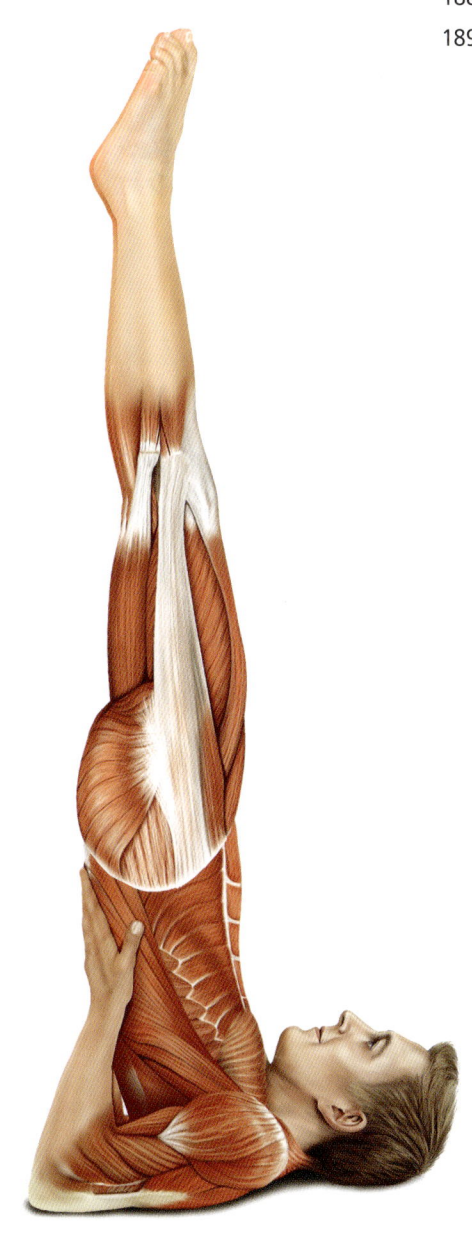

So funktioniert dieses Buch

Das Buch besteht aus drei farbig illustrierten Teilen: einem anatomischen Überblick, einer Darstellung der Yogaprinzipien und einem Übungsteil mit 30 Asanas, der den größten Teil des Buchs ausmacht.

Der anatomische Überblick enthält detaillierte, anatomisch korrekte Abbildungen mit klaren, informativen Beschriftungen für die verschiedenen Körpersysteme und -regionen.

Die Yogaprinzipien fassen Ursprung, Geschichte und Wirkung der Yogapraxis zusammen. Außerdem erläutert das Kapitel die gängigsten Hilfsmittel sowie die vier Ausgangshaltungen, auf die im Buch immer wieder zurückgegriffen wird.

Im Hauptteil finden sich die 30 Asanas, die – je nach Asana-Typ – in sechs Kapitel aufgeteilt sind: Standhaltungen, Gleichgewichtshaltungen, Vorbeugen im Stehen, Sitzhaltungen, Rückbeugen und Umkehrhaltungen.

Jede Asana wird auf vier Seiten beschrieben. Die ersten beiden führen kurz in die Haltung ein, stellen ihre Wirkungen sowie die Herkunft ihrer Bezeichnung dar und enthalten Tipps, wie man sie am nutzbringendsten ausführt (und was man nicht tun sollte). Zudem gibt es eine klare Schritt-für-Schritt-Anleitung mit einfachen Abbildungen, die beim Einnehmen der korrekten Haltung helfen.

Die anderen zwei Seiten enthalten technisch-anatomische Informationen für jede Asana: eine kurze Zusammenfassung der Muskelaktivität, eine übersichtliche Tabelle mit den wichtigsten Muskeln (und der Art ihrer Aktivität) sowie eine sehr anschaulich illustrierte anatomische Abbildung, die die wesentlichen Muskeln in der Haltung kenntlich macht.

Am Ende des Buchs finden sich noch vier Seiten mit Vorschlägen für Übungsreihen, in denen Asanas zu fließenden Bewegungsabläufen kombiniert sind.

ANATOMISCHER ÜBERBLICK

Dieser Teil besteht aus vierfarbig illustrierten Doppelseiten, die einen kurzen Überblick über die wichtigsten Teile eines bestimmten Körpersystems liefern.

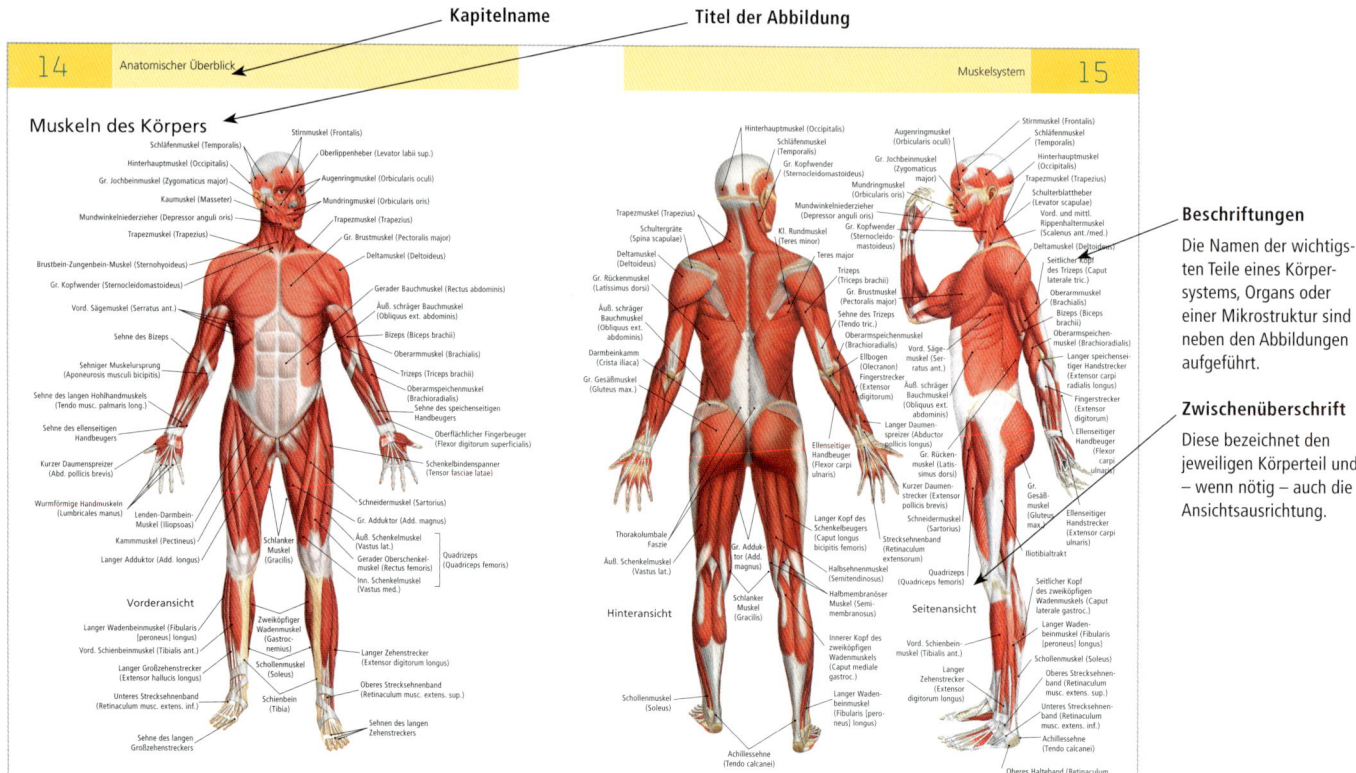

So funktioniert dieses Buch 9

ASANA SCHRITT-FÜR-SCHRITT-SEITEN

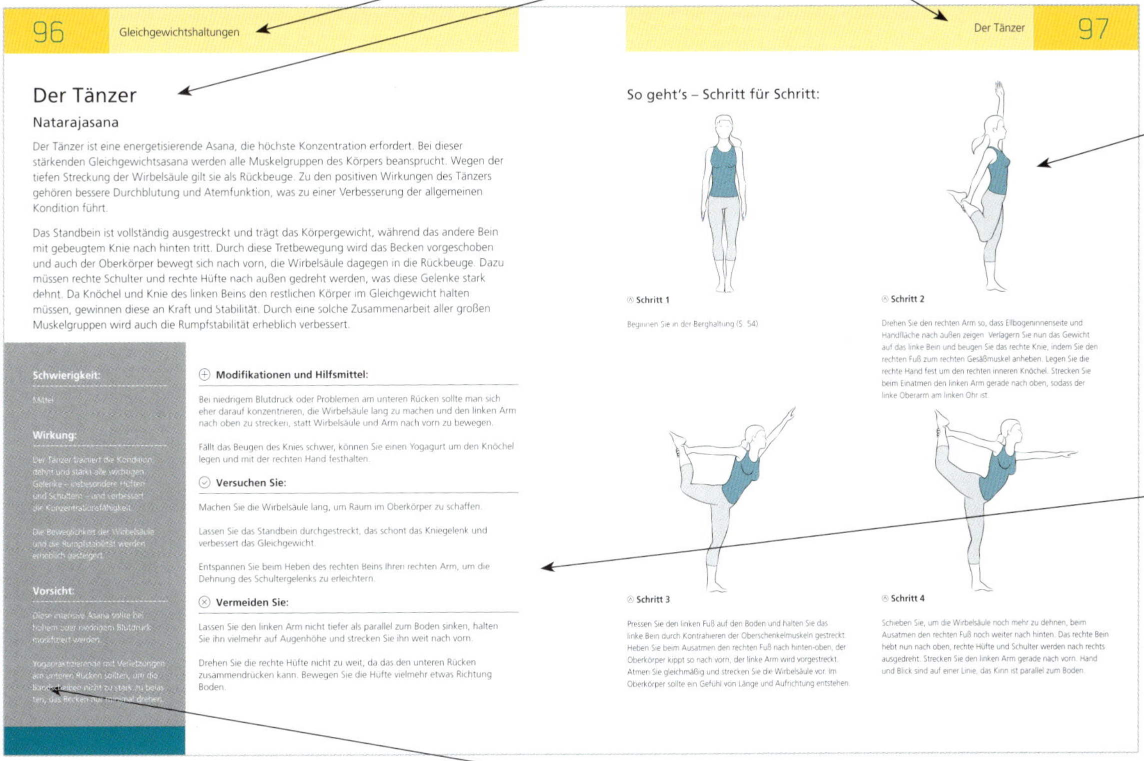

Kapitelname → 96 Gleichgewichtshaltungen

Name der Asana → Der Tänzer 97

Der Tänzer
Natarajasana

Der Tänzer ist eine energetisierende Asana, die höchste Konzentration erfordert. Bei dieser stärkenden Gleichgewichtsasana werden alle Muskelgruppen des Körpers beansprucht. Wegen der tiefen Streckung der Wirbelsäule gilt sie als Rückbeuge. Zu den positiven Wirkungen des Tänzers gehören bessere Durchblutung und Atemfunktion, was zu einer Verbesserung der allgemeinen Kondition führt.

Das Standbein ist vollständig ausgestreckt und trägt das Körpergewicht, während das andere Bein mit gebeugtem Knie nach hinten tritt. Durch diese Tretbewegung wird das Becken vorgeschoben und auch der Oberkörper bewegt sich nach vorn, die Wirbelsäule dagegen in die Rückbeuge. Dazu müssen rechte Schulter und rechte Hüfte nach außen gedreht werden, was diese Gelenke stark dehnt. Da Knöchel und Knie des linken Beins den restlichen Körper im Gleichgewicht halten müssen, gewinnen diese an Kraft und Stabilität. Durch eine solche Zusammenarbeit aller großen Muskelgruppen wird auch die Rumpfstabilität erheblich verbessert.

Schwierigkeit: Mittel

Wirkung: Der Tänzer trainiert die Kondition, dehnt und stärkt alle verbogen Gelenke – insbesondere Hüften und Schultern – und verbessert die Konzentrationsfähigkeit.

Die Beweglichkeit der Wirbelsäule und die Rumpfstabilität werden erheblich gesteigert.

Vorsicht:
Diese intensive Asana sollte bei hohem oder niedrigem Blutdruck modifiziert werden.

Yogapraktizierende mit Verletzungen am unteren Rücken sollten den Bauchmuskel nicht zu stark beanspruchen, das Becken nicht frontal drehen.

⊕ Modifikationen und Hilfsmittel:

Bei niedrigem Blutdruck oder Problemen am unteren Rücken sollte man sich eher darauf konzentrieren, die Wirbelsäule lang zu machen und den linken Arm nach oben zu strecken, statt Wirbelsäule und Arm nach vorn zu bewegen.

Fällt das Beugen des Knies schwer, können Sie einen Yogagurt um den Knöchel legen und mit der rechten Hand festhalten.

⊙ Versuchen Sie:

Machen Sie die Wirbelsäule lang, um Raum im Oberkörper zu schaffen.

Lassen Sie das Standbein durchgestreckt, das schont das Kniegelenk und verbessert das Gleichgewicht.

Entspannen Sie beim Heben des rechten Beins Ihren rechten Arm, um die Dehnung des Schultergelenks zu erleichtern.

⊗ Vermeiden Sie:

Lassen Sie den linken Arm nicht tiefer als parallel zum Boden sinken, halten Sie ihn vielmehr auf Augenhöhe und strecken Sie ihn weit nach vorn.

Drehen Sie die rechte Hüfte nicht zu weit, da das den unteren Rücken zusammendrücken kann. Bewegen Sie die Hüfte vielmehr etwas Richtung Boden.

So geht's – Schritt für Schritt:

Schritt 1
Beginnen Sie in der Berghaltung (S. 54).

Schritt 2
Drehen Sie den rechten Arm so, dass Ellbogeninnenseite und Handfläche nach außen zeigen. Verlagern Sie nun das Gewicht auf das linke Bein und beugen Sie das rechte Knie, indem Sie den rechten Fuß zum rechten Gesäßmuskel anheben. Legen Sie die rechte Hand fest um den rechten inneren Knöchel. Strecken Sie beim Einatmen den linken Arm gerade nach oben, sodass der linke Oberarm am linken Ohr ist.

Schritt 3
Pressen Sie den linken Fuß auf den Boden und halten Sie das linke Bein durch Kontrahieren der Oberschenkelmuskeln gestreckt. Heben Sie beim Ausatmen den rechten Fuß nach hinten-oben, der Oberkörper kippt so nach vorn, der linke Arm wird vorgestreckt. Atmen Sie gleichmäßig und strecken Sie die Wirbelsäule vor. Im Oberkörper sollte ein Gefühl von Länge und Aufrichtung entstehen.

Schritt 4
Schieben Sie, um die Wirbelsäule noch mehr zu dehnen, beim Ausatmen den rechten Fuß noch weiter nach hinten. Das rechte Bein hebt nun nach oben, rechte Hüfte und Schulter werden nach rechts ausgedreht. Strecken Sie den linken Arm gerade nach oben. Hand und Blick sind auf einer Linie, das Kinn ist parallel zum Boden.

→ **Schritt-für-Schritt-Anleitung**
Kurze Unterweisung, wie die Übung auszuführen ist.

→ **Modifikationen und Hilfsmittel / Versuchen Sie / Vermeiden Sie**
Informationen darüber, wie man die Haltung an individuelle Bedürfnisse anpasst. Tipps für eine perfekte Ausführung sowie Hinweise auf häufige Fehler, die es zu vermeiden gilt.

Informationsfeld
Grundlegende Informationen zur Haltung: Schwierigkeit, Wirkungen und Kontraindikationen, die man berücksichtigen sollte.

ANATOMISCHE INFORMATIONEN ZUR ASANA

98 Gleichgewichtshaltungen — Der Tänzer 99

Der Tänzer
Natarajasana

Beim Tänzer arbeiten die verschiedenen Muskelgruppen in unterschiedlicher Weise. Die hinteren Oberschenkelmuskeln des rechten Beins werden verkürzt, um das Knie zu beugen, Quadrizeps und Hüftbeuger dagegen exzentrisch verlängert. Die hinteren Deltamuskeln und die Rotatorenmanschette der rechten Schulter drehen den rechten Arm nach außen. Die Trizepse arbeiten konzentrisch, um beide Arme auszustrecken. Der Deltamuskel der linken Schulter hält den Arme durch isometrische Kontraktion, die Brustmuskeln unterstützen dies durch konzentrisches Arbeiten. Das linke Bein wird durch konzentrische Kontraktion der Quadrizepse durchgestreckt, was die hinteren Oberschenkelmuskeln fixieren. Das Becken wird nach vorn gedreht, die Wirbelsäule – mit konzentrisch verkürztem Rückenstrecker – in die Rückbeuge gestreckt. Der große Rücken- und der gerade Bauchmuskel fixieren die Position der Wirbelsäule.

Agonist (Hauptbeweger):
1. Quadrizeps (Quadriceps femoris)
2. Hintere Oberschenkelmuskeln (Biceps femoris, Semitendinosus, Semimembranosus)
3. Rückenstrecker (Erector spinae)
4. Deltamuskeln (Deltoidei)
5. Kl. und gr. Gesäßmuskel (Gluteus min. und max.)

Antagonist:
6. Gerader Bauchmuskel (Rectus abdominis)
7. Gr. und kl. Brustmuskel (Pectoralis major und minor)
8. Gr. Rückenmuskel (Latissimus dorsi)

(3 unter der thorakolumbalen Faszie)

Wirbelsäule: Die gestreckte Wirbelsäule wird in der Sagittalebene um die Frontalachse bewegt. Das Becken ist nach vorn gekippt.

Anatomie der Haltung

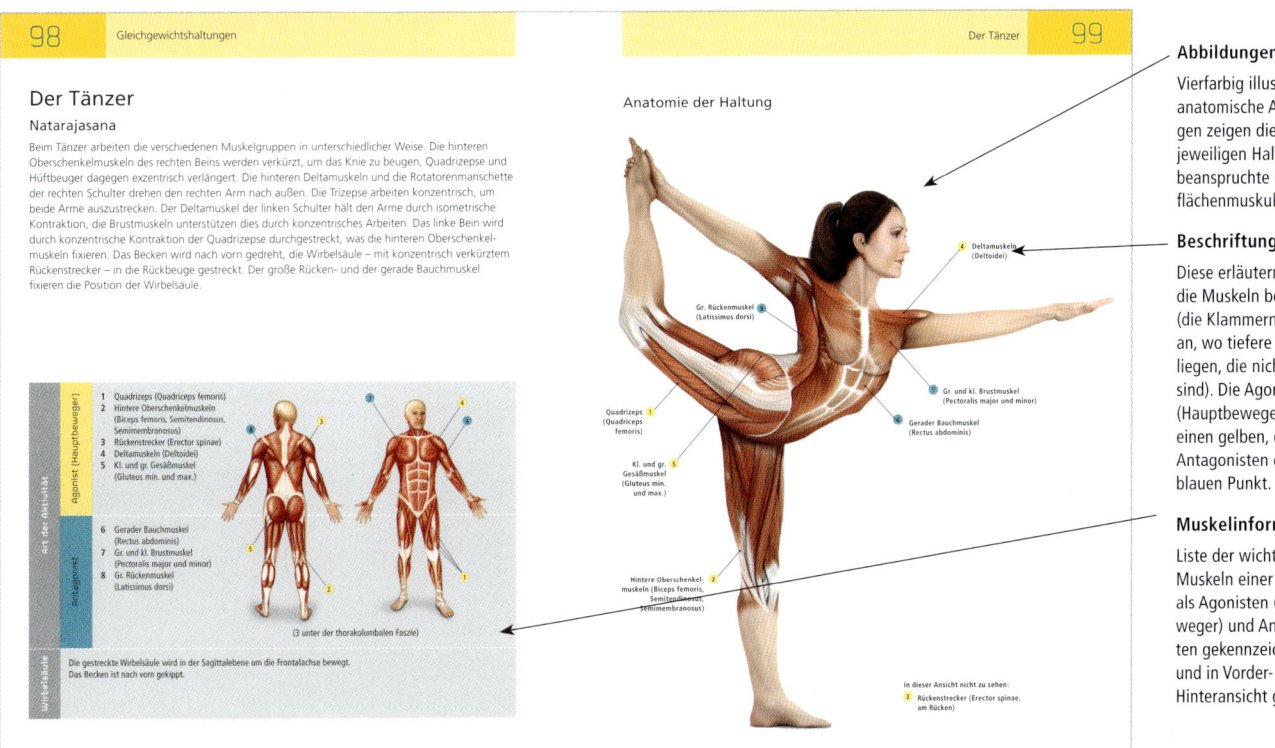

4 Deltamuskeln (Deltoidei)
5 Gr. Rückenmuskel (Latissimus dorsi)
7 Gr. und kl. Brustmuskel (Pectoralis major und minor)
1 Quadrizeps (Quadriceps femoris)
6 Gerader Bauchmuskel (Rectus abdominis)
5 Kl. und gr. Gesäßmuskel (Gluteus min. und max.)
2 Hintere Oberschenkelmuskeln (Biceps femoris, Semitendinosus, Semimembranosus)

In dieser Ansicht nicht zu sehen:
3 Rückenstrecker (Erector spinae, am Rücken)

→ **Abbildungen**
Vierfarbig illustrierte anatomische Abbildungen zeigen die bei der jeweiligen Haltung beanspruchte Oberflächenmuskulatur.

→ **Beschriftungen**
Diese erläutern, wo sich die Muskeln befinden (die Klammern geben an, wo tiefere Muskeln liegen, die nicht sichtbar sind). Die Agonisten (Hauptbeweger) haben einen gelben, die Antagonisten einen blauen Punkt.

→ **Muskelinformation**
Liste der wichtigsten Muskeln einer Haltung: als Agonisten (Hauptbeweger) und Antagonisten gekennzeichnet und in Vorder- und Hinteransicht gezeigt.

10

Anatomischer Überblick

Körperregionen	12
Muskelsystem	14
Skelettsystem	20
Nervensystem	26
Kreislaufsystem	30
Atmungssystem	34
Körperbewegungen	36

Körperregionen

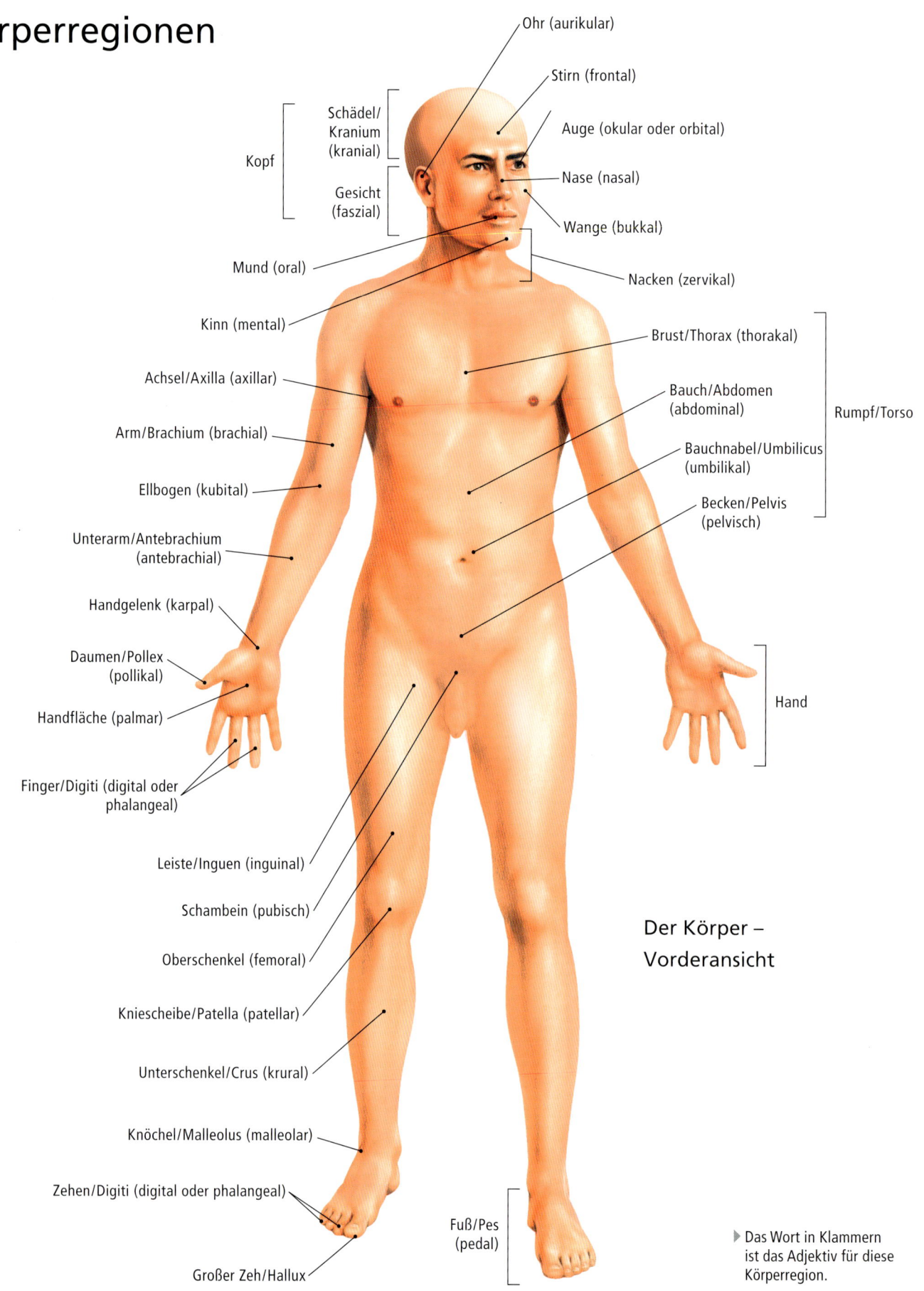

Der Körper – Vorderansicht

▶ Das Wort in Klammern ist das Adjektiv für diese Körperregion.

Körperregionen 13

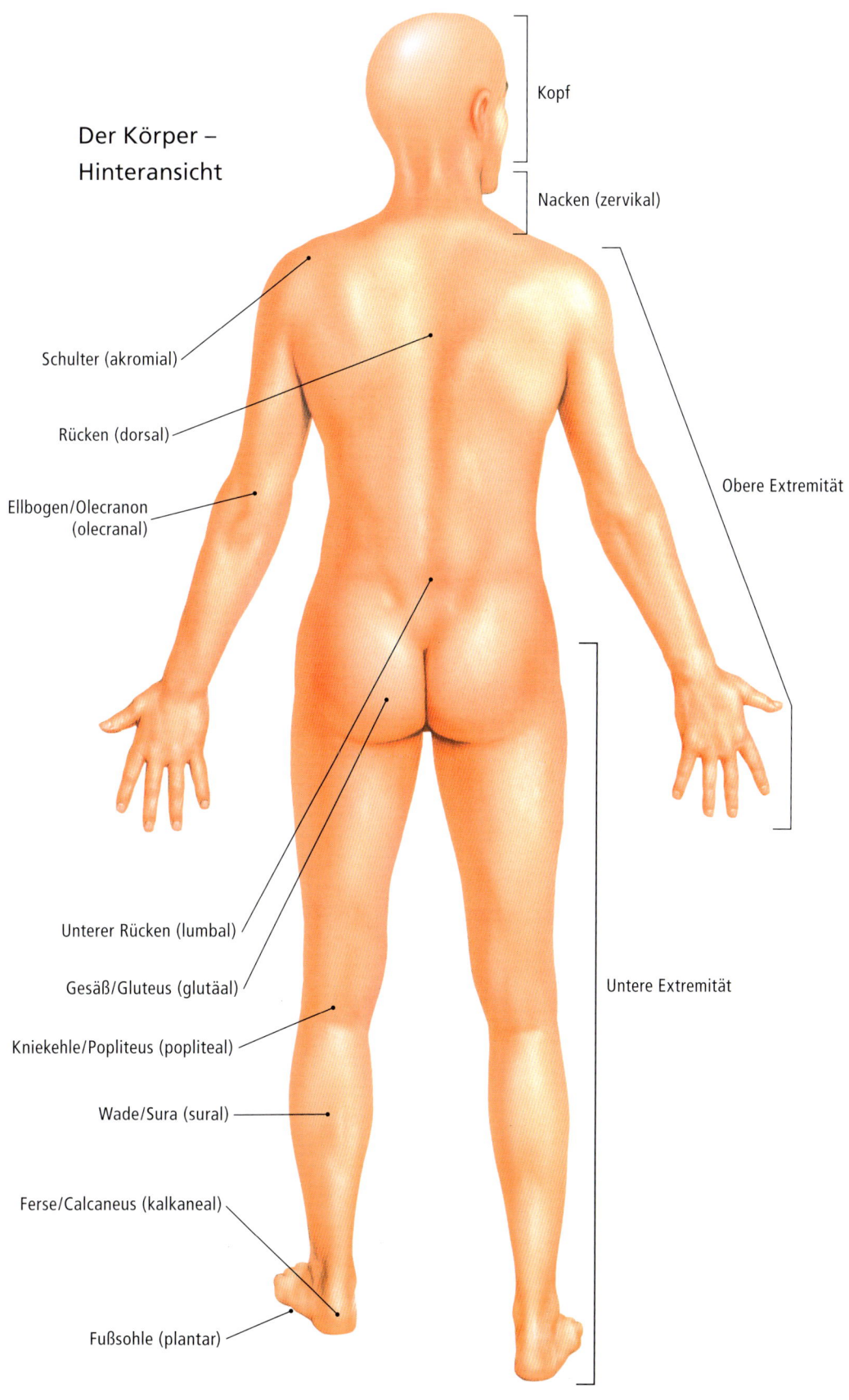

Der Körper – Hinteransicht

- Kopf
- Nacken (zervikal)
- Schulter (akromial)
- Rücken (dorsal)
- Ellbogen/Olecranon (olecranal)
- Obere Extremität
- Unterer Rücken (lumbal)
- Gesäß/Gluteus (glutäal)
- Kniekehle/Popliteus (popliteal)
- Wade/Sura (sural)
- Untere Extremität
- Ferse/Calcaneus (kalkaneal)
- Fußsohle (plantar)

14 Anatomischer Überblick

Muskeln des Körpers

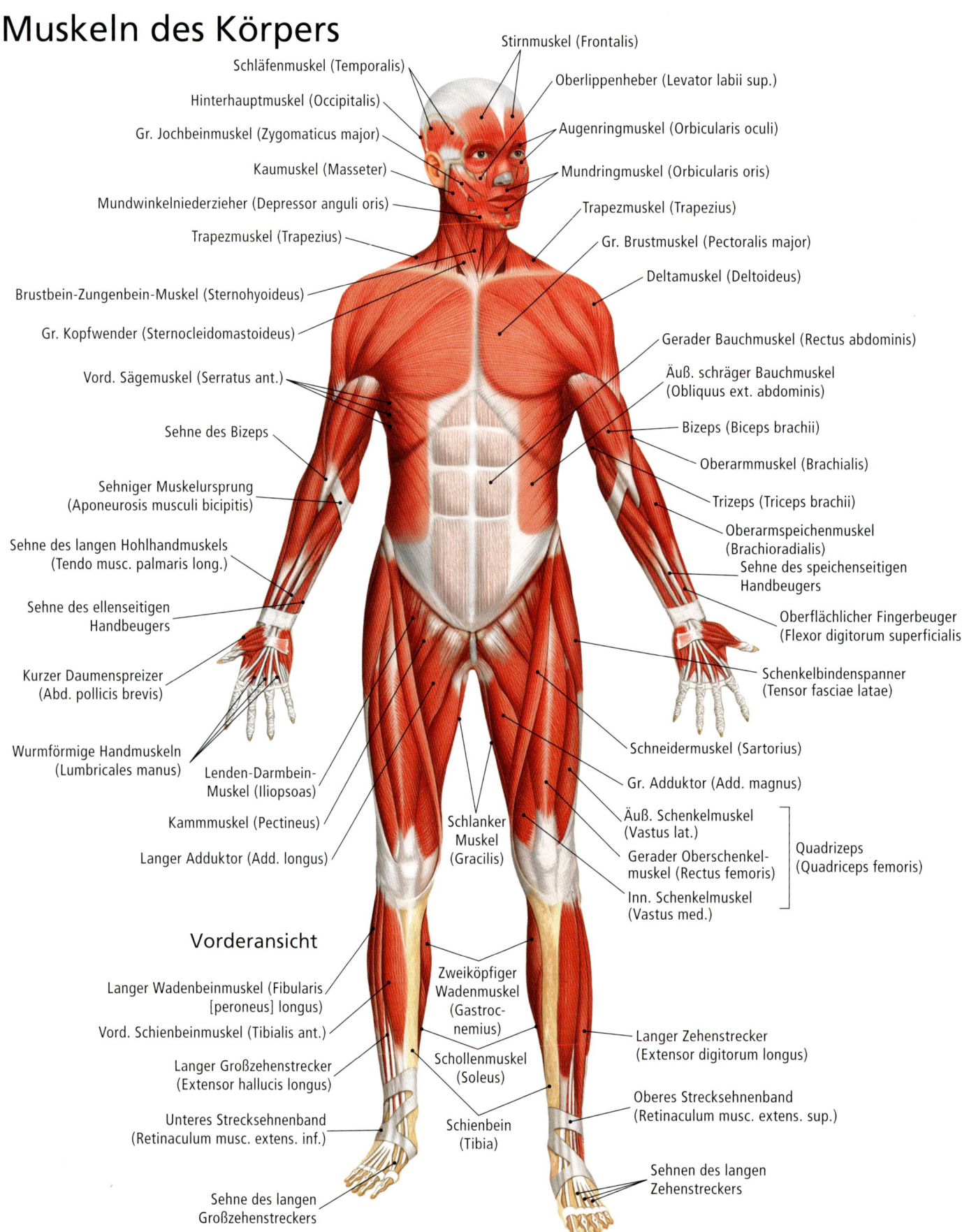

Vorderansicht

Muskelsystem 15

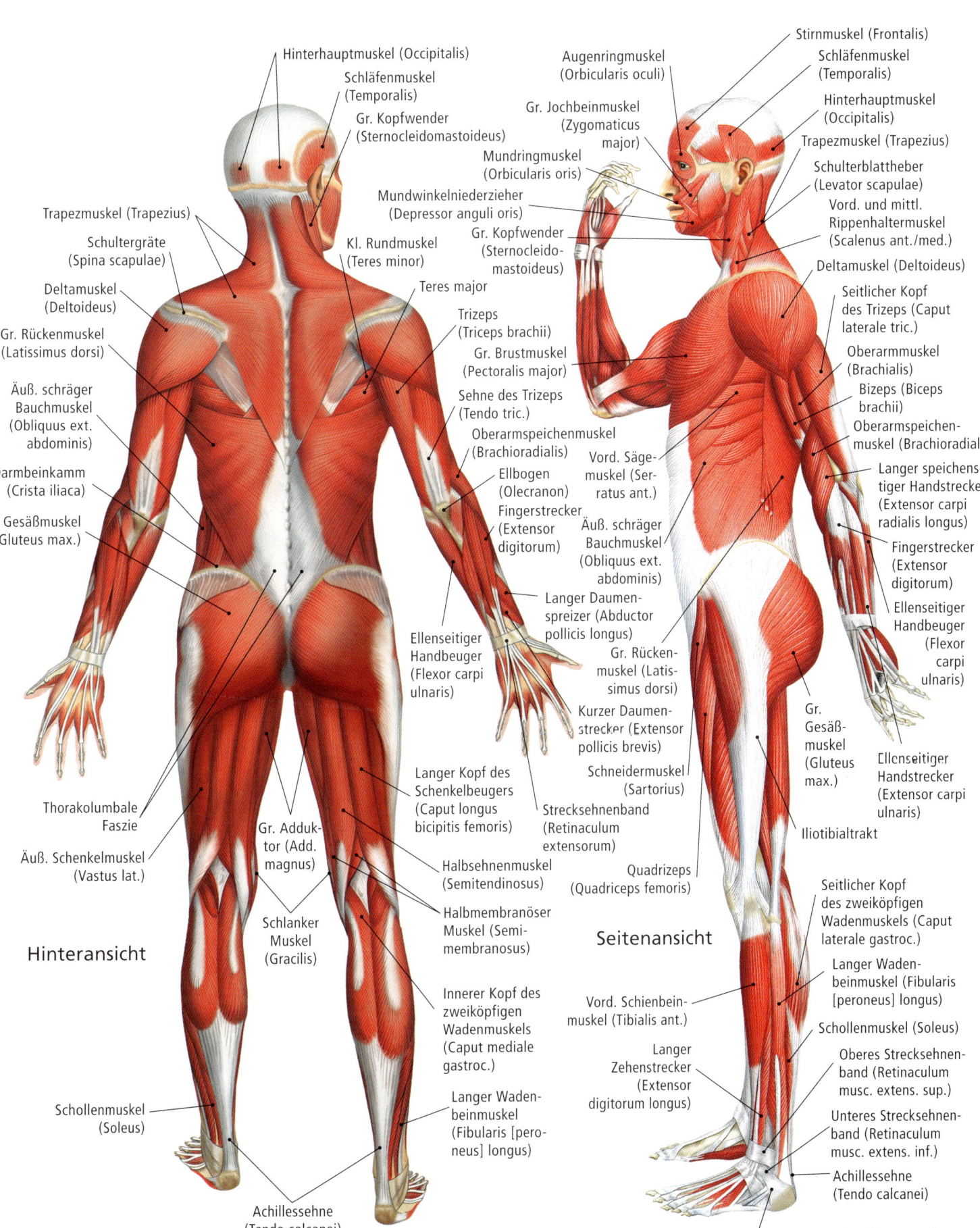

Bauch- und Rückenmuskeln

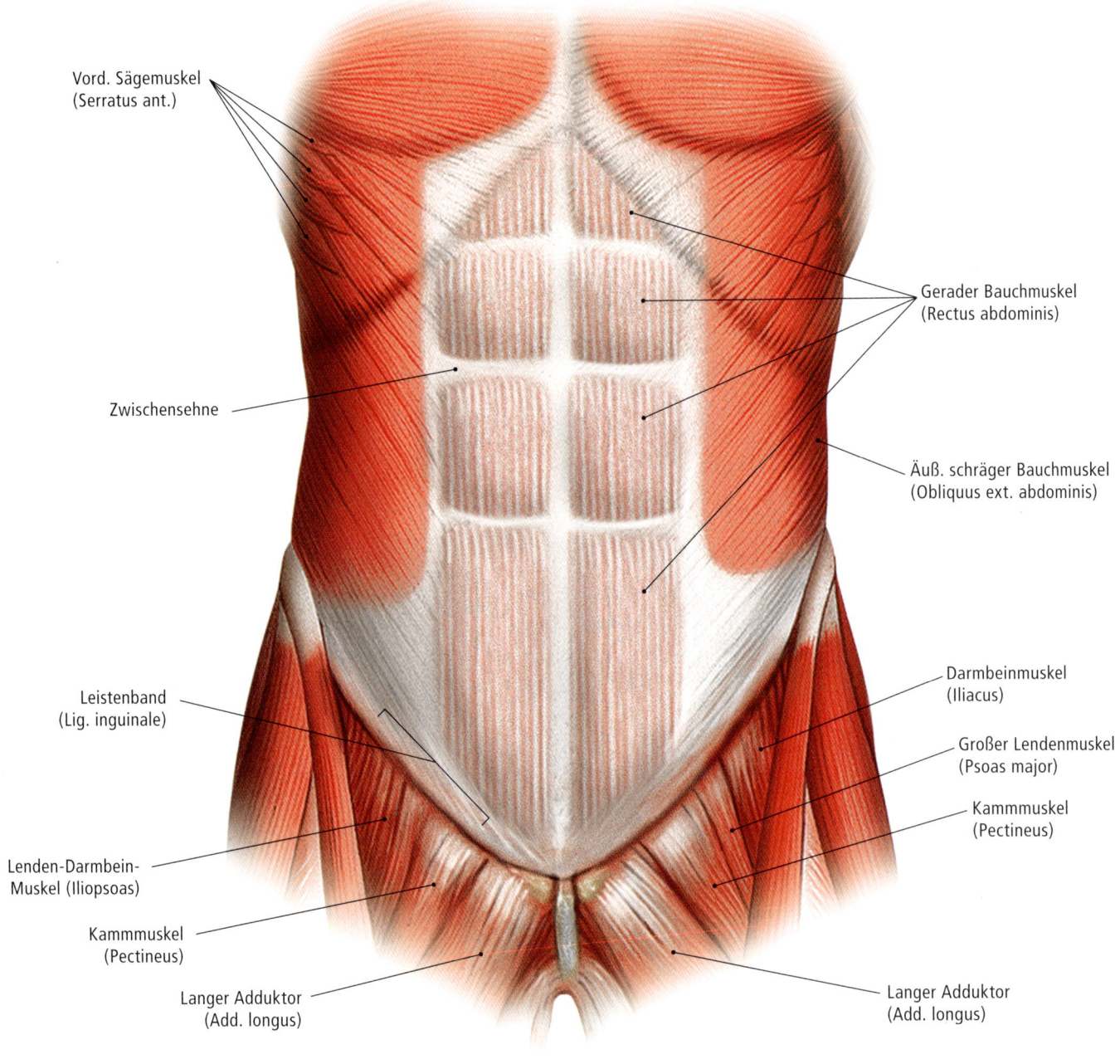

Bauchmuskeln – Vorderansicht

Muskelsystem 17

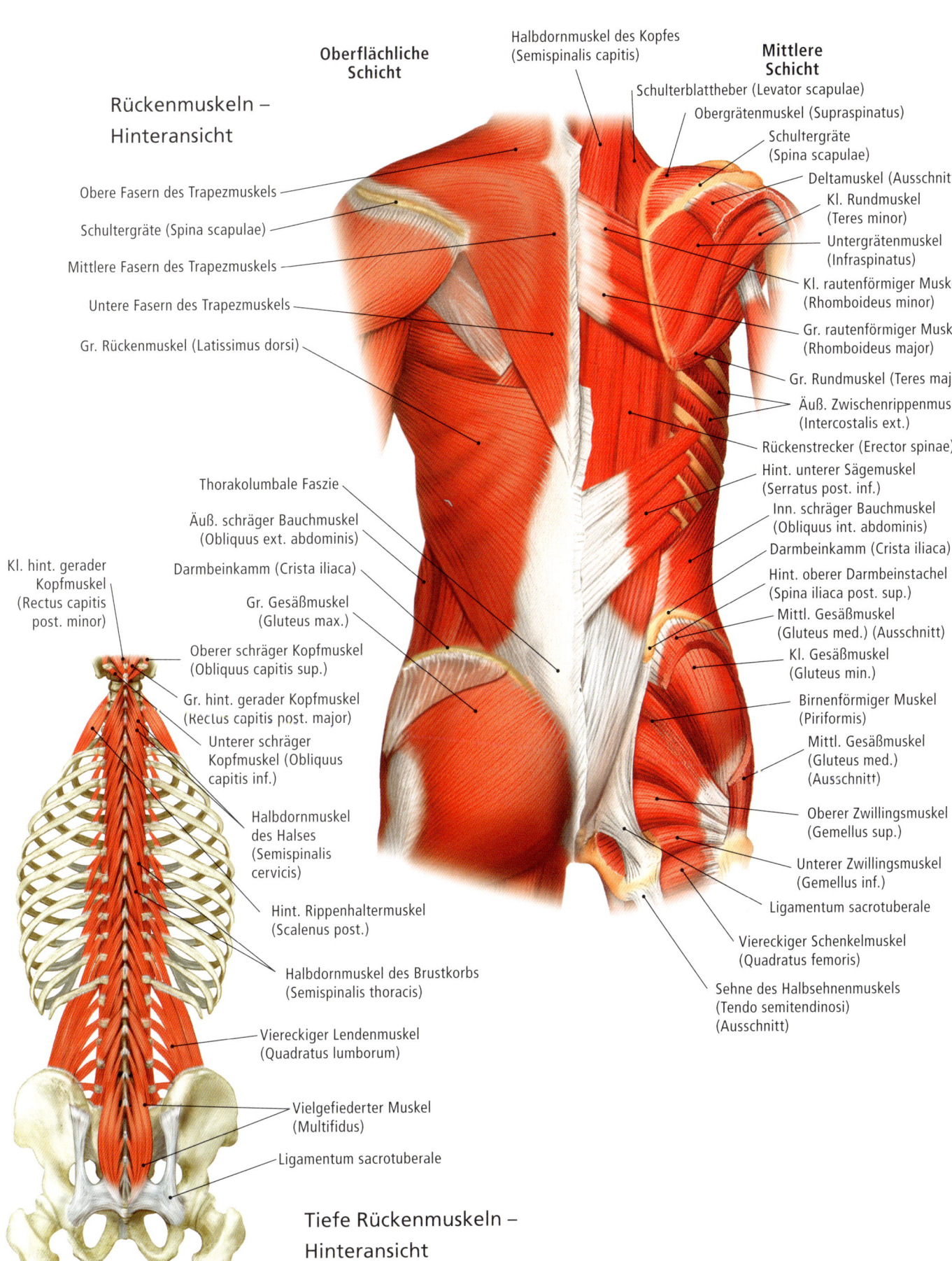

Muskeln der oberen und unteren Extremitäten

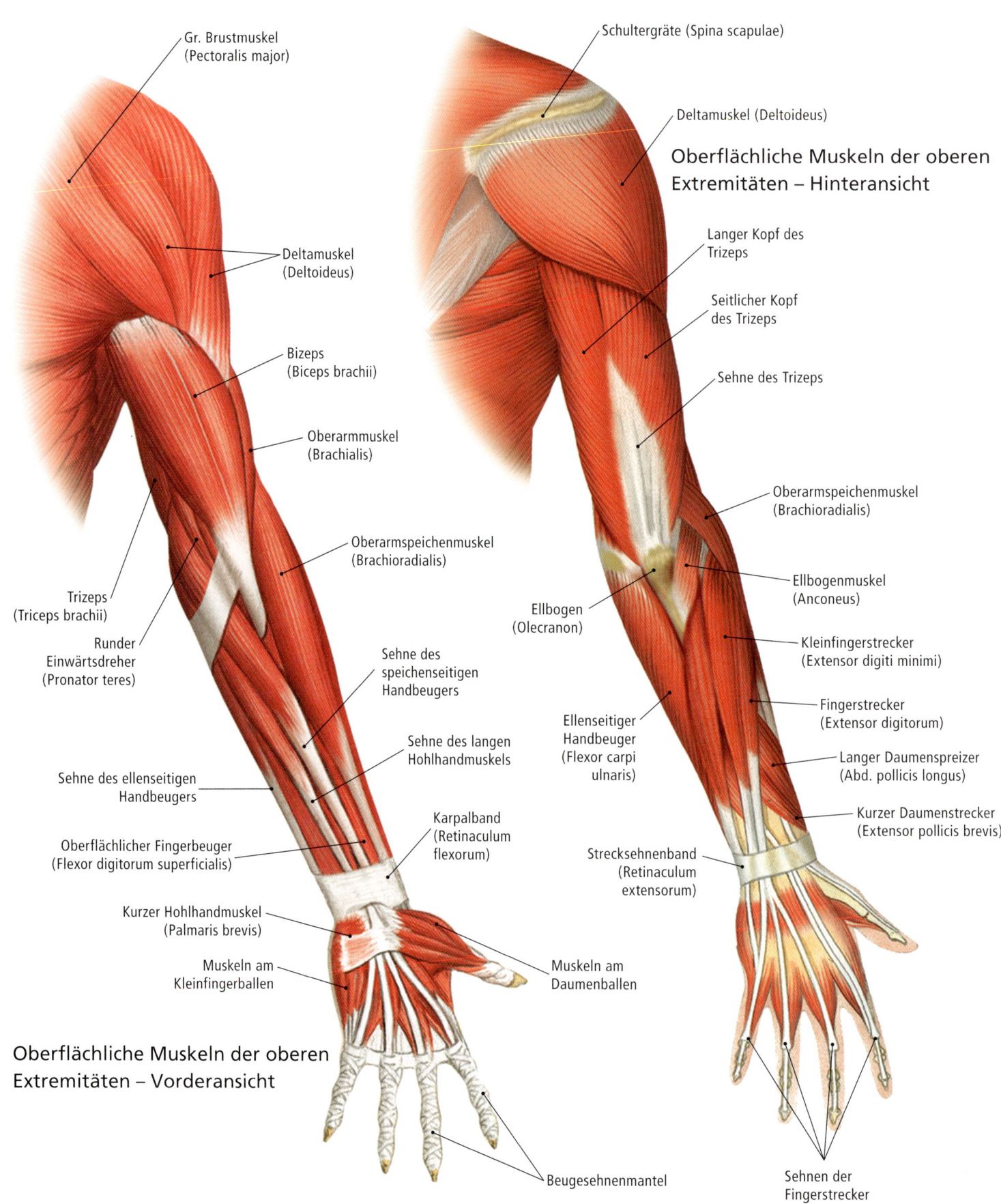

Muskelsystem 19

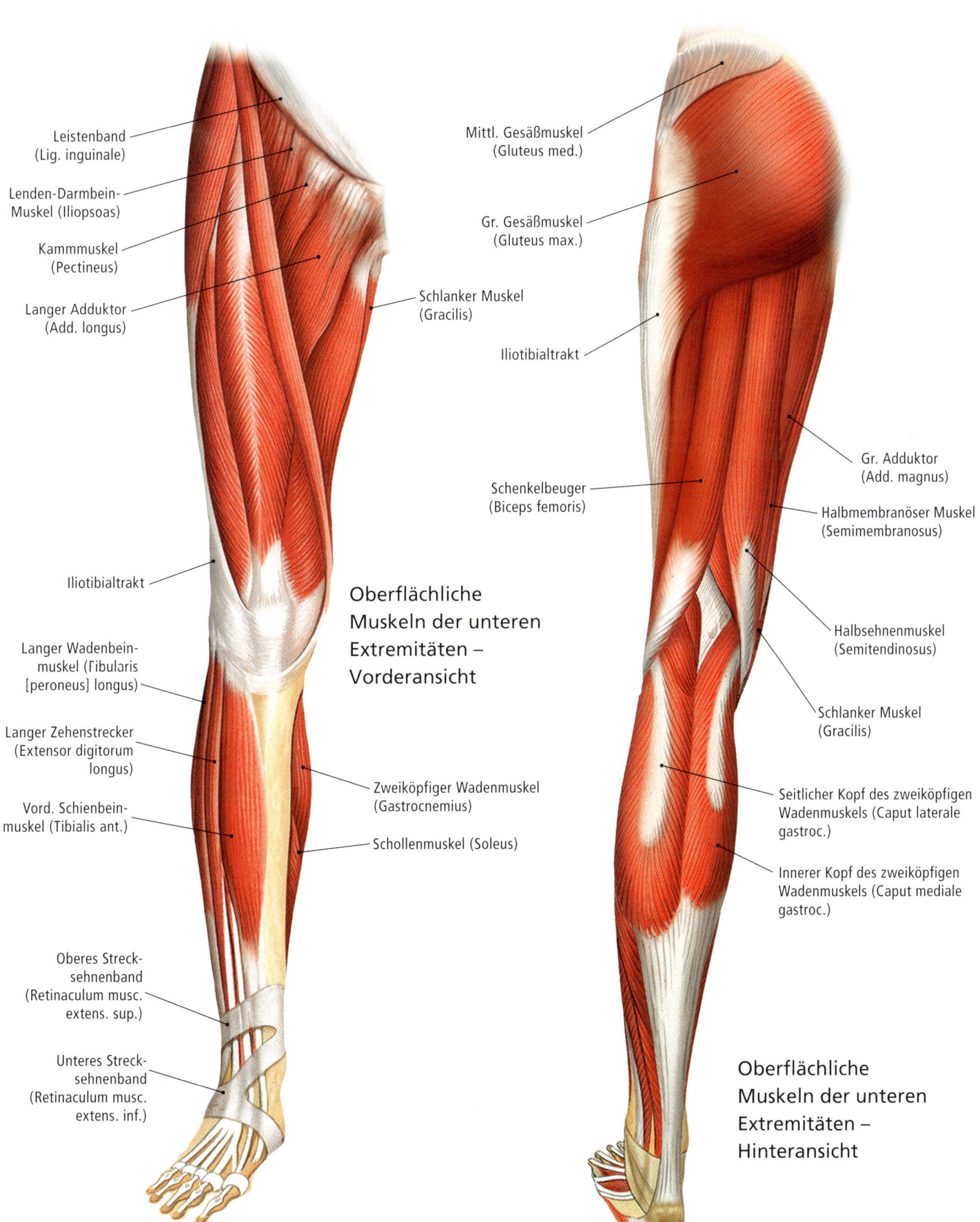

Knochen des Körpers

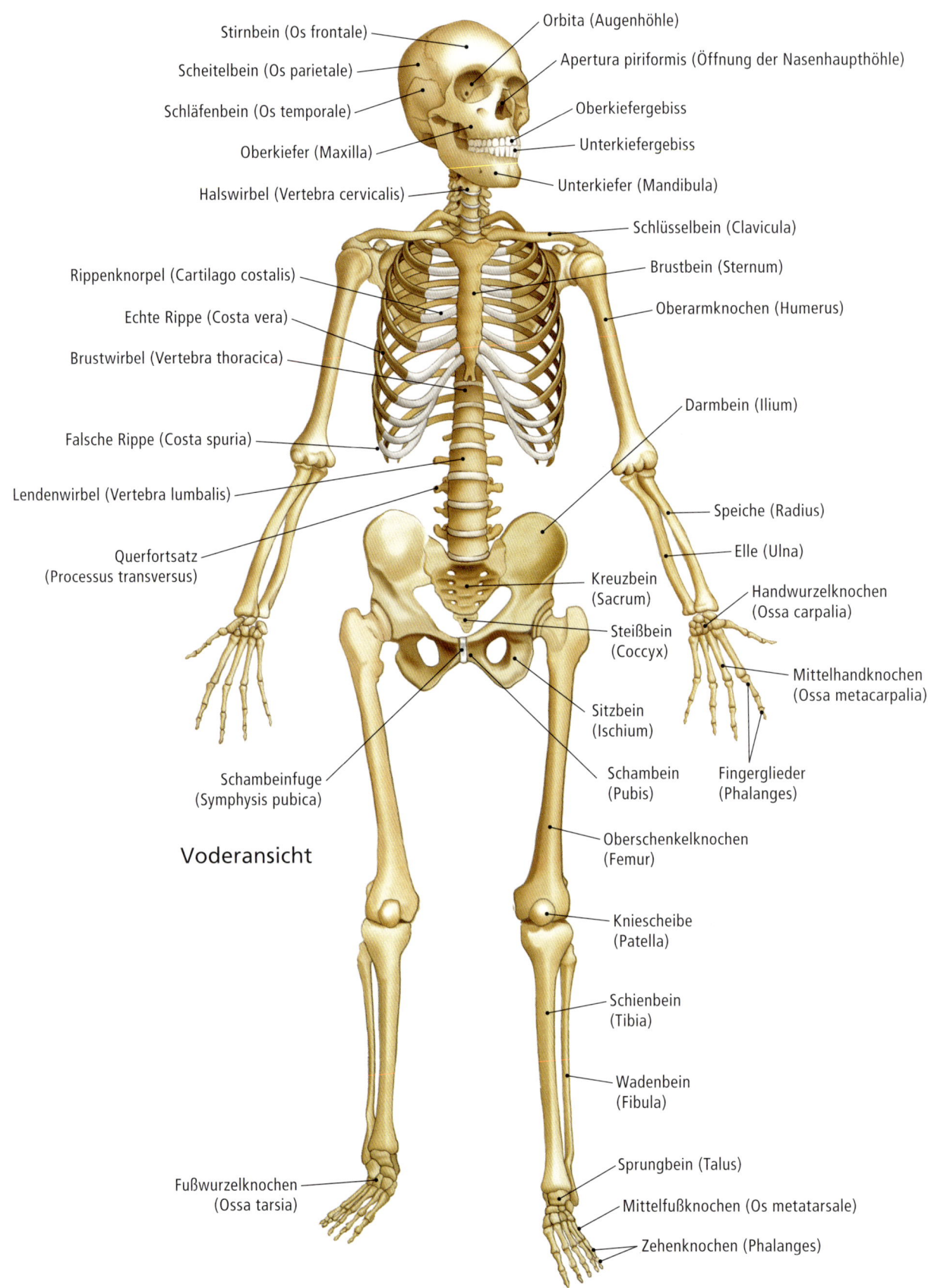

Voderansicht

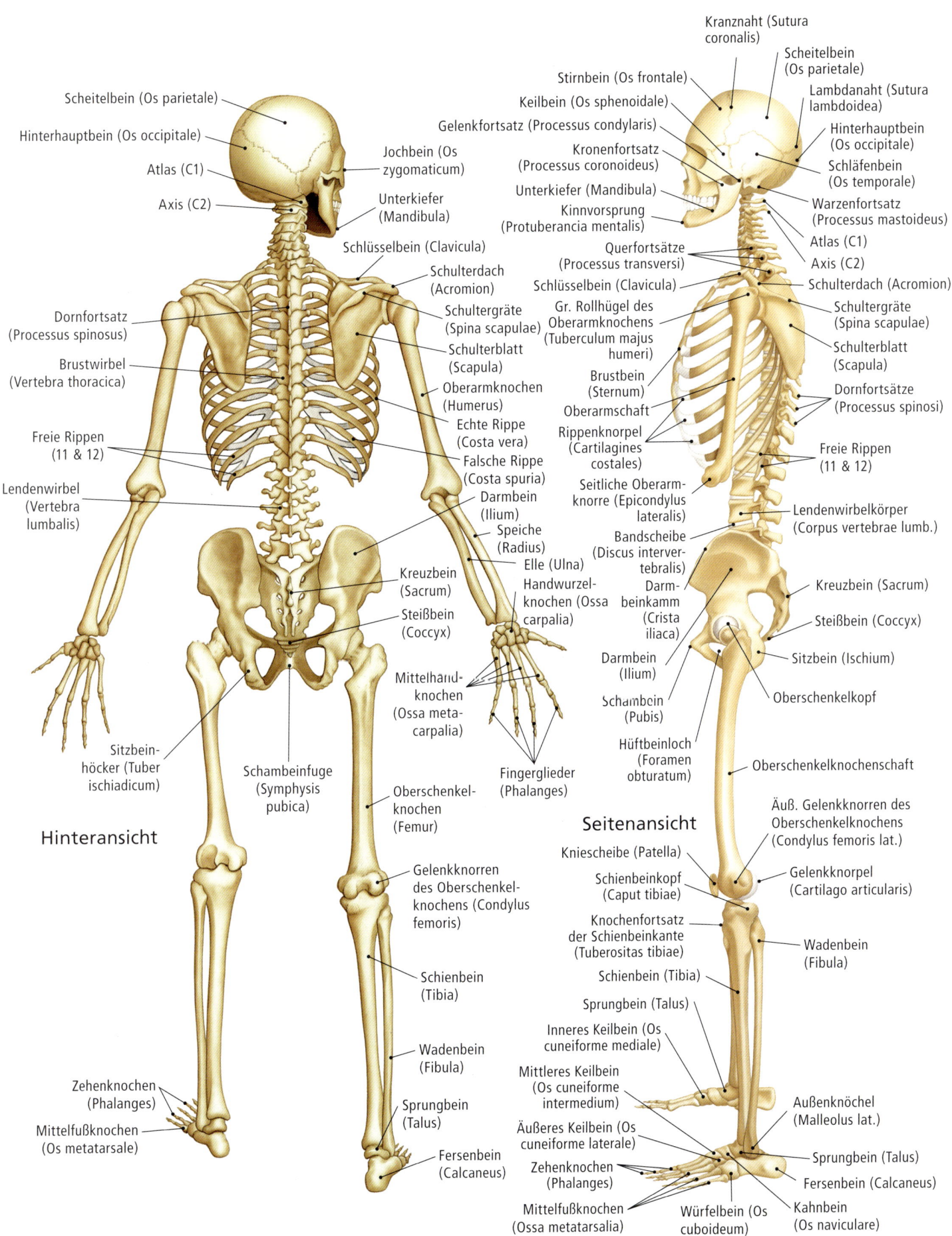

Wirbelsäule

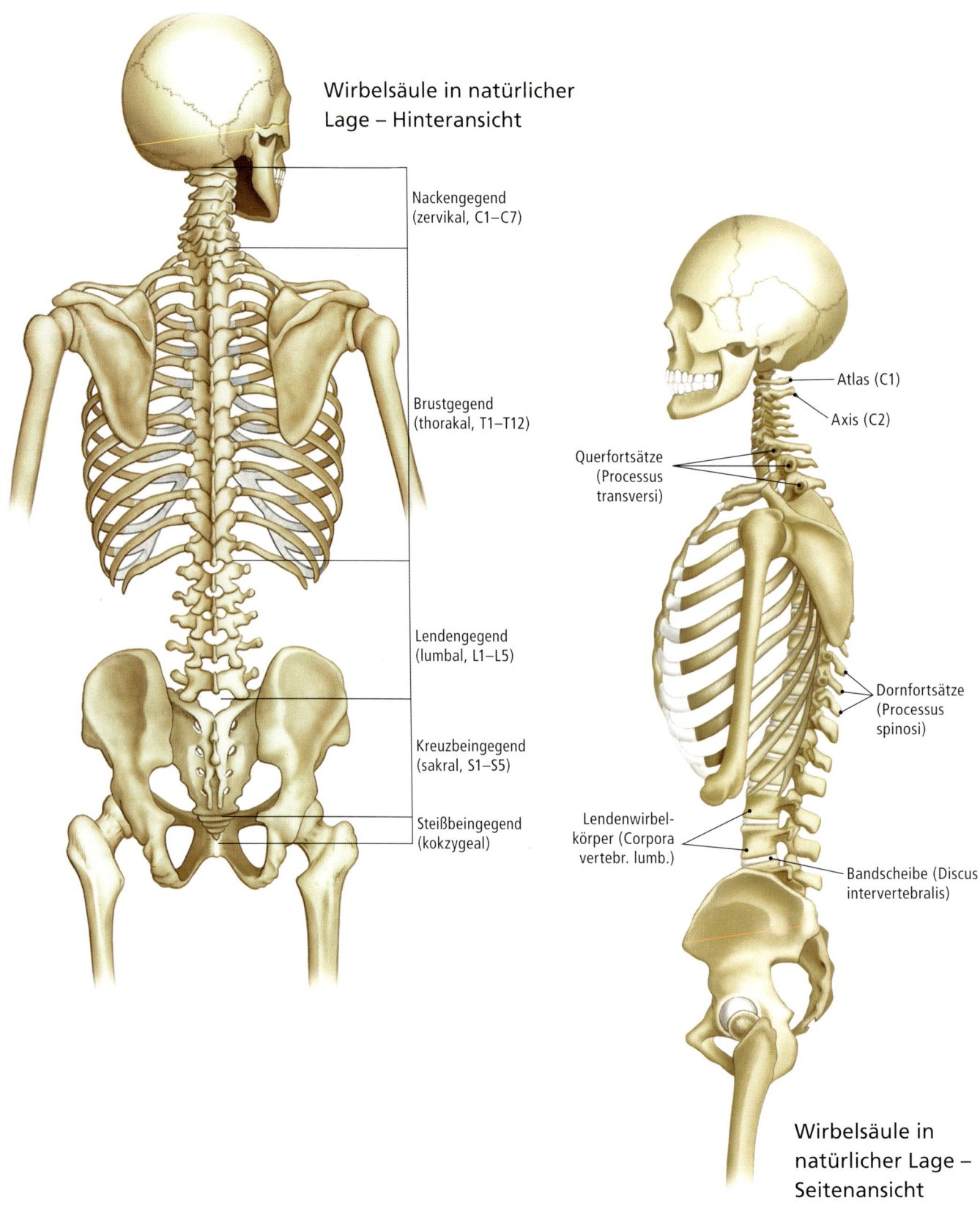

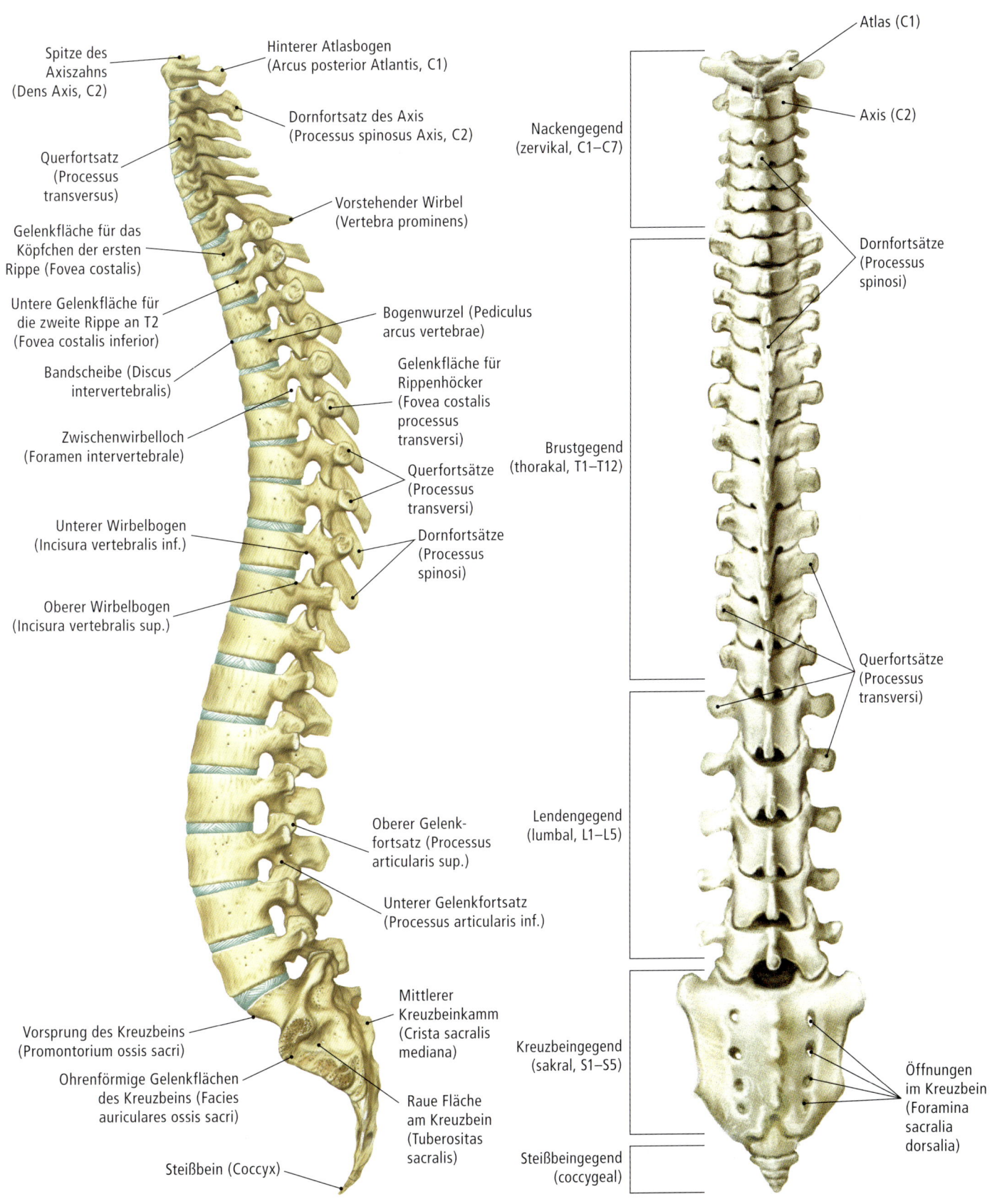

Skelettsystem 23

Wirbelsäule – Seitenansicht

Wirbelsäule – Hinteransicht

Knochen der oberen und unteren Extremitäten

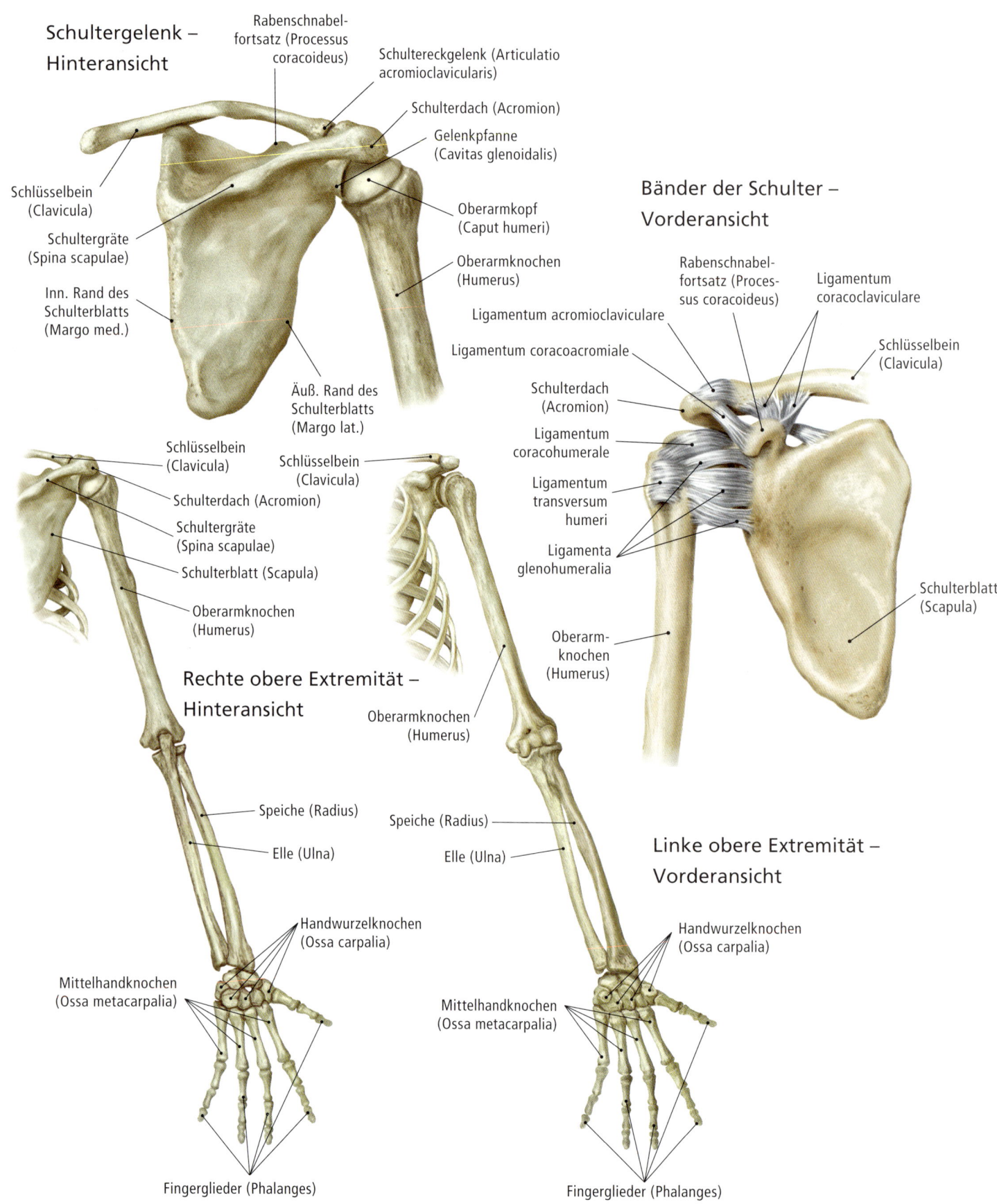

Skelettsystem 25

Rechte untere Extremität – Vorderansicht

- Oberschenkelknochen (Femur)
- Kniescheibe (Patella)
- Schienbein (Tibia)
- Wadenbein (Fibula)
- Sprunggelenk (Talus)
- Fußwurzelknochen (Ossa tarsia)
- Mittelfußknochen (Ossa metatarsalia)
- Zehenknochen (Phalanges)

Linke untere Extremität – Hinteransicht

- Fersenbein (Calcaneus)

Knochen und Bänder des Knies – Vorderansicht

- Oberschenkelknochen (Femur)
- Äuß. Gelenkknorren des Oberschenkelknochens (Condylus femoris lat.)
- Außenband (Lig. collaterale lat.)
- Außenmeniskus (Meniscus lat.)
- Hint. Kreuzband (Lig. cruciatum post.)
- Vord. Kreuzband (Lig. cruciatum ant.)
- Inn. Gelenkknorren des Oberschenkelknochens (Condylus femoris med.)
- Innenmeniskus (Meniscus med.)
- Innenband (Lig. collaterale med.)
- Kniescheibenband (Lig. patellae)
- Kniescheibe (Patella)
- Schienbein (Tibia)

Bänder von Knöchel und Fuß – Seitenansicht

- Schienbein (Tibia)
- Wadenbein (Fibula)
- Ligamentum tibiofibulare anterius
- Ligamentum tibiofibulare posterius
- Ligamentum calcaneofibulare
- Ligamentum talofibulare anterius
- Ligamentum cuboideonaviculare dorsale
- Ligamenta cuneonavicularia dorsalia
- Ligamentum intercuneiforme dorsale
- Ligamenta tarsometatarsalia dorsalia
- Ligamenta metatarsalia dorsalia
- Ligamentum cuneocuboideum dorsale
- Ligamentum calcaneocuboideum dorsale
- Ligamentum bifurcatum
- Ligamenta talocalcanea
- Fersenbein (Calcaneus)

Nervensystem

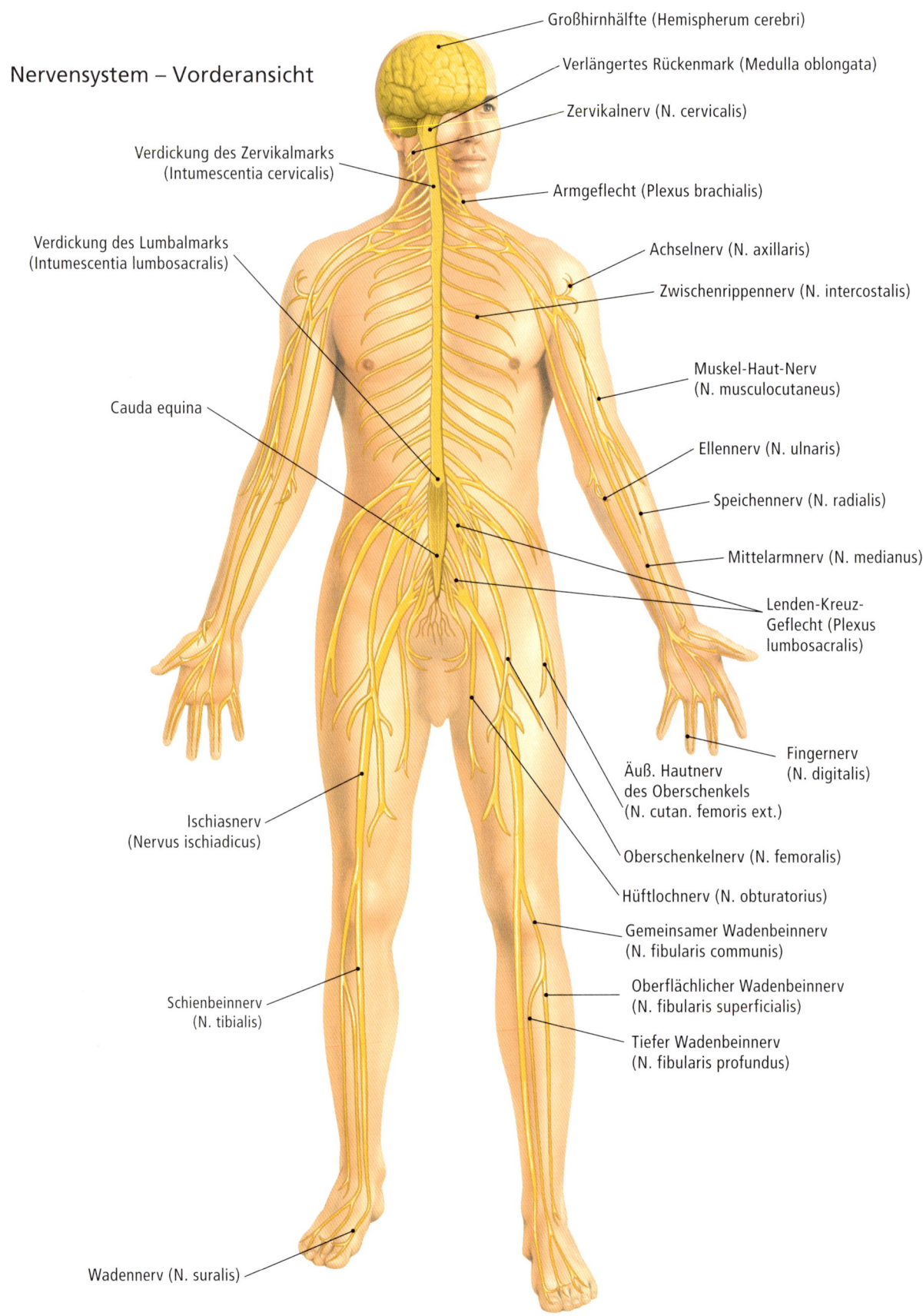

Nervensystem 27

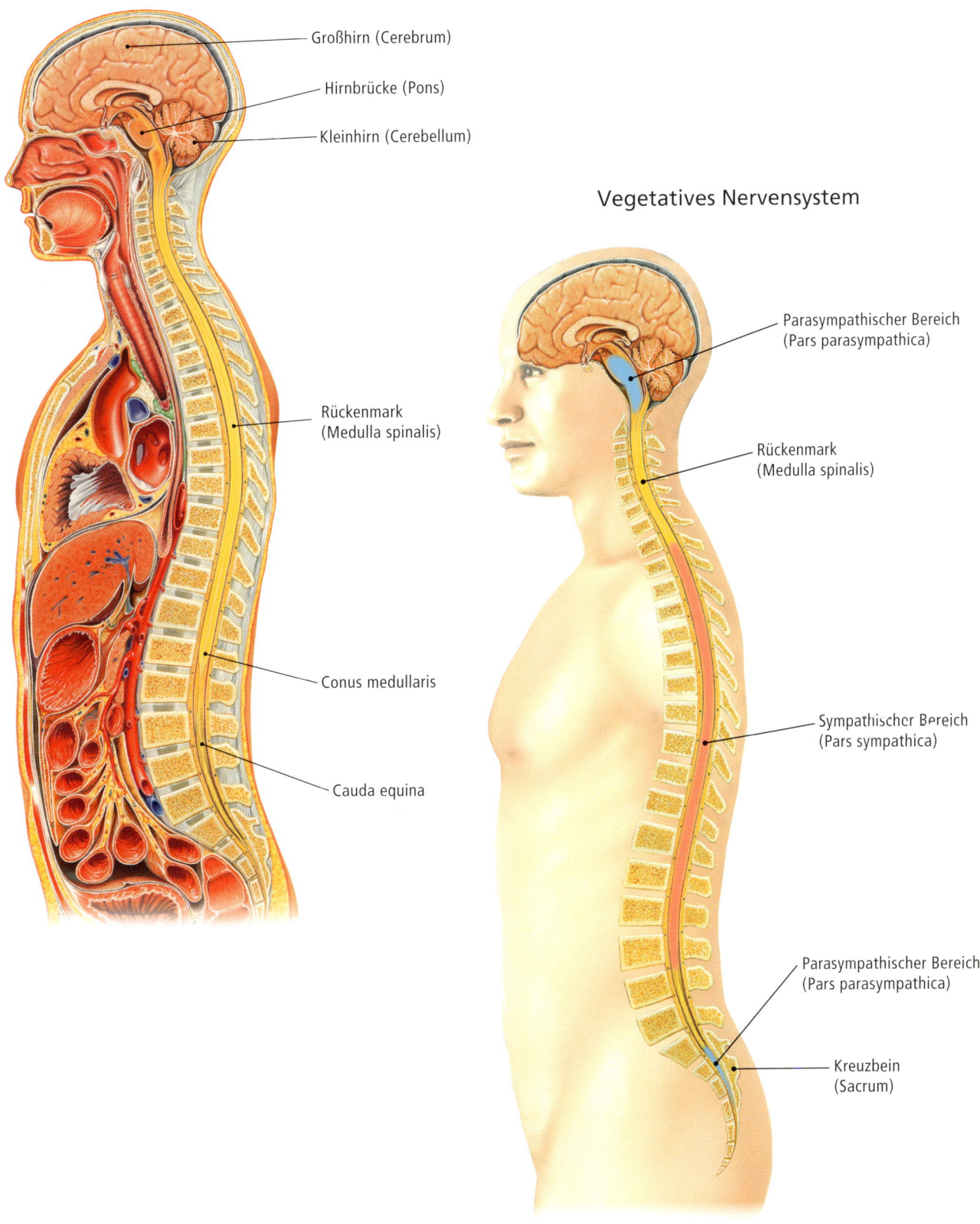

Zentrales Nervensystem

- Großhirn (Cerebrum)
- Hirnbrücke (Pons)
- Kleinhirn (Cerebellum)
- Rückenmark (Medulla spinalis)
- Conus medullaris
- Cauda equina

Vegetatives Nervensystem

- Parasympathischer Bereich (Pars parasympathica)
- Rückenmark (Medulla spinalis)
- Sympathischer Bereich (Pars sympathica)
- Parasympathischer Bereich (Pars parasympathica)
- Kreuzbein (Sacrum)

Rückenmark

Rückenmark – Querschnittsansicht

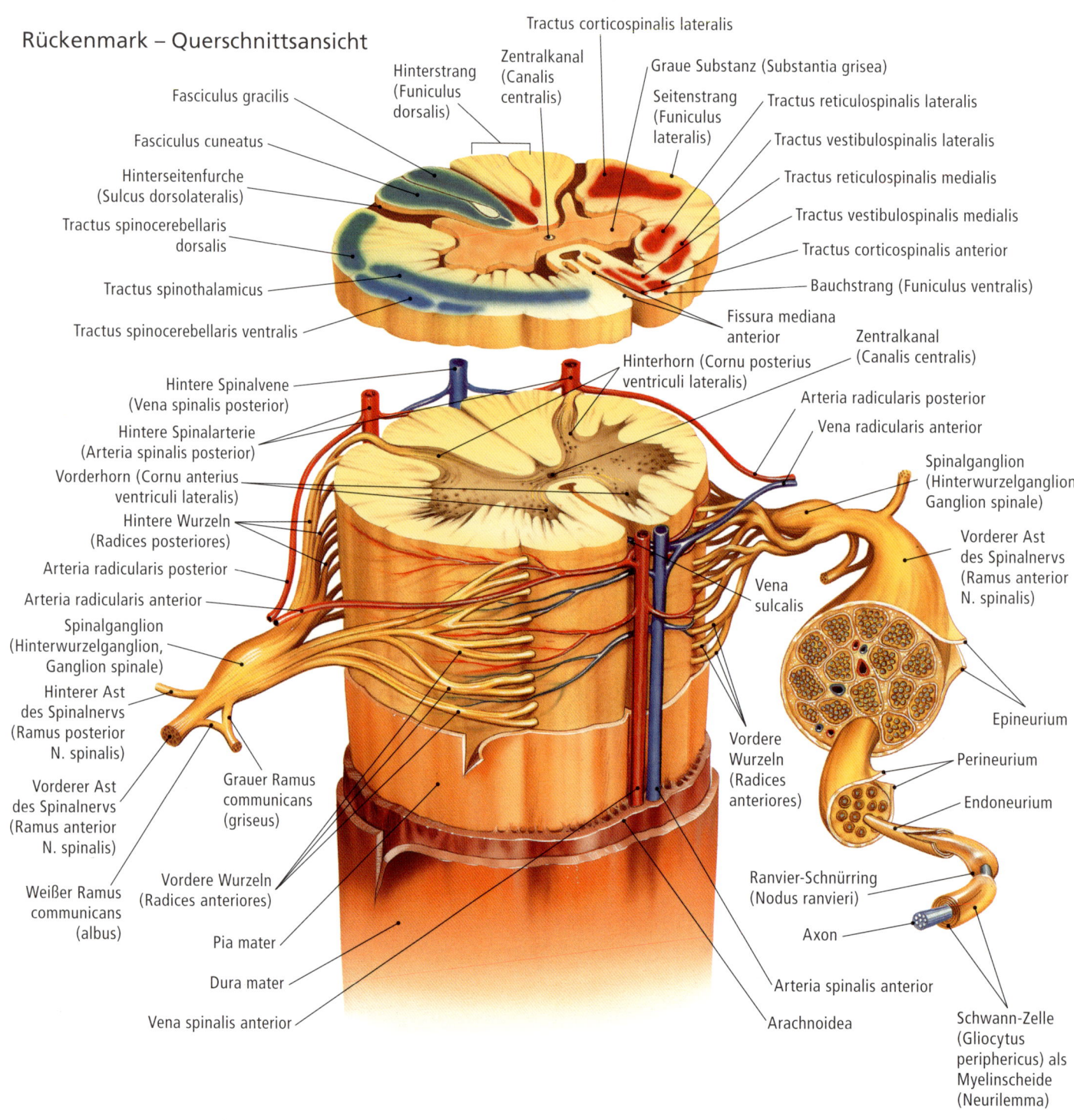

Nervensystem 29

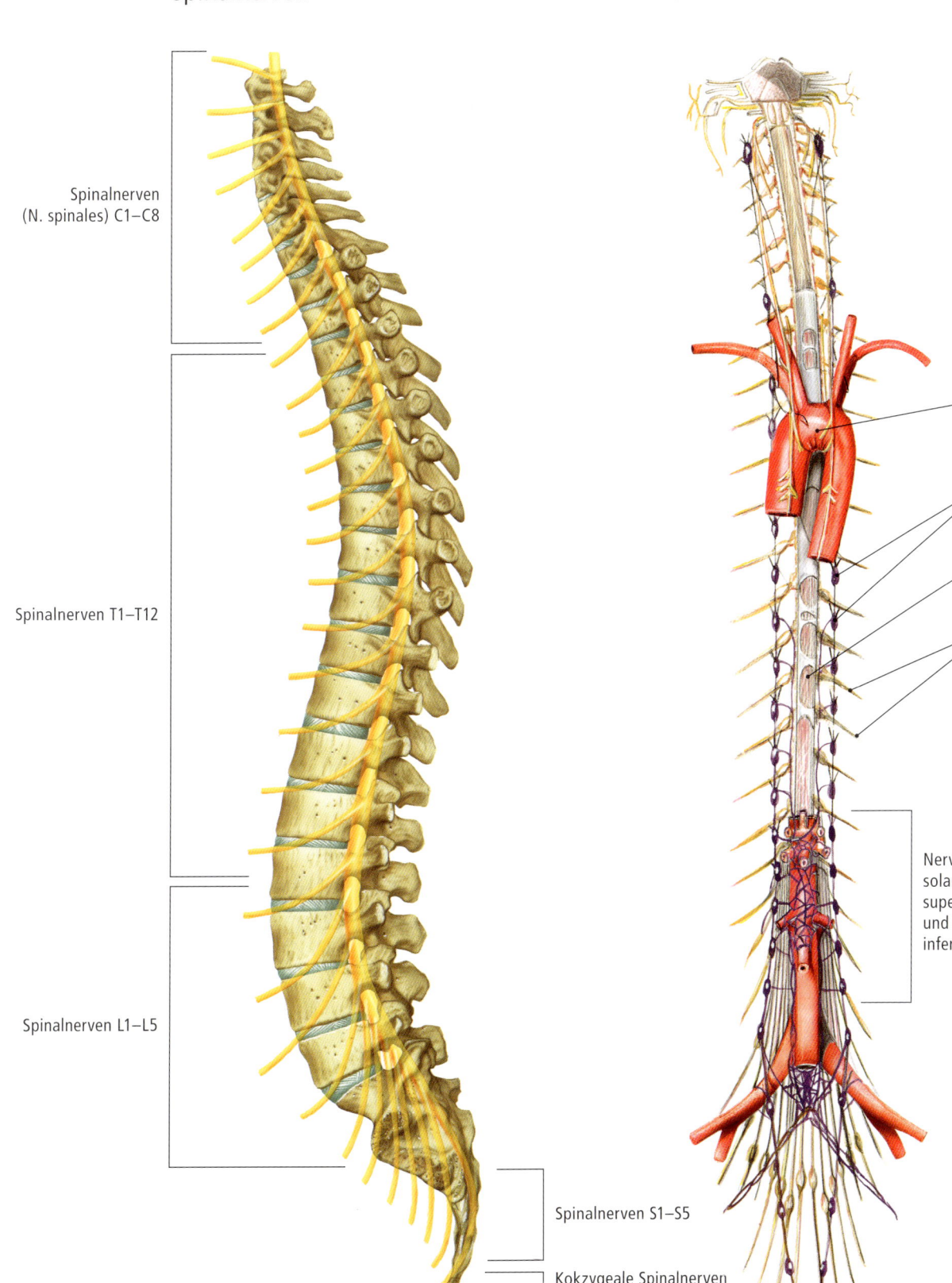

Spinalnerven

- Spinalnerven (N. spinales) C1–C8
- Spinalnerven T1–T12
- Spinalnerven L1–L5
- Spinalnerven S1–S5
- Kokzygeale Spinalnerven (N. coccygei)

Rückenmark – Vorderansicht

- Aortenbogen (Arcus aortae)
- Sympathische Ganglien (Ganglia sympathica)
- Rückenmark (Medulla spinalis)
- Periphere Nerven
- Nervengeflechte: Plexus solaris, Pl. mesentericus superior, Pl. aorticorenale und Pl. mesentericus inferior

Anatomischer Überblick

Kreislaufsystem

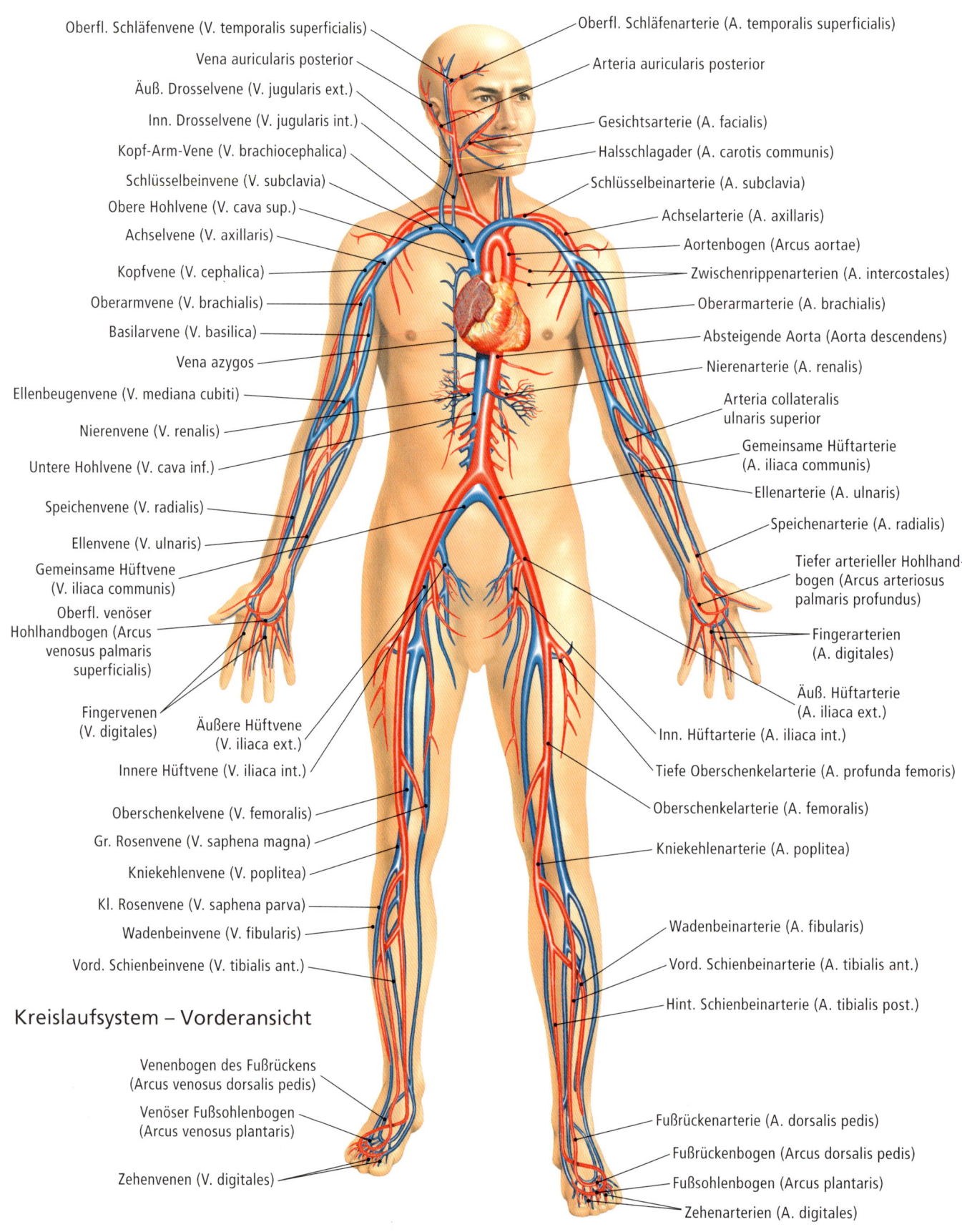

Kreislaufsystem – Vorderansicht

Kreislaufsystem

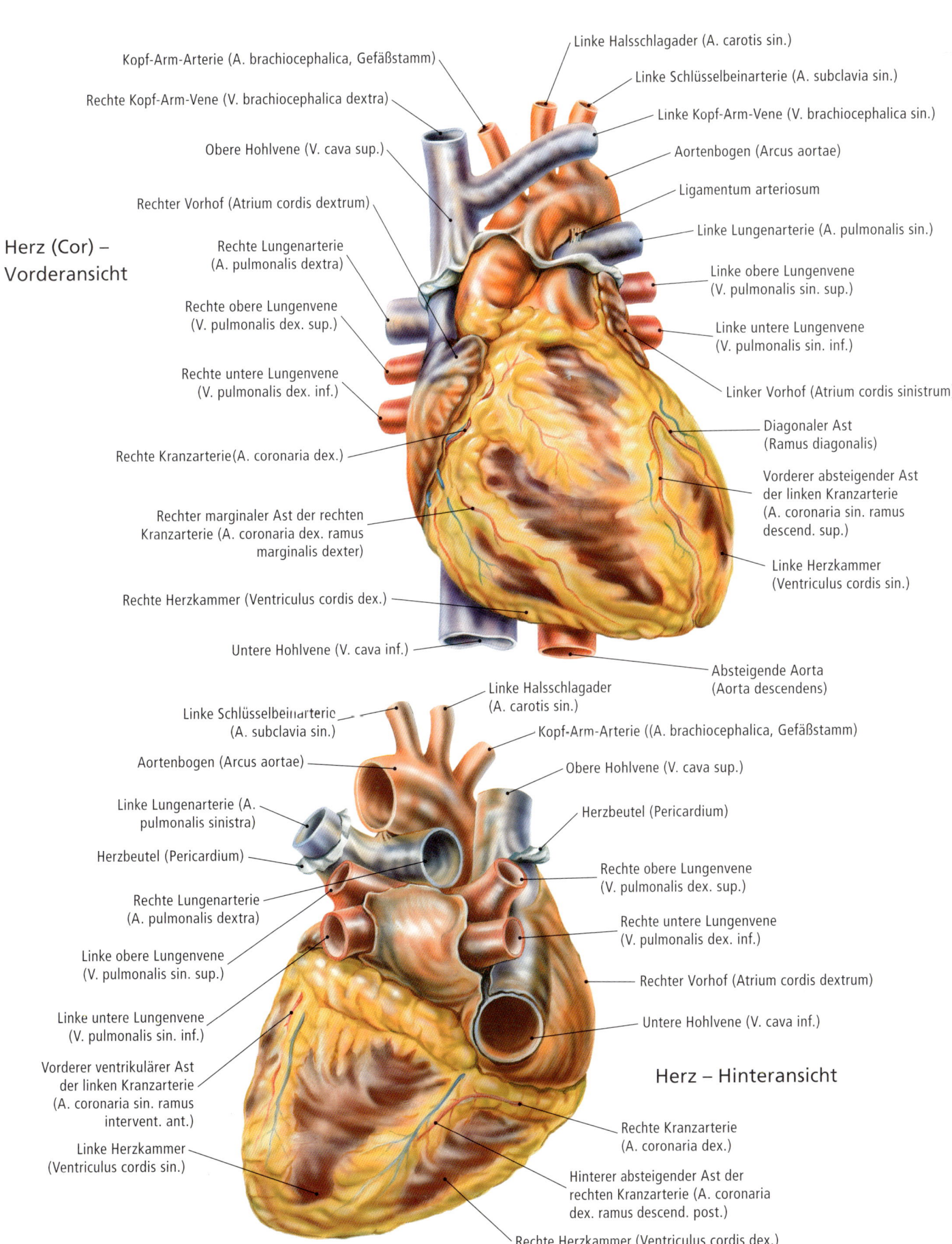

Adern der oberen und unteren Extremitäten

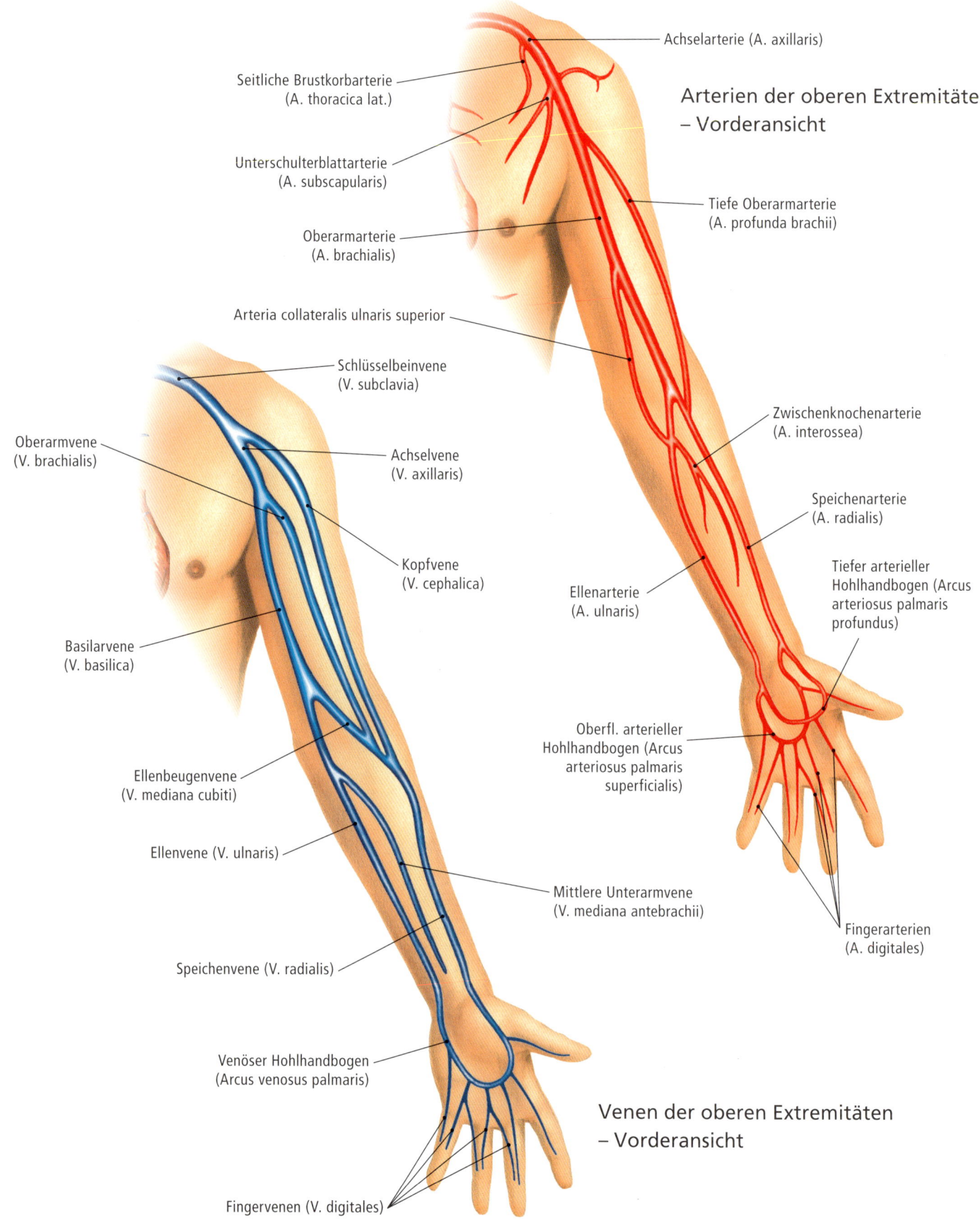

Kreislaufsystem 33

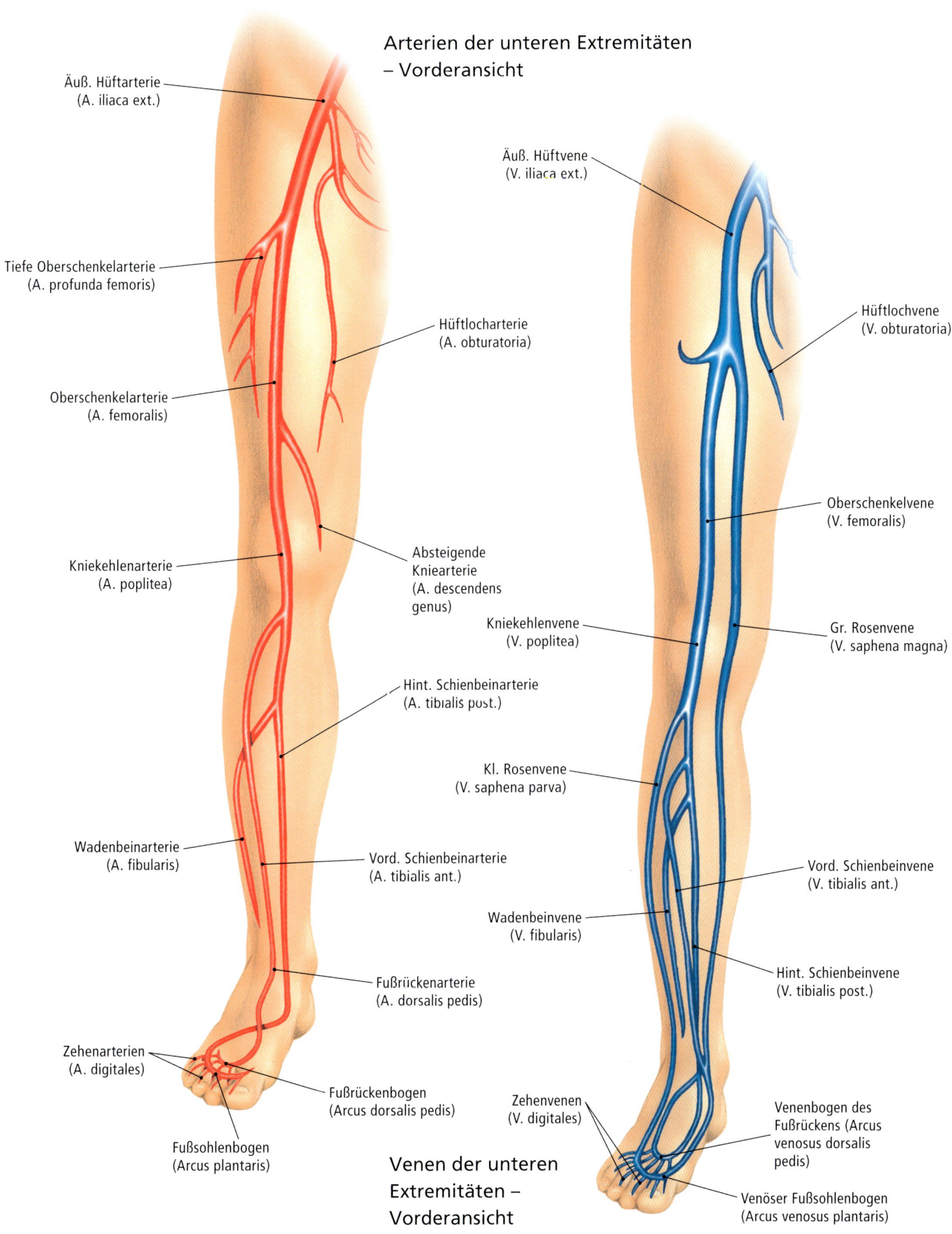

Atmungssystem

Lungen (Pulmones) – Vorderansicht

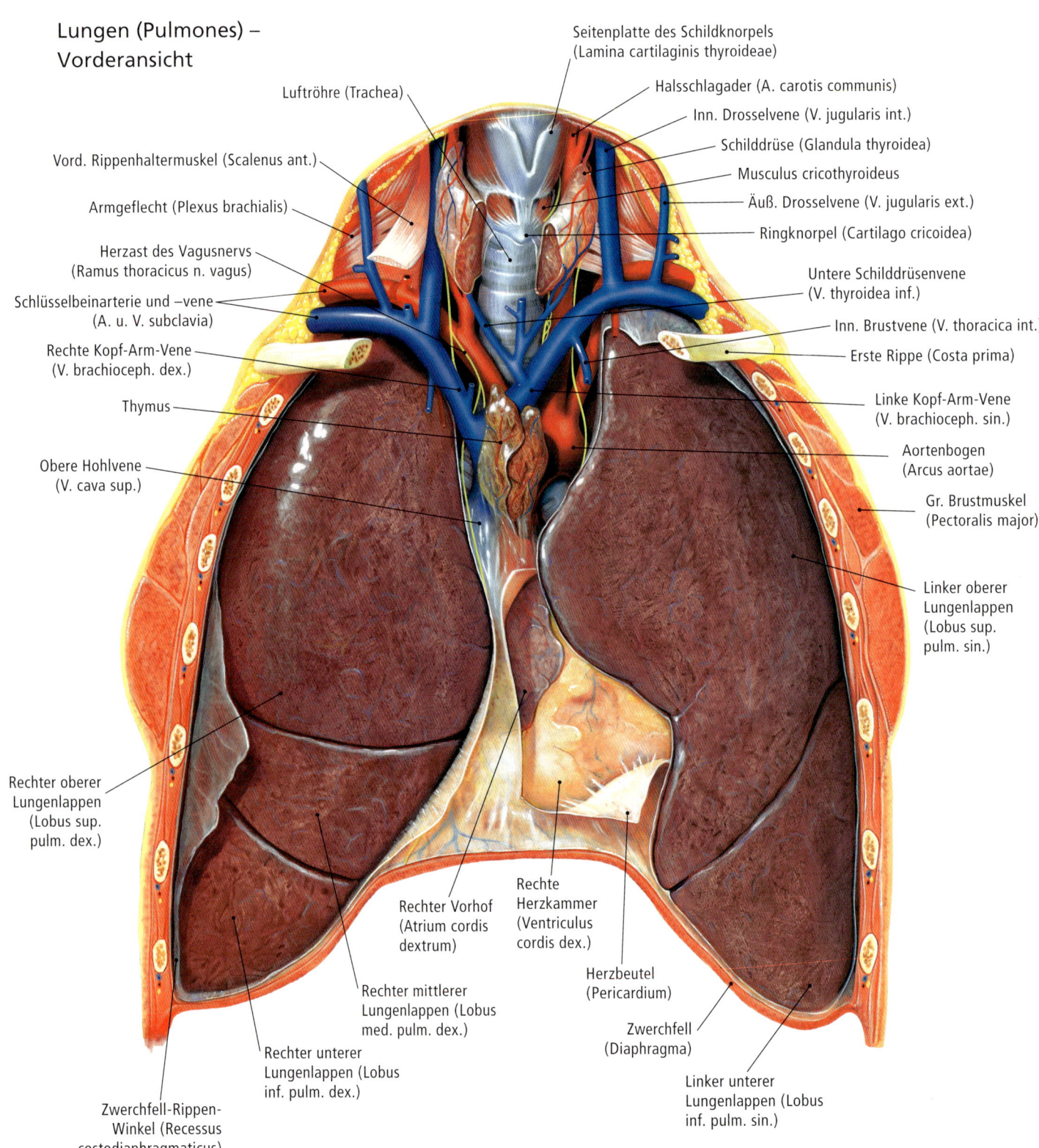

Atmungssystem – Vorderansicht

Anm.: Um Herz und Bronchialbaum zeigen zu können, wurden die oberen zwei Drittel der Lungen entfernt.

Zwerchfell (Diaphragma) – Untere Ansicht

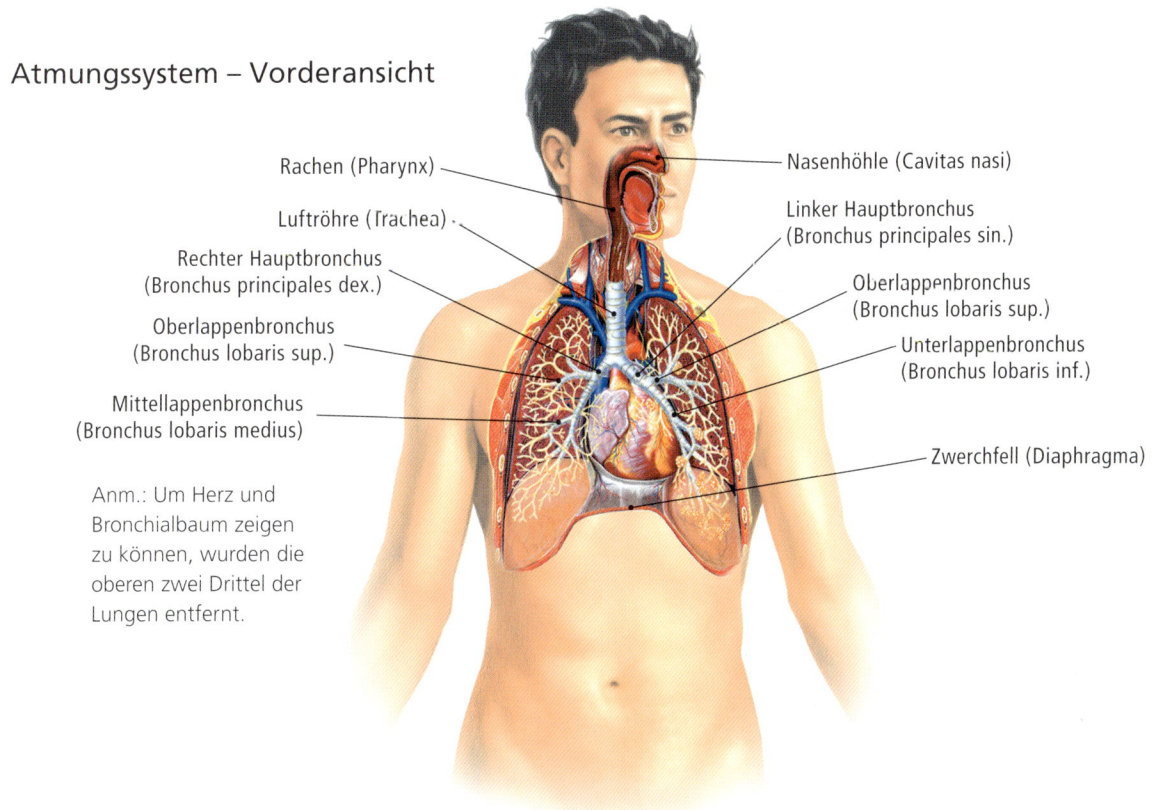

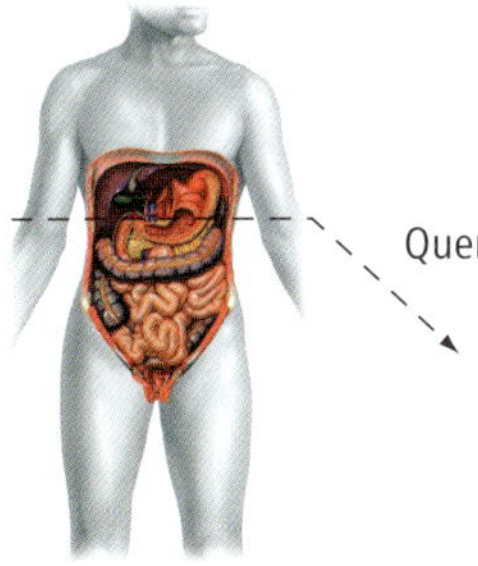

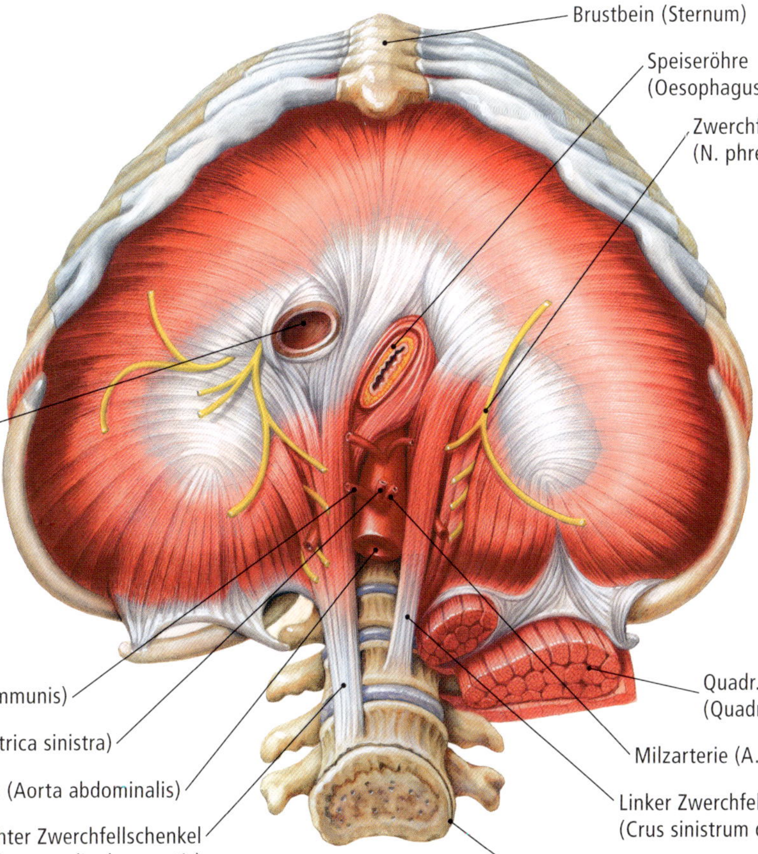

Körperbewegungen

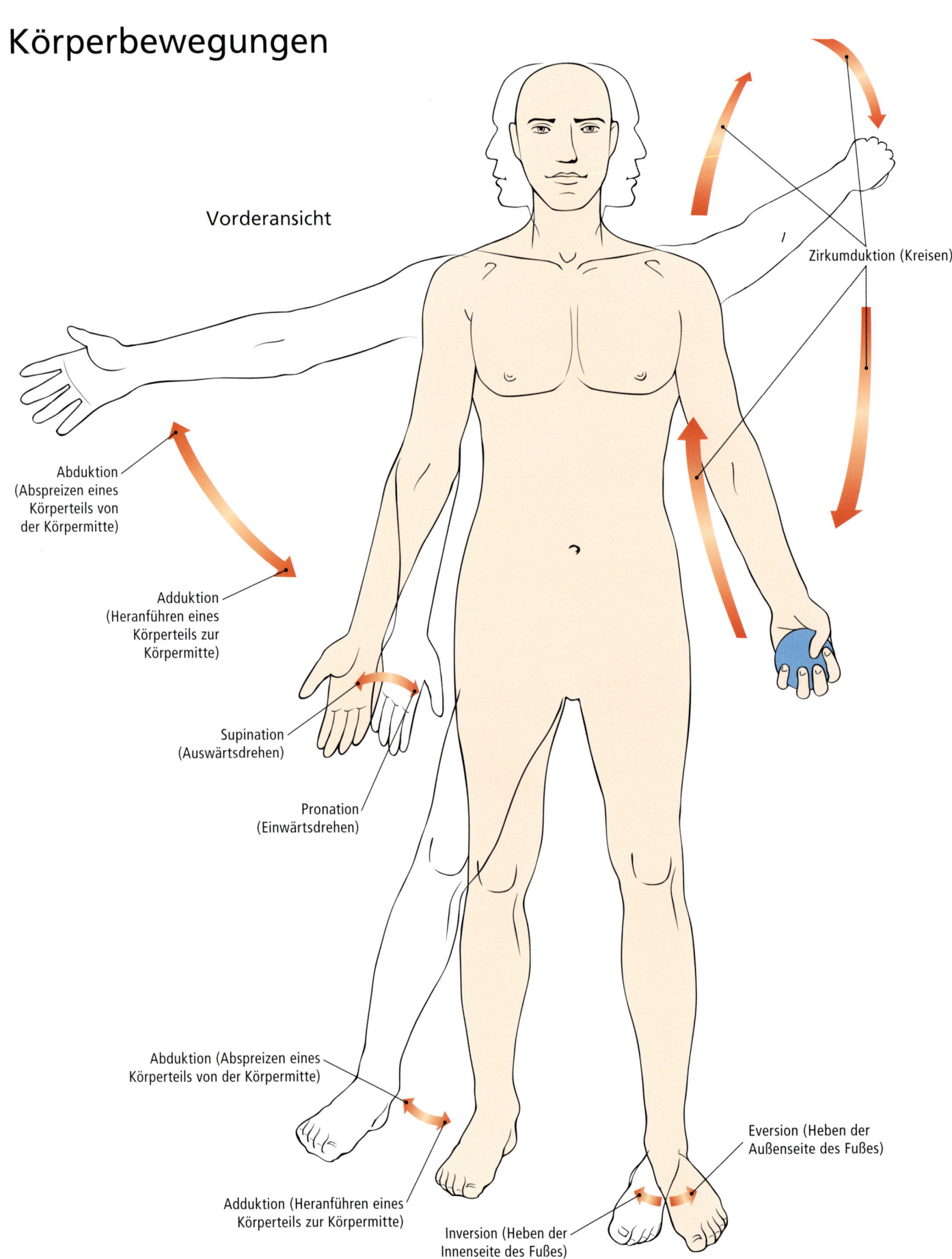

Körperbewegungen 37

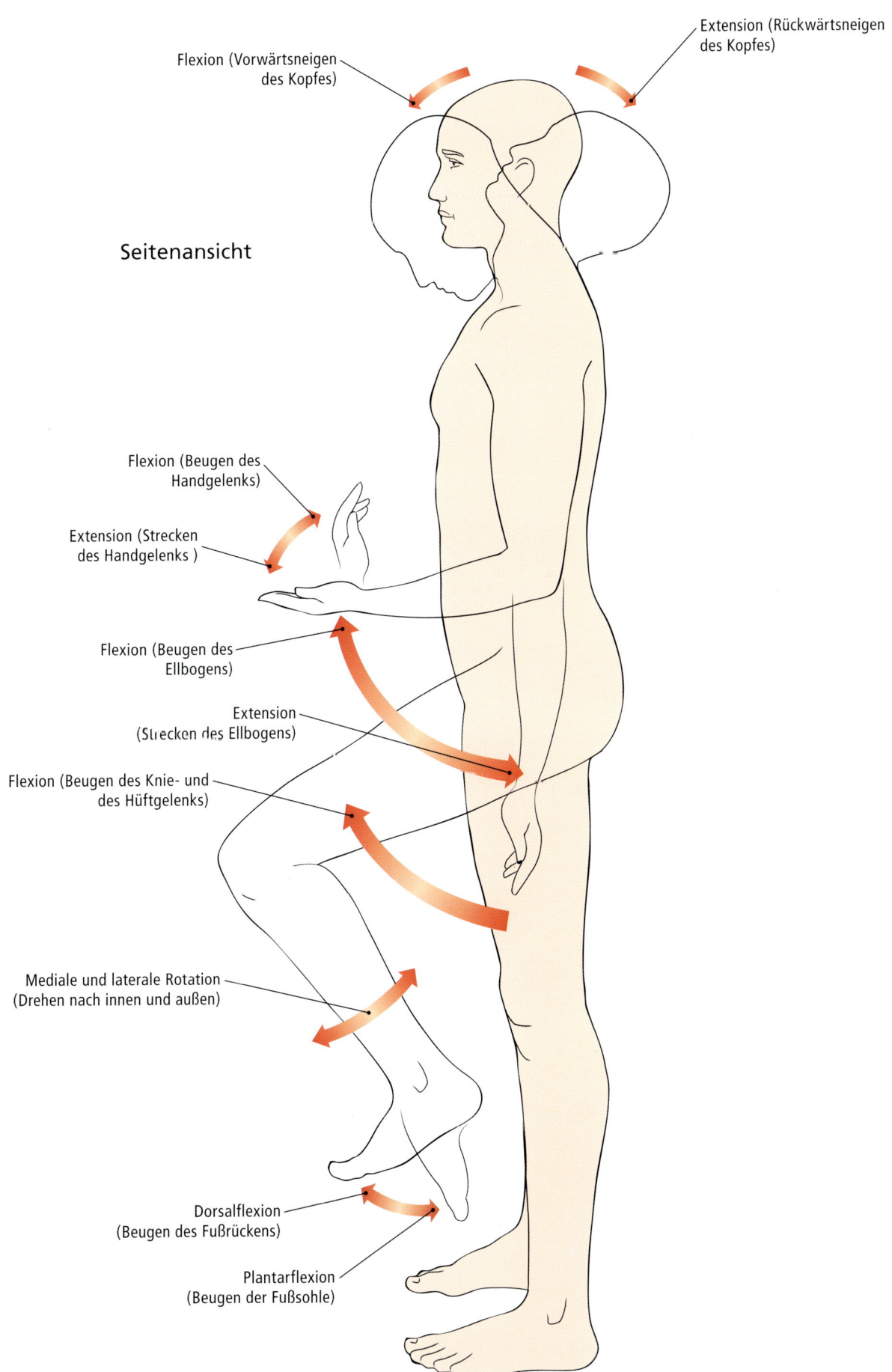

38

Prinzipien des Yoga

Yoga ist eine Lebensanschauung, die uns auf dem Weg zu einem gesünderen und zufriedeneren Leben unterstützt. Sein jahrtausendealtes System verknüpft zahlreiche physische und spirituelle Praktiken, die nicht nur entwickelt wurden, um den Körper zu trainieren, sondern auch um die geistigen und spirituellen Fähigkeiten zu erweitern. Die Prinzipien des Yoga schließen gelenkte Atmung, Meditation, Entspannung und eine gesunde Ernährung ein sowie natürlich körperliche Betätigung in Form von Asanas, die auch den größten Teil des vorliegenden Buches ausmachen.

Was ist Yoga?	40
Ursprünge und Geschichte des Yoga	42
Yoga und Atmen	44
Yoga und die Wirbelsäule	46
Gelenke und Bewegung	47
Arten der Muskelaktivität	48
Hebel und Intensität	50
Modifikationen und Hilfsmittel	52
Ausgangshaltungen	54

Was ist Yoga?

Das Sanskritwort ‚Yoga' ist abgeleitet von der Verbalwurzel ‚yuj', was soviel wie ‚zusammenbinden', ‚anjochen' oder ‚verbinden' meint. Die Verbindung, die in diesem Fall zwischen Körper, Geist und Seele entsteht, wird mittels körperlicher und spiritueller Yogapraxis erreicht. Wird diese aus Yogahaltungen, Meditation und Pranayama (Atemübungen) bestehende Praxis mit vollkommener Hingabe ausgeführt, kann die Einheit von Körper und Geist schließlich zu ‚Samadhi' oder Glückseligkeit führen.

Yogaphilosophie – Die acht Glieder des Yoga

Yoga zu praktizieren, meint jedoch nicht nur die Ausübung von Yogahaltungen zur körperlichen Fitness, sondern umfasst alle Aspekte des Lebens. Die ‚acht Glieder des Yoga' sind Schritte auf dem Lebensweg zur Harmonie von Geist, Körper und Seele.

Diese sind:

1. **YAMA:** unsere moralischen und ethischen Werte sowie unser Verhalten anderen gegenüber.

2. **NIYAMA:** wie wir uns selbst behandeln und unsere Einstellung zu uns.

3. **ASANA:** regelmäßiges Praktizieren von Hatha-Yoga-Haltungen, mit denen wir einen gesunden Körper und einen klaren Geist kultivieren.

4. **PRANAYAMA:** eine Reihe von Übungen zur Atemkontrolle, die unsere Atmung effizienter macht und uns die Verbindung zwischen Atmung, Körper und Geist zeigt.

5. **PRATYAHARA:** das Praktizieren des Zurückziehens der Sinne von der äußeren Welt, um sich auf die innere Welt – auf den Geist – zu konzentrieren.

6. **DHARANA:** die Kunst der Konzentration, die uns bei regelmäßiger Ausübung dazu befähigt, uns ganz auf etwas zu konzentrieren und dabei nicht von äußeren oder inneren Ablenkungen unterbrochen zu werden.

7. **DHYANA:** Dharana (s. oben) führt zum Dhyana oder zur Meditation, einem natürlichen Energiefluss zwischen Selbst und Universum.

8. **SAMADHI:** der ruhige Zustand glückseliger Aufmerksamkeit, der Höhepunkt des achtgliedrigen Yogapfades.

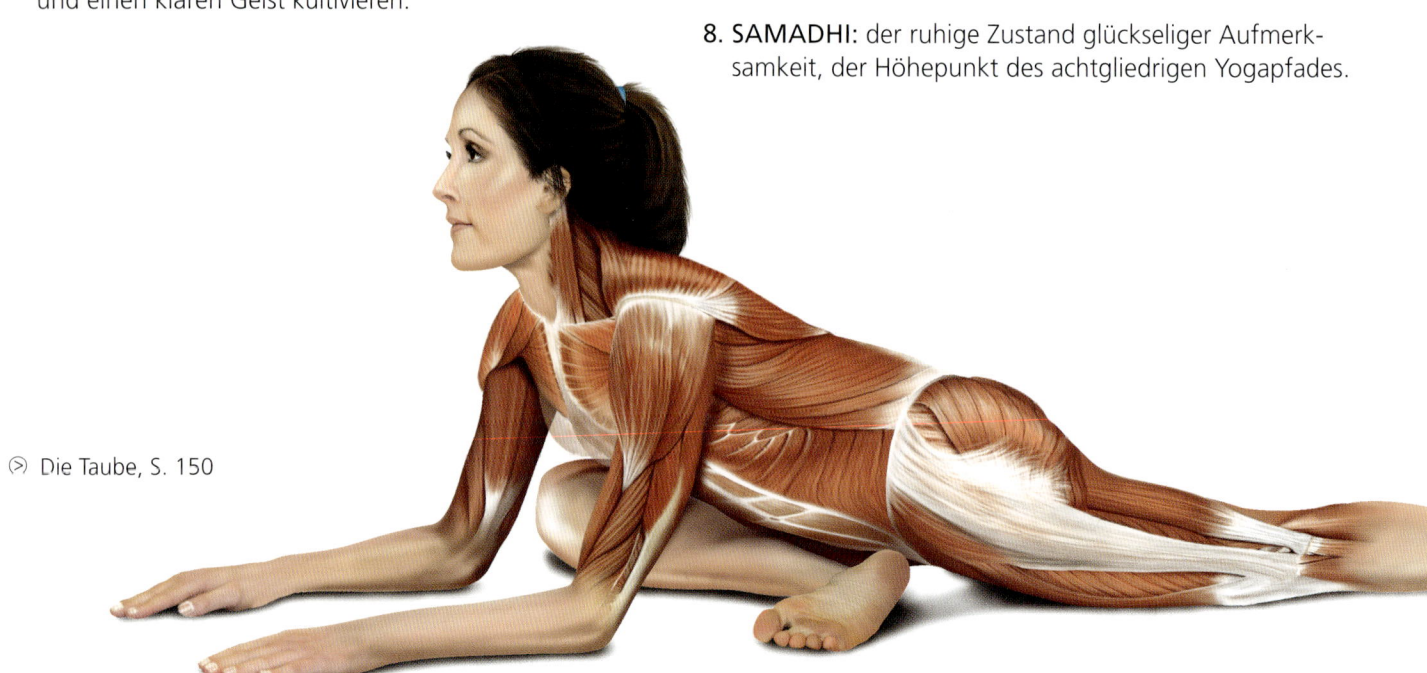

⊙ Die Taube, S. 150

Das Chakrasystem

Beim Meistern der acht Stufen des Yoga bringen wir unseren ‚subtilen Körper' ins Gleichgewicht. Das ist derjenige Teil von uns selbst, den man nicht sehen oder berühren kann, in dem die Energie fließt. Die Energiezentren des subtilen Körpers – die Chakren – liegen im Rückenmark und stimmen mit den wichtigsten Nervenzentren des Körpers überein. Sie wirken auf den subtilen und den physischen Körper, wandeln die subtile Energie in physische um und umgekehrt.

Es gibt sieben Hauptchakren und es heißt, wenn diese im Gleichgewicht sind, wird unser Leben gesünder und glücklicher.

Die sieben Chakren sind:

1. **MULADHARA:** das Wurzelchakra am unteren Ende der Wirbelsäule.

2. **SVADHISTHANA:** das Sakralchakra in den Eierstöcken bzw. der Prostata.

3. **MANIPURA:** das Solarplexuschakra um den Bauchnabel herum.

4. **ANAHATA:** das Herzchakra in der Nähe des Herzens.

5. **VISSUDHA:** das Halschakra in der Hals und Nackengegend.

6. **AJNA:** Stirnchakra oder Drittes Auge in der Zirbeldrüse.

7. **SAHASRARA:** Kronen- oder Scheitelchakra oberhalb des Kopfes.

Alle Chakren liegen im Verlauf der Wirbelsäule, das erste am unteren Ende und das letzte am Scheitel. Jedem ist eine bestimmte Farbe und eine spirituelle Eigenschaft zugeordnet. Zusammen stehen sie für die psychischen, physischen und emotionalen Stadien, die der Mensch in seiner Entwicklung durchläuft. Die drei Chakren unterhalb des Herzens sind hauptsächlich für den physischen Körper und die physischen Bedürfnisse zuständig. Die Chakren oberhalb des Herzens sind eher spiritueller Natur.

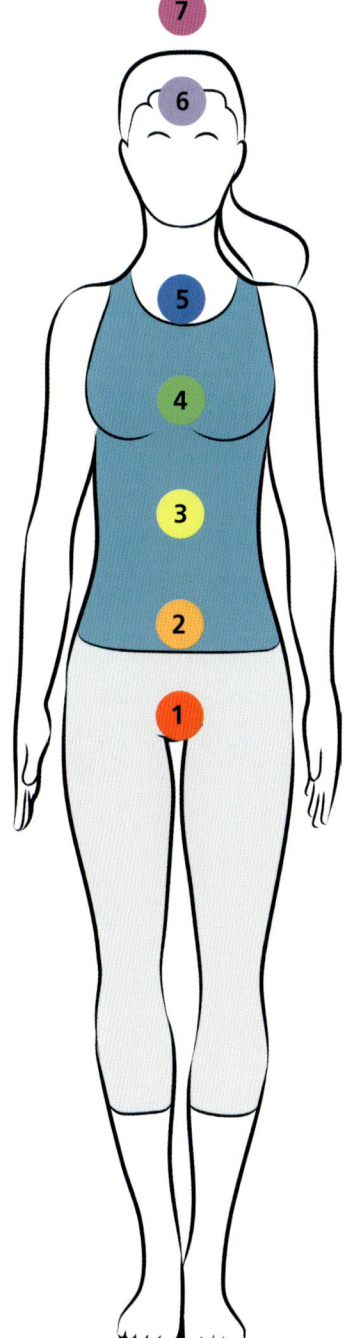

Die sieben Chakren und ihre Lage im Körper

Ursprünge und Geschichte des Yoga

Bis vor Kurzem dachten viele westliche Wissenschaftler, die Ursprünge des Yoga ließen sich auf ca. 500 v. Chr. – die Zeit von Gautama, dem Buddha – datieren. In den Ruinen zweier Städte der Indus-Kultur gefundene Ritzzeichnungen haben jedoch gezeigt, dass sie viel weiter – und zwar mindestens 5 000 Jahre – zurückliegen. Seit seinen Anfängen hat sich Yoga immer weiter entwickelt, sodass es in fünf Hauptperioden eingeteilt werden kann: vedisches, vorklassisches, klassisches, nachklassisches und modernes Yoga.

Vedisches Yoga

Das Sanskritwort ‚veda' heißt Wissen. Die Schriften aus dieser Zeit – die *Veden* – sind eine Sammlung von Texten, Liedern, Mantras und Ritualen, die zur Nutzung durch einen vedischen Priester bestimmt waren. Der alte Veda-Text *Rigveda* enthält Lehren über die Lobpreisung höherer Mächte und bildet den Ursprung des heutigen Hinduismus.

Vorklassisches Yoga

In dieser Periode – zwischen 2 000 v. u. Z. und dem 2. Jahrhundert u. Z. – entstanden die Upanishaden. Diese philosophischen Texte handeln von der Aufgabe des Ichs durch Selbsterkenntnis, Handeln und Weisheit und von der verborgenen Einheit aller Dinge. Hier wird Yoga auch zum ersten Mal erwähnt, und zwar als Pfad, durch den sich der Schüler vom Leid befreien kann, und es werden einige Anweisungen gegeben, wie man dies erreichen kann.

Klassisches Yoga

Hier werden wir in die Zeit geführt, die vom achtgliedrigen Yoga des Gelehrten Patañjali geprägt war, so wie er es in seinem *Yoga-Sutra* darlegte. Diese erste systematische Yogadarstellung wurde seit ihrer Niederschrift bis heute eingehend untersucht, interpretiert und kommentiert. Patañjali stellte darin den ‚achtgliedrigen Pfad' vor, die Stufen hin zur Erleuchtung. Der Text wird auf das 2. Jahrhundert u. Z. datiert und hat einen starken Einfluss auf die meisten modernen Yogastile.

Nachklassisches Yoga

Das nachklassische Yoga zeichnet sich dadurch aus, dass das Hauptziel nun nicht mehr in der Befreiung des Yogi von seiner Realität besteht, sondern eher darin, die eigene Wirklichkeit anzunehmen und den Moment zu leben. Dabei bezieht es sich auf ‚Vedanta', eine philosophische Annäherung an die Veda-Lehren, besonders an die *Upanishaden*.

Die Yogameister dieser Zeit schufen Übungen, die den Körper verjüngen, energetisieren und das physische Leben verlängern sollten. Endziel war dabei, dem physischen Körper so viel Energie zu geben, dass sich dessen Struktur änderte und er unsterblich wurde. Damit beginnt das Hatha-Yoga und die Ära des modernen Yoga.

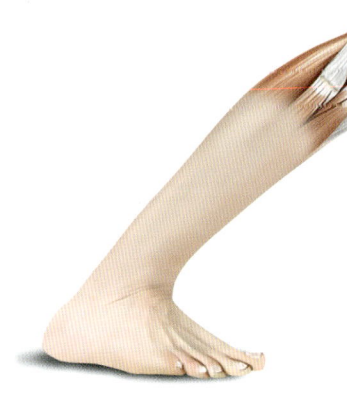

Ursprünge und Geschichte des Yoga

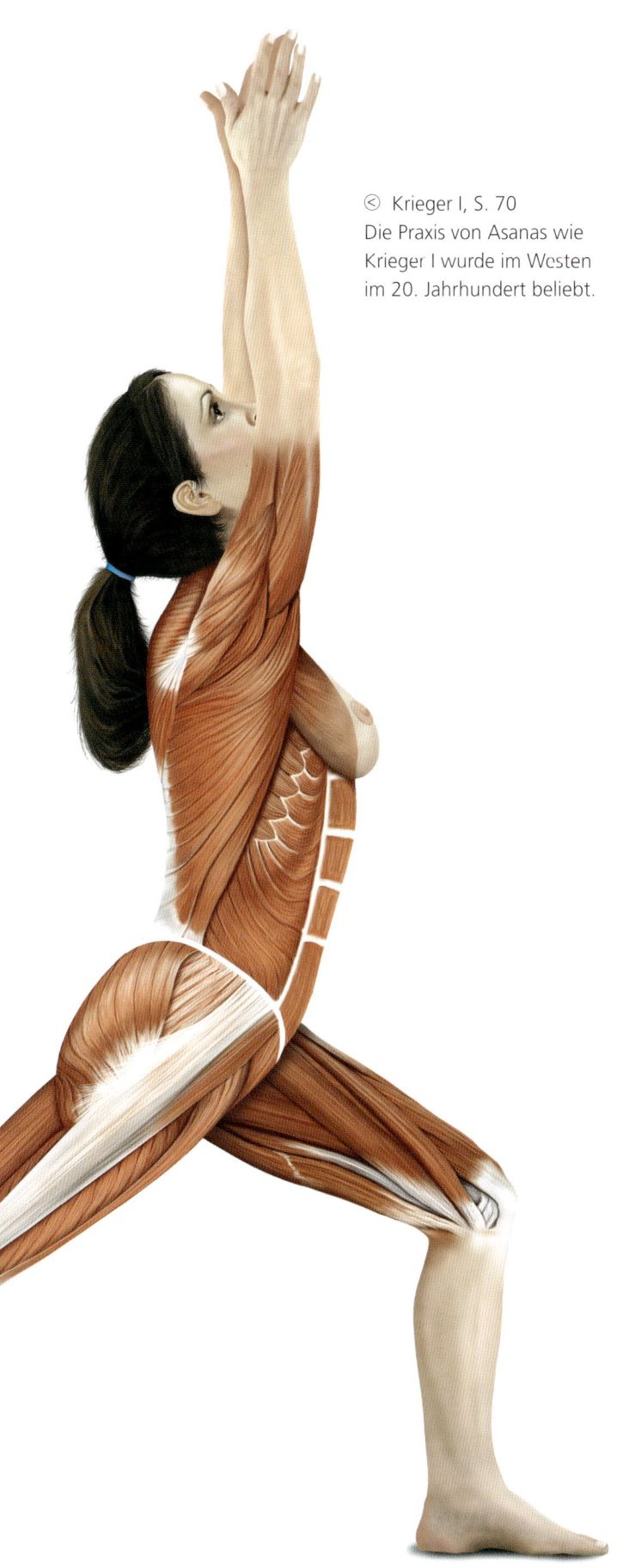

◁ Krieger I, S. 70
Die Praxis von Asanas wie Krieger I wurde im Westen im 20. Jahrhundert beliebt.

Modernes Yoga

Diese Periode beginnt im 19. Jahrhundert, in dem eine Vielzahl an Yogameistern ihre Lehren nach Europa und in die USA brachten. Geweckt wurde das Interesse der westlichen Welt für Hatha-Yoga – die physische Annäherung an das Phänomen Yoga – durch die Ankunft des indischen Mönchs Swami Vivekananda in den USA, wo er 1893 beim Parlament der Weltreligionen sein Heimatland vertrat.

Fast 30 Jahre später kam 1920 Paramahansa Yogananda nach Boston und gründete den Verein für Selbstverwirklichung, der noch heute viele Anhänger hat. Andere große moderne Lehrer waren Sri Krishnamacharya, der 1989 im Alter von 101 Jahren starb. Unter seinen Schülern befanden sich sein Sohn T. K. V. Desikachar, B. K. S Iyengar, Indra Devi und Sri K. Pattabhi Jois. All diese Schüler wurden selbst zu einflussreichen Lehrern und trugen zur Verbreitung des Hatha-Yoga während des 20. Jahrhunderts bei. Ihre Lehren werden noch heute auf der ganzen Welt praktiziert.

Hatha-Yoga

Hatha-Yoga ist das Praktizieren von Asanas (Yogahaltungen). Wörtlich heißt ‚Hatha': Sonne (‚ha') und Mond (‚tha'), was sich auf das Gleichgewicht der – in uns allen vorhandenen – Gegensätze bezieht. Dieses erreicht man, indem man regelmäßig Übungsreihen praktiziert, die nicht nur den Körper stärken und beweglich machen, sondern auch den Energiefluss in den verschiedenen Energiekanälen des Körpers ausgleichen sollen. In diesem Sinne ist Hatha-Yoga der Weg zum Gleichgewicht auf allen Ebenen.

Heutzutage werden viele Arten des Hatha-Yoga praktiziert. Zwei von diesen – Ashtanga-Yoga und Iyengar-Yoga – sind in der westlichen Welt besonders verbreitet. Diese im Westen durch Sri K. Pattabhi Jois und B. K. S. Iyengar bekannt gewordenen Stile bilden auch die Grundlage für dieses Buch.

Yoga und Atmen

Atmen ist eine Körperfunktion, die wir unwillentlich – d. h. ohne Anweisung durch unser Bewusstsein – und willentlich – d. h. wir können sie kontrollieren, wenn wir möchten – ausführen. Auch wenn wir nicht darüber nachdenken, läuft diese lebenswichtige Funktion, bei der Sauerstoff ein- und Kohlendioxid ausgeatmet wird, also weiter.

Für die Regulierung der Atmung und die Kontrolle der sie auslösenden Muskelkontraktionen ist das Nervensystem verantwortlich. Der Atemvorgang nimmt in einer Zellgruppe im Hirnstamm, die allgemein als Atemzentrum bekannt ist, seinen Anfang. Von dort aus werden Impulse an die beteiligten Muskeln geschickt. Deren wichtigste Vertreter sind die Zwischenrippenmuskeln und das Zwerchfell.

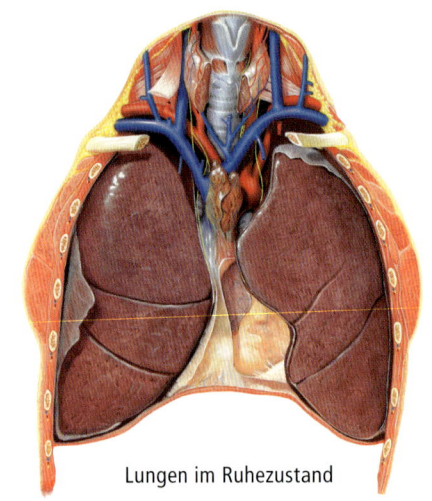
Lungen im Ruhezustand

Pranayama

Pranayama ist eine Yogapraxis, die das Bewusstsein für die – an der Atmung beteiligten – physischen Prozesse steigert, wodurch wir mehr Kontrolle über sie erhalten.

Durch regelmäßiges Trainieren der Atemkontrolle lässt sich auch die Luftmenge, die in die Lungen eintritt, vergrößern und damit der Sauerstoffgehalt des Blutes steigern. Dies unterstützt den Körper bei der Zellregenerierung. Des Weiteren ist bekannt, dass die Atemkontrolle durch Pranayama Herzfrequenz und Blutdruck senkt, wodurch der Körper den vorhandenen Sauerstoff effektiver nutzt. Ein effizient arbeitender Körper muss weniger physischen Stress abbauen, der Geist wird ruhiger und ist einfacher zu kontrollieren, was ein Hauptziel des Yoga darstellt.

Während der Praxis der Yoga-Asanas sollte man stets sowohl die Ein- als auch die Ausatmung verlängern. Dadurch wird der Körper allmählich energetisiert. Das Atmen kann beim Yoga auch etwas darüber aussagen, ob man es zu hart angegangen ist und Körper und Geist vielleicht unter Druck gesetzt hat. Ist die Atmung beispielsweise flach und unregelmäßig, wurde der Körper überanstrengt und ist angespannt. Dies ist ein Zeichen dafür, dass man die Yogaübungen sanfter praktizieren sollte, damit die Atmung wieder langsam und gleichmäßig fließt.

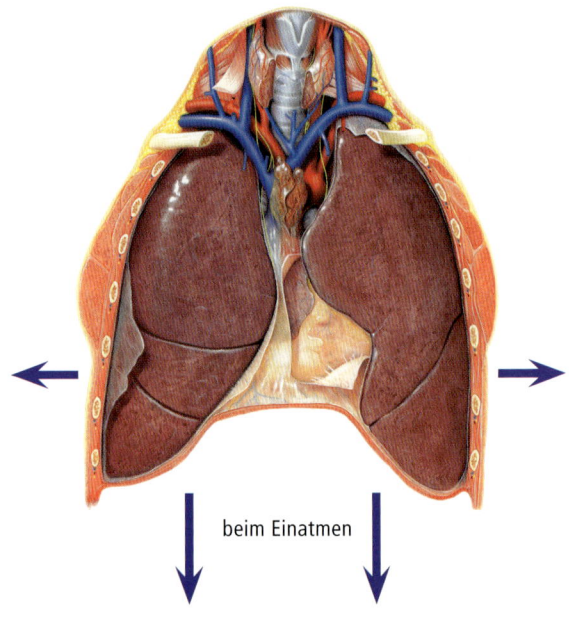
beim Einatmen

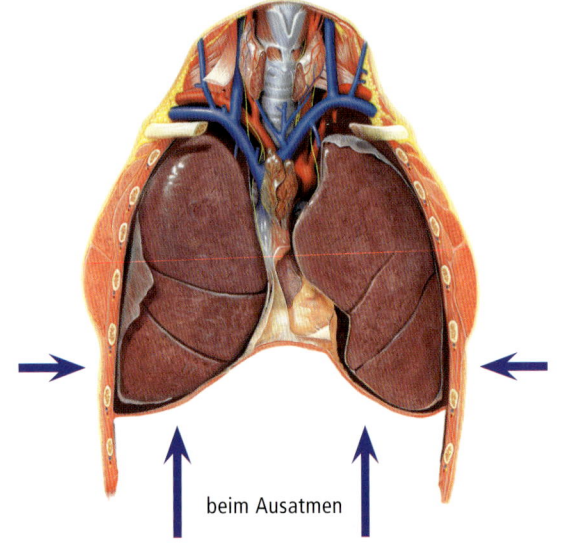
beim Ausatmen

Techniken zur Atemkontrolle

Es gibt verschiedene Pranayamatechniken, die man beim Praktizieren von Yoga anwenden kann. Die zwei geläufigsten und am einfachsten durchzuführenden sind die Folgenden:

Der siegreiche Atem (Ujjayi-Atmung)
Diese Technik ist sowohl aktivierend als auch entspannend. Das dabei entstehende Geräusch erinnert oft an das Rauschen des Meeres. Die Atemübung sieht vor, ein bisschen tiefer als normal einzuatmen und mit geschlossenem Mund durch die Nase auszuatmen. Die Halsmuskeln werden die ganze Zeit leicht zusammengezogen, wodurch ein ‚Haaaa'-Klang entsteht. Die Ujjayi-Atmung kann im Sitzen ausgeführt werden, ist aber besonders effektiv, wenn man sie beim Praktizieren einer Asana anwendet.

Wechselatmung (Nadi Shodhana)
Eine einfache Atemtechnik, die therapeutisch eingesetzt Atmung und Durchblutung verbessert. Sehr wirkungsvoll ist sie auch zum Abbauen von Stress, der sich in Geist und Körper angehäuft hat.

Die Atemübung wird bequem im Sitzen durchgeführt. Der Rücken ist gerade, die linke Hand liegt mit der Handfläche nach oben auf dem linken Knie. Die Fingerspitzen des rechten Zeige- und Mittelfingers werden zur Handfläche eingeknickt. Ist dies nicht möglich, können sie auch auf das ‚dritte Auge' zwischen die Augenbrauen gelegt werden. Schließen Sie das rechte Nasenloch mit dem Daumen und atmen Sie sanft durch das linke Nasenloch ein. Schließen Sie nun das linke Nasenloch mit Ring- und kleinem Finger, lösen Sie den Daumen und atmen Sie durch das rechte Nasenloch aus. Atmen Sie durch das rechte Nasenloch ein. Der Daumen wird dann wieder auf den rechten Nasenflügel gedrückt, Ring- und kleiner Finger werden vom linken Nasenflügel gelöst, um sanft durch das linke Nasenloch auszuatmen. Das ist eine Runde Wechselatmung.

Diese Technik wird anfangs normalerweise zwei Minuten lang ausgeübt und dann allmählich auf fünf Minuten gesteigert.

⊗ Atmung
Beim Atmen bewegen die Zwischenrippenmuskeln die Rippen nach oben und außen, das Zwerchfell bewegt sich nach unten. Dadurch wird Luft in die geweiteten Lungen gezogen.

ⓥ Schulterstand, S. 172

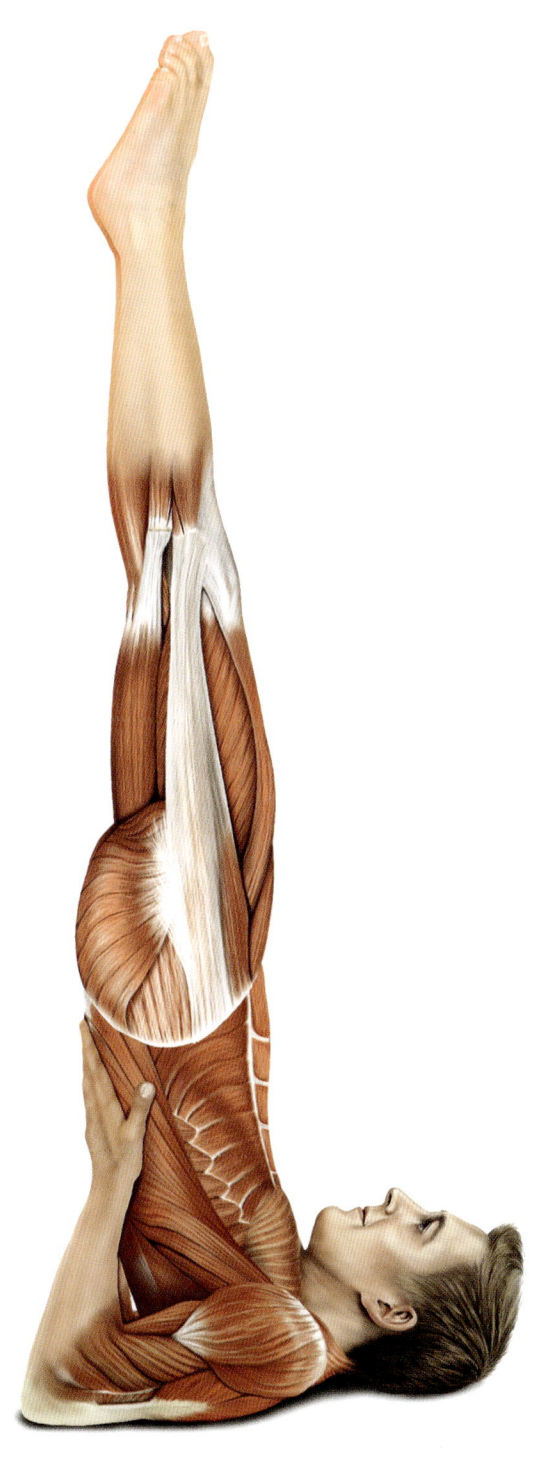

Yoga und die Wirbelsäule

Von der Seite betrachtet hat die Wirbelsäule eines Erwachsenen eine natürliche s-förmige Krümmung. Nacken und unterer Rückenbereich sind leicht nach innen, Brust- und Beckenbereich leicht nach außen gewölbt. Dies dient dazu, Erschütterungen abzufedern, das Gleichgewicht zu bewahren und die Wirbelsäule flexibel zu halten.

Für eine gesunde Wirbelsäule ist es wichtig, dass diese Krümmungen erhalten bleiben. Erreichen kann man dies über das regelmäßige Praktizieren eines Yogaprogramms, das die Wirbelsäule im Ganzen dehnt und stärkt. Denn Yoga macht die Wirbel und Bandscheiben beweglicher und kräftigt das stützende Netz aus Muskeln, Bändern und Sehnen. Zwischen den Wirbeln entsteht dadurch ein Zwischenraum, der den Druck von den Bandscheiben nimmt. Zudem wird die Durchblutung verbessert und so die Zellregenerierung angeregt. Die Knochen werden ebenfalls dichter, was der Knochendegeneration entgegenwirkt.

Ein ausgewogenes Yogaprogramm sollte Asanas enthalten, die die Wirbelsäule um ihre eigene Achse drehen, zur Seite neigen sowie nach vorn und nach hinten beugen. Werden all diese Bewegungen regelmäßig ausgeführt, nimmt die Wirbelsäule ihre natürliche Ausrichtung ein, Fehlhaltungen werden vermieden. Eine gute Körperhaltung ermöglicht ein freieres Atem und steigert das Wohlbefinden, da Muskelverspannungen und -schwäche vorgebeugt wird, die zu Rückenschmerzen führen können.

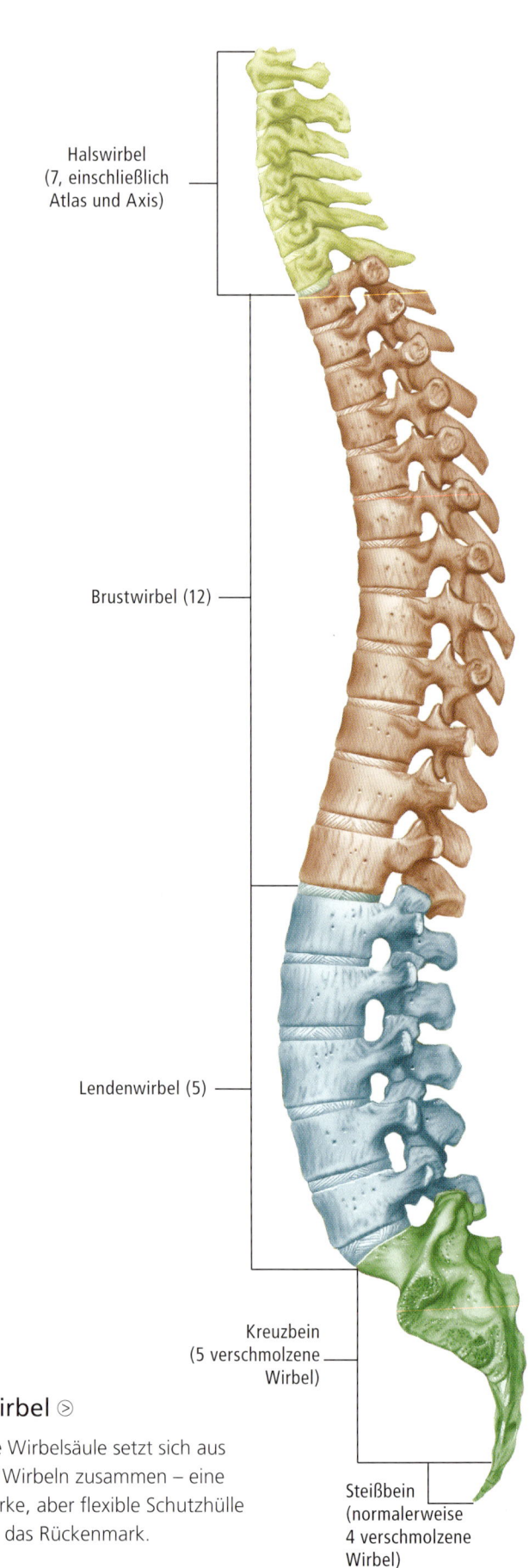

Halswirbel (7, einschließlich Atlas und Axis)

Brustwirbel (12)

Lendenwirbel (5)

Kreuzbein (5 verschmolzene Wirbel)

Steißbein (normalerweise 4 verschmolzene Wirbel)

Wirbel ⊗

Die Wirbelsäule setzt sich aus 33 Wirbeln zusammen – eine starke, aber flexible Schutzhülle für das Rückenmark.

Gelenke und Bewegung

Ein ausgewogenes Yogaprogramm sollte so viele verschiedene Bewegungsarten wie möglich enthalten, um das reibungslose Funktionieren aller Gelenke zu fördern. Das Skelett weist drei Arten von Gelenken auf, die nach dem Grad ihrer Beweglichkeit in verschiedene Kategorien eingeteilt werden.

Gelenkarten

Faserige Gelenke (z. B. die Schädelnähte) halten die Knochen durch ein Fasergewebe zusammen, das keine Bewegung ermöglicht. Bei **knorpeligen Gelenken** verbinden Knorpel die Knochen. Zu ihnen gehören das Kreuz-Darmbein-Gelenk, das die Wirbelsäule mit dem Becken verbindet, und das Brustbein-Rippen-Gelenk, durch das die vorderen Rippen mit dem Brustbein verbunden sind. Da sie Stabilität und Schutz garantieren müssen, ist ihre Beweglichkeit zumindest eingeschränkt. Durch regelmäßiges Praktizieren von Hatha-Yoga kann diese jedoch verbessert werden.

Beim **Synovialgelenk** treffen die Knochen auf eine Gelenkkapsel. Beispiele sind das Kniegelenk zwischen Oberschenkelknochen und Schienbein oder das Ellbogengelenk, in dem der Oberarmknochen auf Speiche und Elle trifft. Auf diese – bekanntesten und beweglichsten – Gelenke bezieht sich auch dieses Buch hauptsächlich. Der Körper hat sechs Typen von Synovialgelenken, deren Bewegungsradius durch regelmäßiges Praktizieren von Hatha-Yoga vergrößert werden kann.

Bewegungsebenen

Die Körperbewegungen können je nach Richtung in verschiedene Kategorien eingeteilt werden (siehe S. 36). Sie finden in einer anatomischen ‚Bewegungsebene' statt, einer imaginären – senkrechten oder waagrechten – Linie, die durch den ganzen Körper geht.

Die drei in der menschlichen Anatomie geläufigsten Ebenen:

Die Sagittalebene verläuft senkrecht und teilt den Körper in eine linke und rechte Hälfte.

Die Frontalebene verläuft senkrecht und teilt den Körper in eine hintere und vordere Hälfte.

Die Transversalebene verläuft parallel zum Boden und trennt die obere Hälfte von der unteren Hälfte des Körpers.

Bewegt man sich z. B. in den Krieger I (S. 70), ist das vordere Bein im Hüftgelenk und Kniegelenk gebeugt, das hintere Bein dagegen ausgestreckt. Beide Bewegungen finden in der Sagittalebene statt. Die Arme werden in der Frontalebene zu beiden Seiten und nach oben über den Kopf ausgestreckt. Wird der Oberkörper dann in die gedrehte seitliche Winkelhaltung (S. 82) bewegt, werden Wirbelsäule und Rumpf in der Transversalebene um einen frontalen Angelpunkt gedreht.

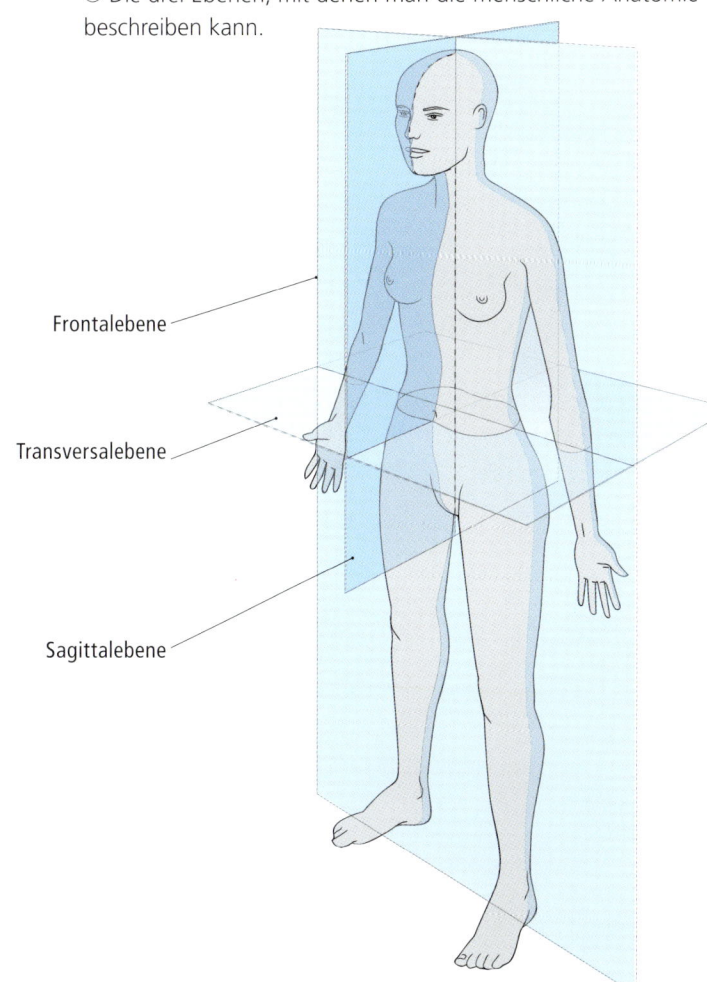

ⓥ Die drei Ebenen, mit denen man die menschliche Anatomie beschreiben kann.

Frontalebene

Transversalebene

Sagittalebene

Arten der Muskelaktivität

Die Muskeln des Körpers lassen sich in drei Haupttypen aufteilen: Skelettmuskeln, glatte Muskeln und Herzmuskeln. Erstere sind am Skelett befestigt und schaffen Bewegung, indem sie sich verkürzen und über die Sehnen an den Knochen ziehen. Um diese geht es hauptsächlich in diesem Buch.

Die meisten Muskeln arbeiten als Gegensatzpaare, die das Beugen und Strecken in den Gelenken ermöglichen. Verkürzt sich ein Muskel, streckt sich der andere daraufhin und umgekehrt. Beim Hatha-Yoga wird beim Dehnen darauf geachtet, dass ein Muskel verlängert wird, indem sich ein anderer verkürzt. Die Muskelkontraktion lässt sich für die Zwecke des Hatha-Yoga wiederum in zwei Hauptarten einteilen: die isotonische und isometrische.

Die isotonische Muskelkontraktion

Verändert ein Muskel seine Länge, um Bewegung zu erzeugen, nennt man dies isotonische Kontraktion. Bei dieser kann man zwischen konzentrischer oder exzentrischer Muskelaktivität unterscheiden.

Bei der **konzentrischen** Aktivität wird der Muskel verkürzt, um Bewegung zu erzeugen. Ein Beispiel hierfür ist das Beugen des Kniegelenks vom gestreckten bis zum gebeugten Knie, z. B. in der Schulterbrücke (S. 168). Die rückseitigen Oberschenkelmuskeln werden hier konzentrisch angespannt. Erzeugt der Muskel eine solche konzentrische Kontraktion, nennt man ihn auch **Hauptbeweger** oder **Agonist**.

Bei der **exzentrischen** Aktivität werden die Muskeln verlängert, um eine Bewegung zu ermöglichen. Beim Beugen des Knies versucht der entgegengesetzte Muskel – der Quadrizeps – durch exzentrische Muskelkontraktion die Bewegung abzubremsen. Ein exzentrischer Muskel heißt auch **Antagonist**.

Um eine stabile, koordinierte Bewegung zu ermöglichen, werden oft auch andere Muskeln zur Unterstützung des Hauptbeweger angespannt. Diese Muskeln nennt man **Synergisten**. Beim Beugen des Kniegelenks spannt sich z. B. der zweiköpfige Wadenmuskel an, um den rückseitigen Oberschenkelmuskel bei der Bewegung zu unterstützen. In diesem Fall wirkt der Wadenmuskel als Synergist.

Die isometrische Muskelkontraktion

Isometrische Kontraktionen verändern nicht die Länge des Muskels, die Muskeln halten oder fixieren vielmehr den Körper in seiner Position. Beim Boot (S. 128) wird der

▽ Schulterbrücke, S. 168
Zum Beugen der Knie müssen die hinteren Oberschenkelmuskeln – als Hauptbeweger – konzentrisch kontrahieren. Um diese Bewegung zu ermöglichen, müssen die Quadrizepse – als Antagonisten – verlängert werden.

Arten der Muskelaktivität 49

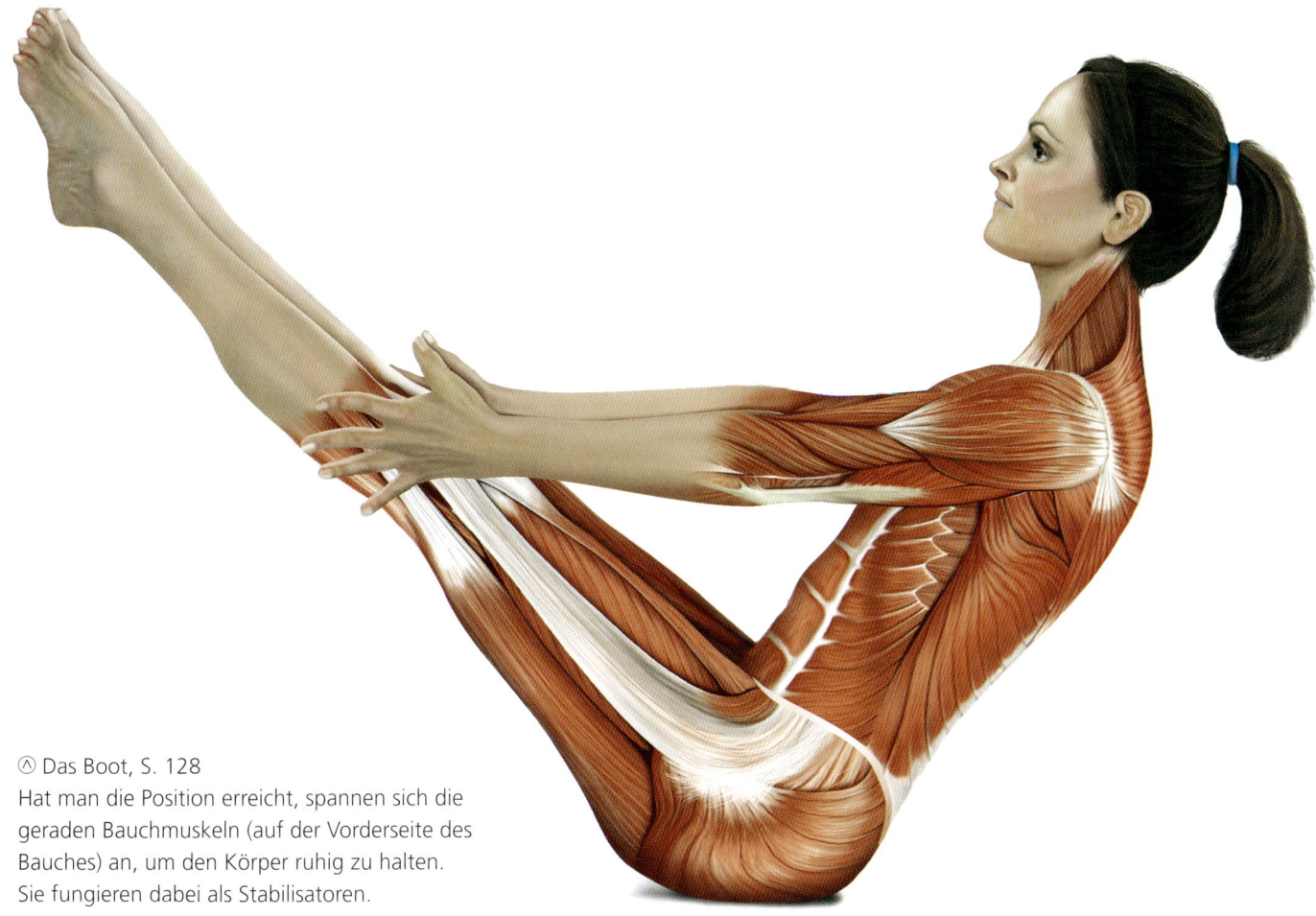

Ⓐ Das Boot, S. 128
Hat man die Position erreicht, spannen sich die geraden Bauchmuskeln (auf der Vorderseite des Bauches) an, um den Körper ruhig zu halten. Sie fungieren dabei als Stabilisatoren.

gerade Bauchmuskel weder verlängert noch verkürzt, sondern kontrahiert lediglich, damit die Wirbelsäule bleibt, wo sie nach Abschluss der Bewegung ist. In diesen Fällen wird der gerade Bauchmuskel **Stabilisator** genannt.

Zusammenfassung:

- Die auch als **Agonisten** bekannten **Hauptbeweger** initiieren die Bewegung eines Gelenks, indem sie sich konzentrisch anspannen.

- **Antagonisten** ermöglichen durch ihre Verlängerung die Verkürzung des Hauptbewegers. Der Muskel wird länger, obwohl seine einzelnen Fasern bemüht sind, sich zu verkürzen. Dies nennt man auch exzentrische Kontraktion.

- **Konzentrische Muskelaktivität** – der Muskel erzeugt Bewegung durch Verkürzung.

- **Exzentrische Muskelaktivität** – der auch Antagonist genannte Muskel ermöglicht die Bewegung durch Verlängerung.

- **Synergisten** kontrahieren, um den Hauptbeweger zu unterstützen.

- **Stabilisatoren** kontrahieren statisch, um die – durch die vorher ausgeführte Bewegung erlangte – Position zu halten.

Für die Untersuchung der Muskelaktivität, die in diesem Buch bei jeder Asana erfolgt, wurde die Hauptmuskelaktivität in **Agonisten** (**Hauptbeweger**) – die die Bewegung durch ihre Verkürzung auslösen – und **Antagonisten** – die sie durch ihre Verlängerung ermöglichen – aufgeteilt.

Hebel und Intensität

Das Hebelsystem ist aus der Physik hinlänglich bekannt, beim Yoga ist es jedoch ebenso wichtig: Ohne Hebel kann keine Bewegung stattfinden, zudem bestimmen sie deren Intensität.

What Is a Lever?

Alle Hebel setzen sich aus drei Elementen zusammen:

- einem – auch Angelpunkt genannten – Drehpunkt der Achse
- einer – auch unter Widerstand oder Gewicht bekannten – Last
- einem – auch Kraft genannten – Aufwand

Die Knochen, Bänder, Sehnen und Muskeln des menschlichen Körpers bilden zusammen Hebel, um Bewegungen zu erzeugen. Das Gelenk ist der Angelpunkt, die Muskeln um das Gelenk wenden die Kraft auf, die den Hebel in Bewegung setzt und damit die Last bewegt.

Mit der Veränderung der Last oder des Angelpunkts verändert sich auch die Muskelkraft, die zum Bewegen der Last aufgewendet werden muss. Das heißt, wir können den Intensitätsgrad der Hebel verändern, was das Durchführen oder Halten bestimmter Bewegungen erschweren kann. Ein Beispiel hierfür fernab der menschlichen Anatomie ist die Wippe. Hier liegt der Angelpunkt in der Mitte des Brettes, daher hat dieses dieselbe Last (Schwerkraft) auf beiden Seiten und die Wippe bleibt parallel zum Boden. Wird der Angelpunkt jedoch z. B. nach links verschoben, ist die rechte Seite länger und damit die Last (Schwerkraft) auf dieser Seite größer. Die rechte Seite sinkt folglich tiefer zum Boden. Dieses einfache Beispiel zeigt, wie sich durch Verschieben des Angelpunkts auch die Hebelwirkung verändert.

Hebelklassen

Im menschlichen Körper gibt es drei Arten von Hebeln: Hebel erster, zweiter und dritter Klasse.

Hebel erster Klasse

Ein Hebel erster Klasse hat seinen Angelpunkt zwischen Last und Aufwand. Im menschlichen Körper gibt es nicht viele solcher Hebel erster Klasse, ein Beispiel ist das Gelenk zwischen Kopf und erstem Halswirbel. Die Last ist der Kopf, der Angelpunkt das Gelenk und die Muskelaktivität (Aufwand) kommt von den – am hinteren Schädel liegenden – Muskeln wie dem Trapezmuskel. Kontrahieren sich die oberen Trapezmuskeln verkürzend, arbeiten sie so gegen das Gewicht des Kopfes und die Schwerkraft an. Deshalb bewegt sich das Kinn von der Brust weg und der Kopf kippt nach hinten. Als Beispiel kann der Nach oben schauende Hund (S. 146) angeführt werden, bei dem das Kinn leicht angehoben wird.

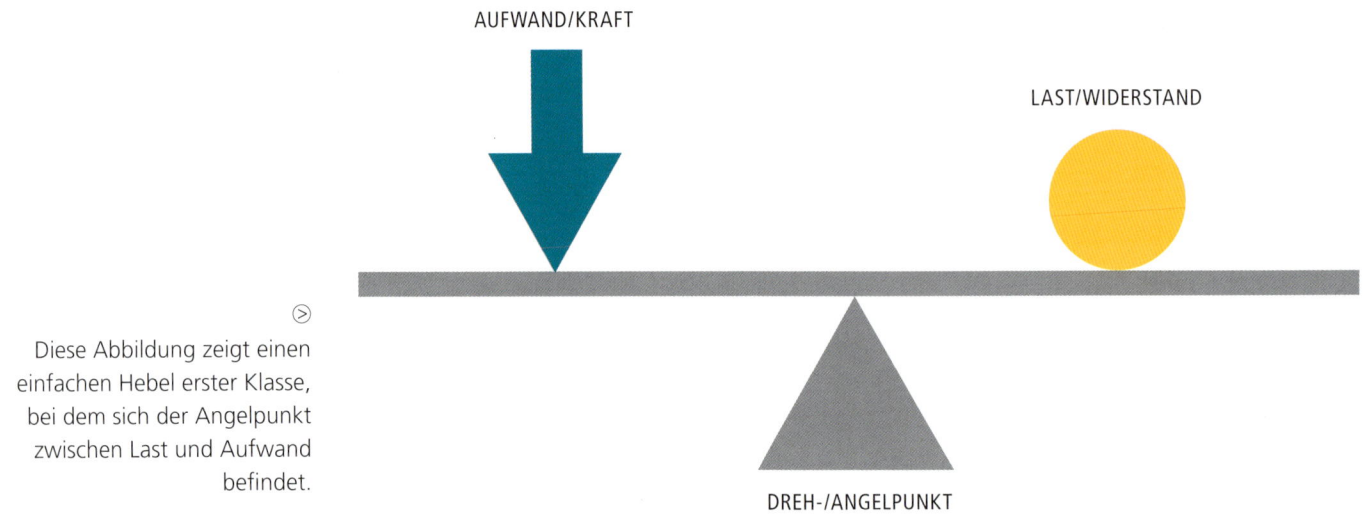

Diese Abbildung zeigt einen einfachen Hebel erster Klasse, bei dem sich der Angelpunkt zwischen Last und Aufwand befindet.

Hebel und Intensität 51

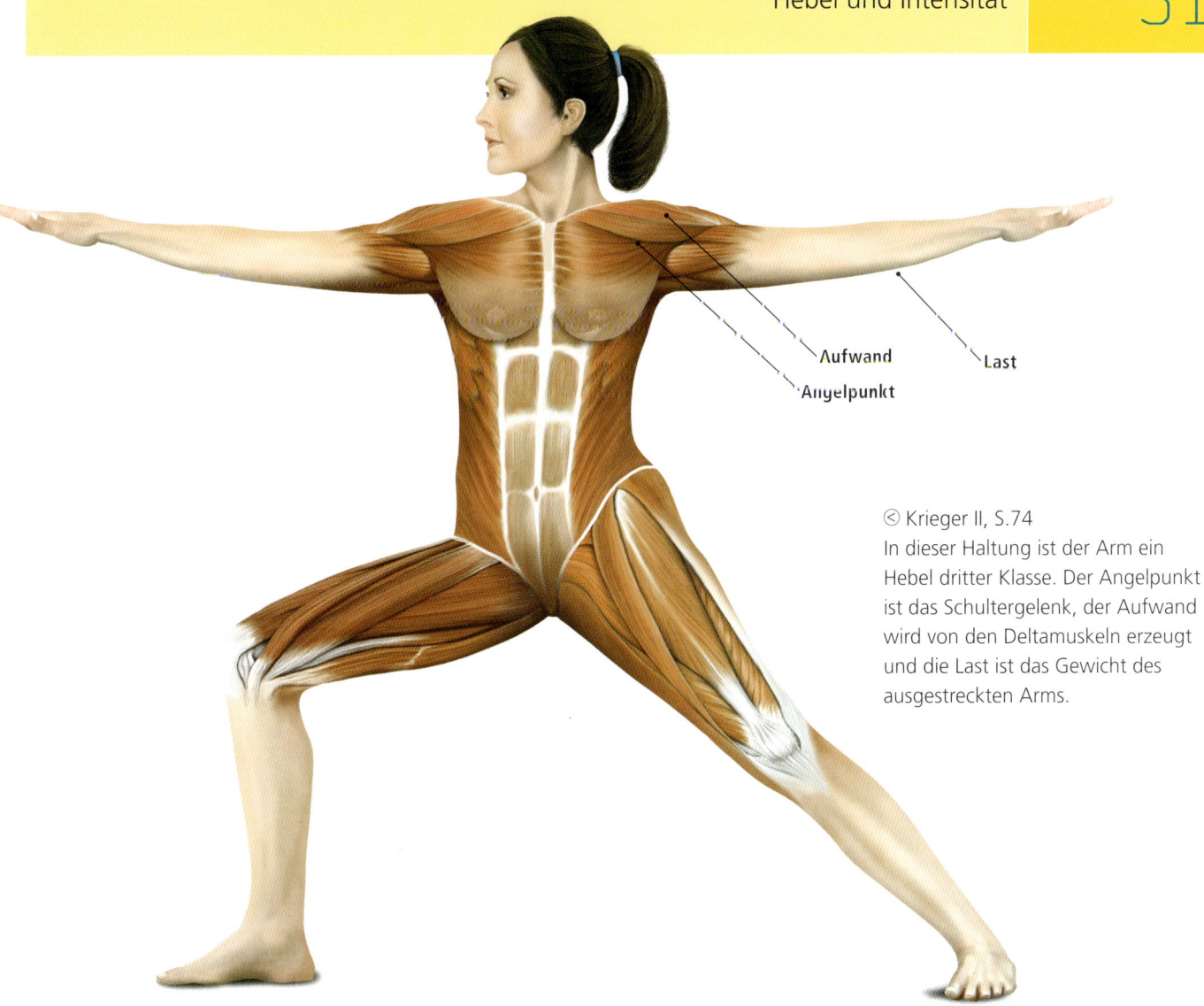

◎ Krieger II, S. 74
In dieser Haltung ist der Arm ein Hebel dritter Klasse. Der Angelpunkt ist das Schultergelenk, der Aufwand wird von den Deltamuskeln erzeugt und die Last ist das Gewicht des ausgestreckten Arms.

Hebel zweiter Klasse

Bei einem Hebel zweiter Klasse befindet sich die Last zwischen Angelpunkt und Aufwand. Liegestütz und Bretthaltung sind Beispiele hierfür. Die Knöchel sind die Angelpunkte, die Last die Schwerkraft, die in der Körpermitte am stärksten ist, und der Kraftaufwand wird hauptsächlich von den Deltamuskeln an den Schultern ausgeübt.

Hebel dritter Klasse

Bei den Hebeln dritter Klasse liegt der Aufwand zwischen Last und Angelpunkt. Beim Ausstrecken des Arms ist – wie beim Krieger II (S. 74) – der Angelpunkt das Schultergelenk. Da kein Gewicht gehalten wird, entsteht die Last allein durch die Schwerkraft. Die Deltamuskeln wenden die Kraft auf, um die Arme ausgestreckt zu halten.

Ein weiteres Beispiel ist Krieger III (S. 104). Hier wird die Wirbelsäule nach vorn gebeugt und der Angelpunkt ist das Kreuz-Darmbein-Gelenk am unteren Ende der Wirbelsäule. Durch die vollständige Streckung der Arme ist der Hebel lang, d. h. die Last (Schwerkraft) auf den Körper ist größer, als wenn die Hände in der Gebetshaltung vor der Brust wären. Die Muskeln, die die Wirbelsäule zwischen Angelpunkt (Kreuz-Darmbein-Gelenk) und Händen stützen, üben – kontrahierende – Kraft aus, um die Position der Wirbelsäule zu halten.

Modifikationen und Hilfsmittel

Yoga können im Grunde alle Menschen praktizieren – und zwar, da man keine besondere Ausrüstung dazu benötigt, fast überall. Es gibt allerdings eine Reihe von Hilfsmitteln, die dabei helfen können, den größten Nutzen aus den Yogaübungen zu ziehen. So werden auch für Personen mit eingeschränkter Beweglichkeit viele Asanas möglich. Im Laufe des Buches finden sich Vorschläge, wie man die jeweilige Asana – mit oder ohne Hilfsmittel – variieren kann.

Yogamatte
Eine rutschfeste Matte ist vor allem nützlich bei Standhaltungen, bei denen die Füße weit auseinander liegen und leicht wegrutschen können. Zudem kann sie als Polster bei Sitz- oder Liegehaltungen dienen. Ihr Gebrauch erleichtert auch das Bewusstsein für die eigene Position im Raum.

Yogablock
Yogablöcke werden oft in Sitzhaltungen verwendet, um die Hüfte anzuheben und den unteren Rücken neutral auszurichten. Verspannungen im unteren Rücken oder Verkürzungen der hinteren Oberschenkelmuskeln können sonst z. B. bei der Vorbeuge im Sitzen (S. 124) dazu führen, dass das Becken nach hinten kippt. Auf einem Yogablock sitzend fällt es leichter, das Becken aufzurichten und leicht nach vorn zu kippen, sodass das Gewicht direkt auf den Sitzknochen liegt und die Wirbelsäule gestreckt werden kann.

Yogaklotz
Auf einem Yogaklotz setzt man oft eine Hand auf, wenn sie den Boden nicht erreicht. Beim gedrehten Dreieck (S. 66) muss z. B. (bei der Rechtsdrehung) die linke Hand den Boden oder einen Klotz berühren, um die Stabilität zu halten. Man kann den Klotz aber auch als regelrechte Stütze einsetzen. Bei der Schulterbrücke (S. 168) wird durch einen unter das Kreuzbein gelegten Yogaklotz die untere Wirbelsäule gestützt, bei der Vorbeuge aus der Grätsche (S. 114) legt man ihn zur Entspannung des Nackens als Stütze unter den Kopf.

Yogagurt
Ein Yogagurt kann entweder dazu verwendet werden, die Muskeln noch weiter zu dehnen oder um den Körper zu halten. Will man in der Vorbeuge im Sitzen (S. 124) z. B. die Dehnung verstärken, kann man den Gurt um die Fußballen binden. Dadurch erhöht man den Widerstand und bringt das Sprunggelenk dazu, noch intensiver zu dehnen. Die hinteren Oberschenkel- und Wadenmuskeln werden ebenfalls stärker gedehnt. Schlingt man den Gurt dagegen im Schustersitz (S. 136) um unteren Rücken, Innenschenkel und Knöchel, können sich Beine und Hüfte – vom Gurt gestützt – entspannen.

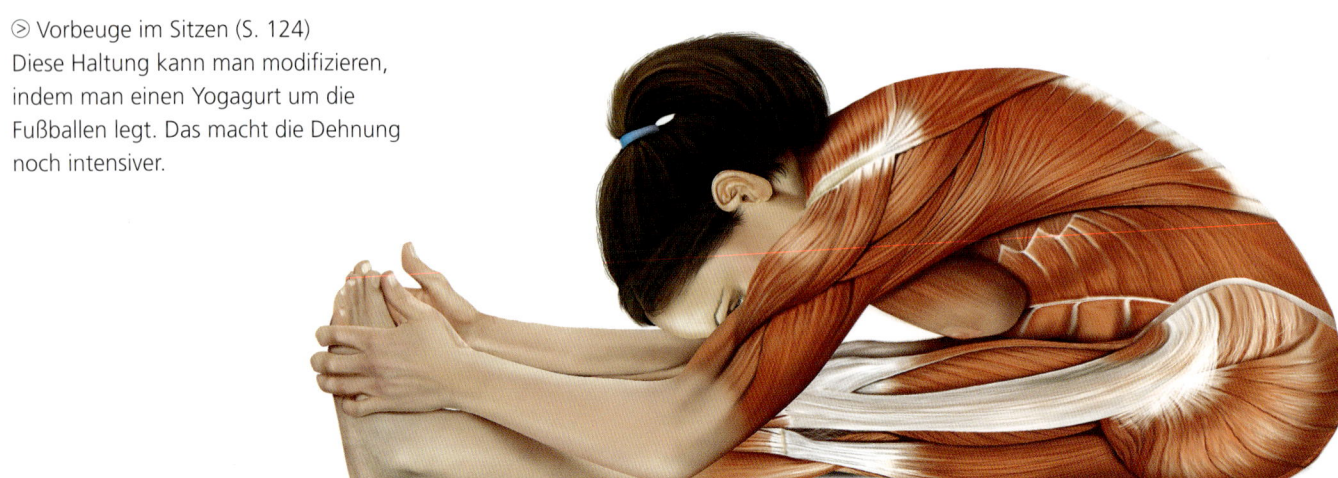

⊳ Vorbeuge im Sitzen (S. 124)
Diese Haltung kann man modifizieren, indem man einen Yogagurt um die Fußballen legt. Das macht die Dehnung noch intensiver.

Modifikationen und Hilfsmittel 53

Decke

Eine Decke kann als Polster verwendet werden, das man – wie beim Boot (S. 128) – unter das Becken oder – wie beim Schustersitz (S. 130) – unter Füße und Knöchel legt. Man kann damit aber auch den Körper in Entspannungsphasen zudecken und warm halten.

Wand

Eine Wand ist zwar eigentlich kein klassisches Yogahilfsmittel, kann aber das Erlernen von Haltungen erleichtern, bei denen man ein gutes Gleichgewicht braucht, wie beim Kopfstand (S. 180) oder Halbmond (S. 100). Die Wand stützt den Körper und hilft ihm, sich gut auszurichten. Auch Vorbeugen aus der Grätsche können mit den Händen an der Wand – statt auf dem Boden – und der Wirbelsäule parallel zum Boden geübt werden.

Stuhl

Ein Stuhl ist für Personen mit eingeschränkter Beweglichkeit nützlich. Ist z. B. das Setzen auf und Aufstehen vom Boden nicht möglich, kann eine Wirbelsäulendrehung auch auf einem Stuhl mit den Füßen auf dem Boden ausgeführt werden. Den Rumpf dreht man erst zu einer Seite – mit der linken Hand auf dem rechten Knie, der rechten Hand auf der Sitzfläche neben oder hinter der Hüfte – und wiederholt dies dann auf der anderen Seite.

ⓥ Yogamatten, -klötze und ein Yogagurt sind hier unten zu sehen. Yogaklötze, die man oft zum Abstützen der Hände verwendet, sind dicker als Yogablöcke, die man bei Sitzhaltungen unter die Hüften legen kann.

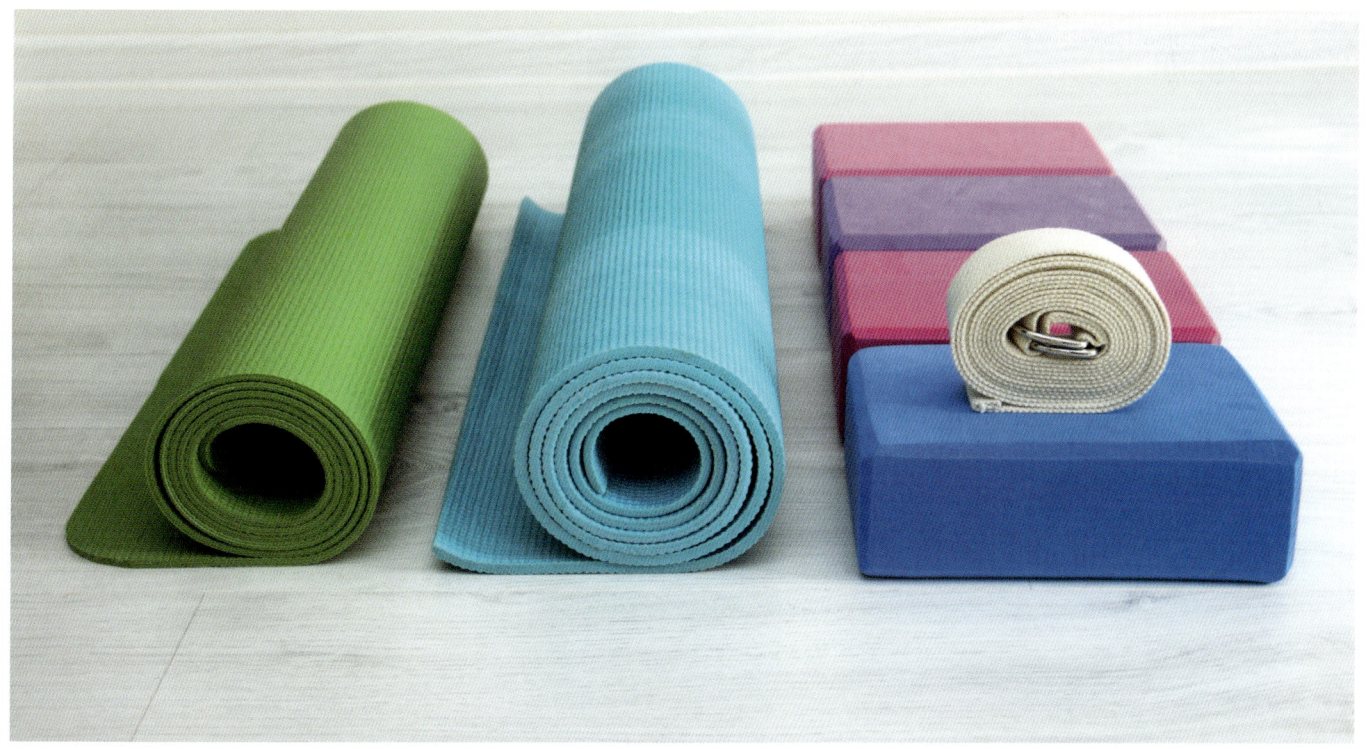

Ausgangshaltungen

In diesem Buch gibt es vier – im Folgenden beschriebene – Ausgangshaltungen. Die Beschreibung der meisten Asanas beginnt mit einer von diesen.

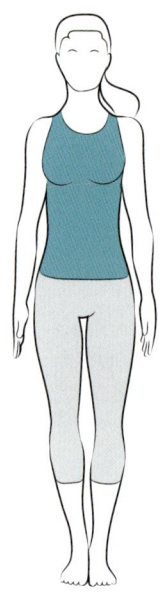

Berghaltung
Tadasana

Die Grundstellung aller Standhaltungen. Atmen Sie ruhig ein und stehen Sie gerade, die Arme neben dem Körper, die Füße zusammen. Heben Sie die Zehen an und spreizen Sie diese, das schafft eine solide Basis. Spannen Sie die Oberschenkelmuskeln an, sodass sich Ihre Kniescheiben leicht anheben, und ziehen Sie – für eine neutrale Ausrichtung von Becken und Lendenwirbelsäule – das Steißbein zum Boden. Heben Sie das Brustbein leicht an, ziehen Sie die Schlüsselbeine nach außen und die Schulterblätter nach unten. Machen Sie den Nacken lang, indem Sie den Scheitelpunkt des Kopfes zum Himmel strecken, das Kinn ist parallel zum Boden.

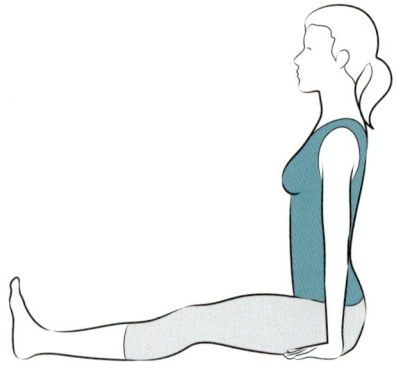

Stockhaltung
Dandasana

Beginnen Sie in einer Sitzhaltung, die Beine ausgestreckt vor dem Rumpf. Die Wirbelsäule ist senkrecht zum Boden und der Oberkörper wird vom Scheitel des Kopfes aus nach oben gestreckt. Die Handflächen stützen sich – rechts und links vom Körper auf Hüfthöhe – auf dem Boden auf, die Schultern werden nach hinten-unten gerollt. Die Beine sind zusammengepresst und die Zehenspitzen zeigen – in einer neutralen Position – nach oben. Die Bauchmuskeln sind zur Stützung der Wirbelsäule leicht angespannt und das Kinn ist parallel zum Boden.

Ausgangshaltungen 55

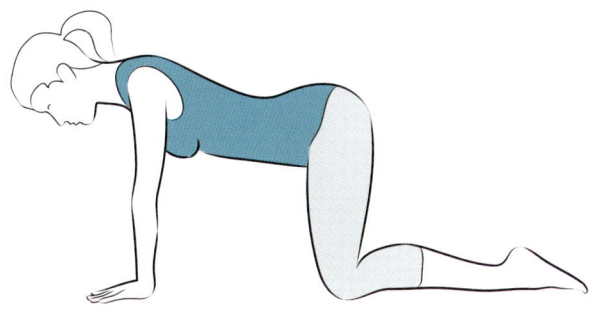

Vierfüßlerstand

Beginnen Sie auf den Händen und Knien, die Oberschenkel im rechten Winkel zum Rücken und die Arme senkrecht zum Boden. Vergewissern Sie sich, dass sich die Knie genau unterhalb der vorderen Hüften befinden und die Schultern mit Ellbogen und Handgelenken eine Linie bilden. Spreizen Sie Finger und Daumen. Die gesamte Wirbelsäule – auch der Nacken – ist parallel zum Boden. Die Augen sind auf den Boden gerichtet, der Scheitel zeigt direkt nach vorn.

Totenstellung
Savasana

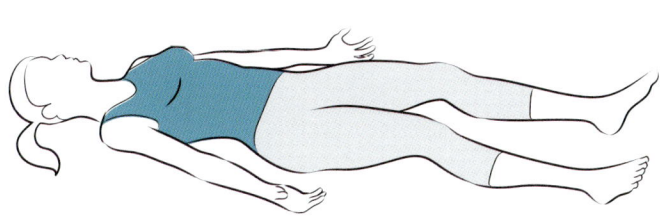

Diese Stellung mag als einfache Entspannungshaltung zwischen oder nach einer Asana gelten, sie erfordert aber beträchtliche Konzentration, die man durch regelmäßiges Praktizieren erlangt. Legen Sie sich auf den Rücken und strecken Sie die Beine aus. Die Füße sind hüftbreit auseinander und zeigen leicht nach außen, die Arme liegen – mit den Handflächen nach oben – in geringem Abstand neben dem Körper. Strecken Sie Ihren Körper und ziehen Sie die Schulterblätter leicht zusammen, sodass sich das Brustbein hebt. Atmen Sie tief und beobachten Sie langsam Ihren Atem. Wird diese Asana zur Endentspannung eingesetzt, bleiben Sie einige Minuten so liegen.

56

Standhaltungen

Die meisten Übungsreihen im Yoga beinhalten Standhaltungen. Oft machen sie sogar einen großen Teil einer ausgewogenen Hatha-Yoga-Praxis aus. Hauptsächlich liegt dies daran, dass sie sich hervorragend zum Aufwärmen der Muskeln, Bänder und Sehnen eignen und damit auf Asanas mit einer intensiveren Dehnung vorbereiten sowie das Verletzungsrisiko senken. Wirkungen auf lange Sicht sind mehr Kraft, Beweglichkeit und Stabilität, insbesondere der Knöchel, Hüften und Knie.

Anfängern ist zu raten, dass sie sich zunächst vor allem auf Standhaltungen konzentrieren. Das verbessert Beweglichkeit und Haltung der Wirbelsäule und schafft so eine gute physische Grundlage für den Übergang zu anspruchsvolleren Asanas.

Die Stuhlhaltung	58
Das Dreieck	62
Gedrehtes Dreieck	66
Krieger I	70
Krieger II	74
Gestreckte seitliche Winkelhaltung	78
Gedrehte seitliche Winkelhaltung	82

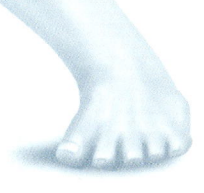

Die Stuhlhaltung

Utkatasana

Die auch ‚kraftvolle Haltung' genannte Stuhlhaltung ist eine intensive Asana, die das Sitzen auf einem Stuhl imitiert. Sie stärkt den ganzen Körper, besonders den Rücken, die Beine und alle wichtigen Gelenke. Zum Einnehmen der Haltung werden die Hüftbeuger kontrahiert und verkürzt, die Quadrizepse werden dagegen verlängert und kippen so das Becken leicht nach vorn. Die Muskulatur an Schultern und oberem Rücken hebt die Arme und zieht die Schulterblätter nach unten. Die großen Muskelgruppen des Rückens helfen dabei, Arme und Wirbelsäule gestreckt zu halten.

Durch die Hockhaltung werden Schultern, Hüften, Knie und Knöchel gestärkt. Daher ist die Stuhlhaltung für alle geeignet, die vor einer anspruchsvolleren Standhaltung erst Kraft aufbauen wollen. Aber auch für die Genesung nach Knie- oder Knöchelverletzungen ist die Übung gut geeignet, fördert sie doch die Stabilität besagter Gelenke. Da bei der Stuhlhaltung mehrere Muskeln gleichzeitig beansprucht werden, erhöht sich die Herzfrequenz, was auch Durchblutung und Kondition verbessert.

Schwierigkeit:

Anfänger

Wirkung:

Die Asana stärkt alle wichtigen Gelenke einschließlich Schultern, Hüften, Knie und Knöchel und verbessert zudem die Kondition sowie die Ausdauer der Muskeln.

Vorsicht:

Yogapraktizierende mit Verletzungen am unteren Rücken oder hohem Blutdruck sollten die Übung vorsichtig ausführen.

⊕ Modifikationen und Hilfsmittel:

Beugen Sie, um die Intensität der Haltung zu senken, die Knie weniger stark und halten Sie, statt die Arme nach oben zu strecken, die Hände in Gebetshaltung vor der Brust.

Bei Gleichgewichtsproblemen können Sie die Füße hüftbreit auseinanderstellen. Achten Sie aber darauf, dass Knie und Knöchel auf einer Linie sind.

⊘ Versuchen Sie:

Drücken Sie das Becken beim Beugen der Knie nach unten, halten Sie die Lendenwirbelsäule in neutraler Position und verteilen Sie das Gewicht gleichmäßig auf die Füße.

Pressen Sie die Beine zusammen, dies erzeugt ein Gefühl der Stärke im Unterkörper.

Ziehen Sie – für mehr Weite zwischen den Schultern – diese vom Kopf weg nach unten.

⊗ Vermeiden Sie:

Machen Sie den Rücken auf gar keinen Fall rund, auch kein Hohlkreuz im Lendenwirbelbereich. Ziehen Sie das Steißbein stattdessen Richtung Boden.

Wölbt sich die Wirbelsäule beim Anheben der Arme dennoch nach innen, nehmen Sie die Arme etwas weiter als schulterbreit auseinander. Dies unterstützt eine neutrale Ausrichtung der Wirbelsäule.

Die Stuhlhaltung

So geht's – Schritt für Schritt:

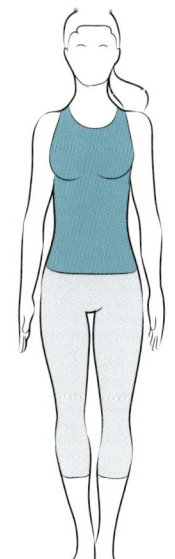

Schritt 1

Beginnen Sie in der Berghaltung (S. 54).

Schritt 2

Drücken Sie Füße und Beine zusammen und atmen Sie aus, während Sie die Knie beugen und in die Hocke gehen. Spreizen Sie alle zehn Zehen. Die Fersen bleiben dabei auf dem Boden und das Gewicht ist gleichmäßig auf beide Füße verteilt. Das Kinn ist parallel zum Boden, die Arme hängen seitlich am Körper.

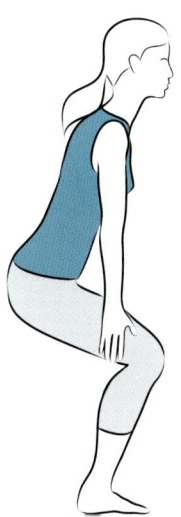

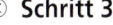 Schritt 3

Führen Sie die Arme beim Einatmen schulterbreit nach oben bis auf Ohrenhöhe. Finger und Daumen jeder Hand liegen beieinander, sind also nicht gespreizt. Ziehen Sie anschließend – für mehr Raum zwischen den oberen Schultern – die Schulterblätter vom Kopf weg nach unten. Ziehen Sie das Steißbein nach unten, um die Lendenwirbelgegend zu strecken, und spannen Sie – zur Unterstützung des unteren Rückens – die unteren Bauchmuskeln an. Heben Sie Brustbein und Kinn etwas an, dies schafft ein aufrichtendes Gefühl im Oberkörper, und atmen Sie ruhig weiter.

Standhaltungen

Die Stuhlhaltung

Utkatasana

Bei der Stuhlhaltung arbeiten viele Muskelgruppen zusammen: konzentrisch, exzentrisch und stabilisierend. Der gerade Oberschenkel- und der Lenden-Darmbein-Muskel kontrahieren konzentrisch und stabilisieren damit das Becken. Rückenstrecker und quadratischer Lendenmuskel werden exzentrisch verlängert und ermöglichen so das Beugen der Wirbelsäule, bevor sie diese gestreckt fixieren. Die Knie sind teilweise gebeugt, was die hinteren Oberschenkel verkürzt. Die Deltamuskeln fixieren die Arme über dem Kopf, die Trizepse halten die Ellbogen gestreckt. Die Dorsalflexion der Füße entsteht durch konzentrisches Verkürzen der vorderen Schienbein- und zweiköpfigen Wadenmuskeln und exzentrisches Kontrahieren der Schollenmuskeln. Die Bauchmuskeln – besonders der gerade und der querverlaufende – stabilisieren den Rumpf.

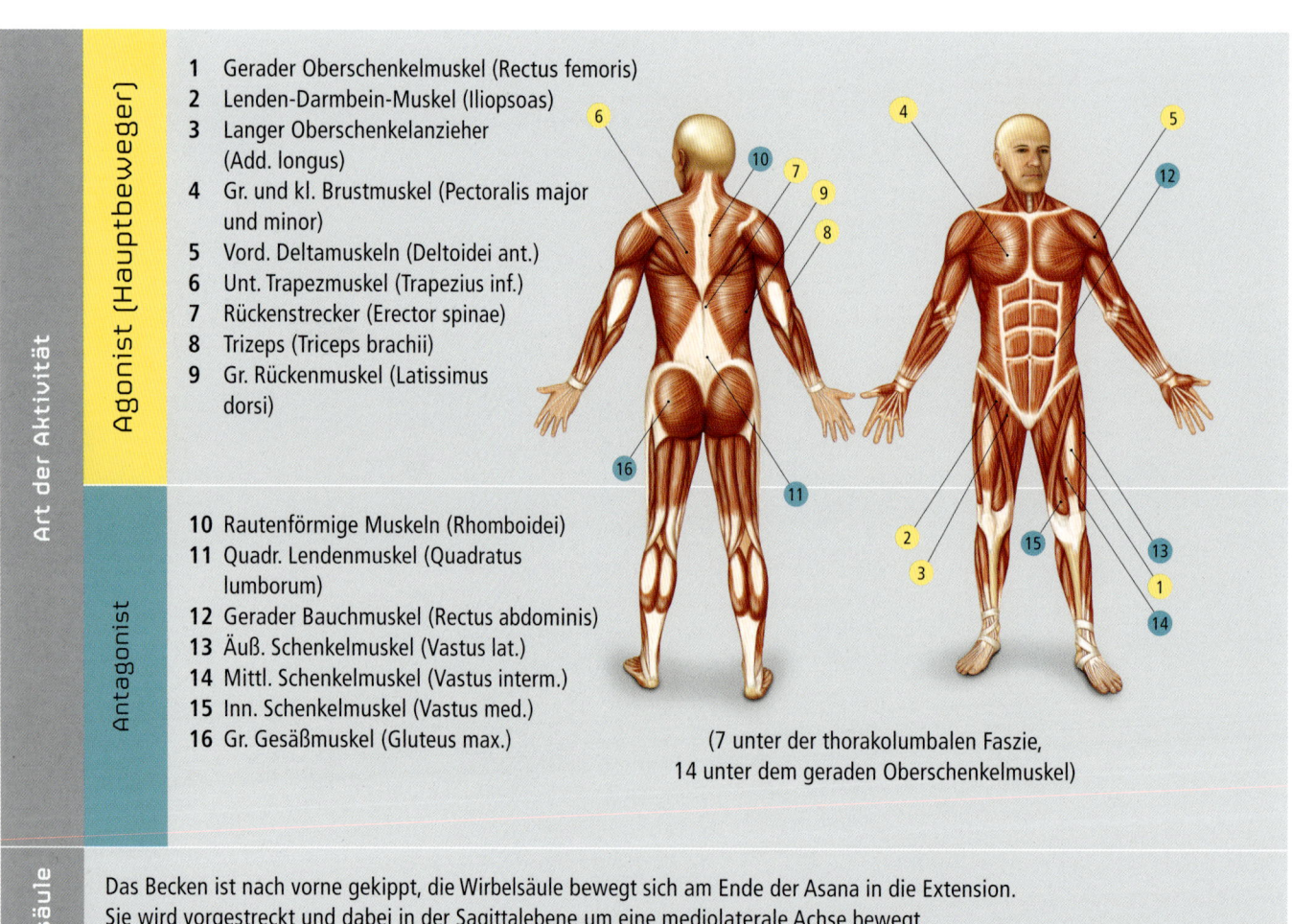

Art der Aktivität

Agonist (Hauptbeweger)

1. Gerader Oberschenkelmuskel (Rectus femoris)
2. Lenden-Darmbein-Muskel (Iliopsoas)
3. Langer Oberschenkelanzieher (Add. longus)
4. Gr. und kl. Brustmuskel (Pectoralis major und minor)
5. Vord. Deltamuskeln (Deltoidei ant.)
6. Unt. Trapezmuskel (Trapezius inf.)
7. Rückenstrecker (Erector spinae)
8. Trizeps (Triceps brachii)
9. Gr. Rückenmuskel (Latissimus dorsi)

Antagonist

10. Rautenförmige Muskeln (Rhomboidei)
11. Quadr. Lendenmuskel (Quadratus lumborum)
12. Gerader Bauchmuskel (Rectus abdominis)
13. Äuß. Schenkelmuskel (Vastus lat.)
14. Mittl. Schenkelmuskel (Vastus interm.)
15. Inn. Schenkelmuskel (Vastus med.)
16. Gr. Gesäßmuskel (Gluteus max.)

(7 unter der thorakolumbalen Faszie, 14 unter dem geraden Oberschenkelmuskel)

Wirbelsäule

Das Becken ist nach vorne gekippt, die Wirbelsäule bewegt sich am Ende der Asana in die Extension. Sie wird vorgestreckt und dabei in der Sagittalebene um eine mediolaterale Achse bewegt.

Die Stuhlhaltung 61

Anatomie der Haltung

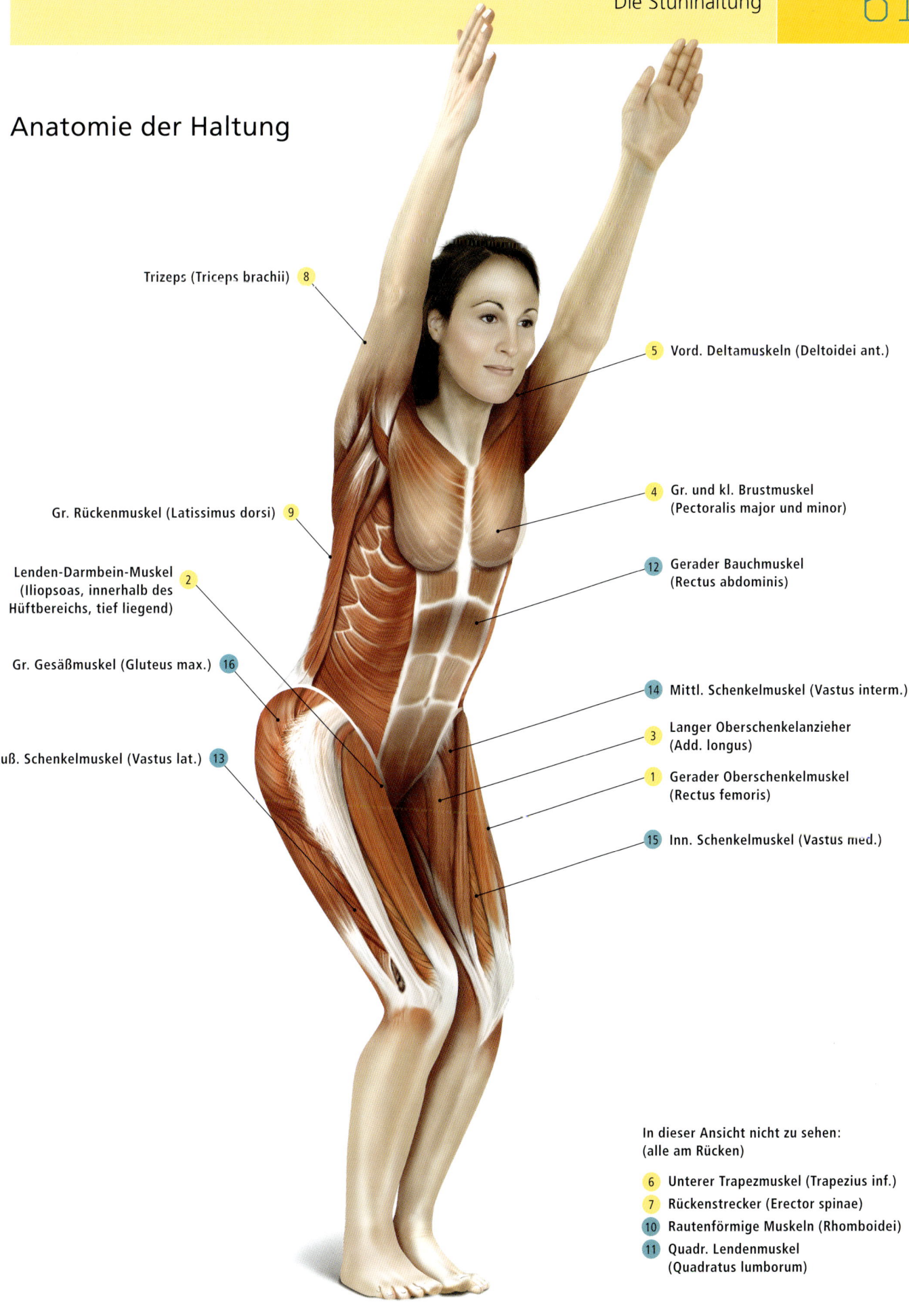

Trizeps (Triceps brachii) 8

Gr. Rückenmuskel (Latissimus dorsi) 9

Lenden-Darmbein-Muskel (Iliopsoas, innerhalb des Hüftbereichs, tief liegend) 2

Gr. Gesäßmuskel (Gluteus max.) 16

Äuß. Schenkelmuskel (Vastus lat.) 13

5 Vord. Deltamuskeln (Deltoidei ant.)

4 Gr. und kl. Brustmuskel (Pectoralis major und minor)

12 Gerader Bauchmuskel (Rectus abdominis)

14 Mittl. Schenkelmuskel (Vastus interm.)

3 Langer Oberschenkelanzieher (Add. longus)

1 Gerader Oberschenkelmuskel (Rectus femoris)

15 Inn. Schenkelmuskel (Vastus med.)

In dieser Ansicht nicht zu sehen:
(alle am Rücken)

6 Unterer Trapezmuskel (Trapezius inf.)
7 Rückenstrecker (Erector spinae)
10 Rautenförmige Muskeln (Rhomboidei)
11 Quadr. Lendenmuskel (Quadratus lumborum)

Das Dreieck

Trikonasana

Das Dreieck ist eine Grundhaltung, die gewöhnlich in allen Yogastilen praktiziert wird. Sie dehnt alle wichtigen Gelenke einschließlich Wirbelsäule, Schultern und Hüften. Die Wirbelsäule ist tief zur Seite geneigt, die Beine stehen weit auseinander, sodass der Körper mehrere Dreiecke aus starken, geraden Linien bildet. Dadurch werden die hinteren Oberschenkelmuskeln beider Beine sowie mehrere große Muskelgruppen am inneren Oberschenkel des vorderen Beins und am äußeren Oberschenkel des hinteren Beins intensiv gedehnt. Das Gewicht des Oberkörpers liegt größtenteils auf dem vorderen Bein. Hinteres Bein und Fuß sowie untere Rückenmuskeln müssen hart arbeiten, um das Gleichgewicht zu halten. Durch die tiefe Beugung der Wirbelsäule wird die schräge Bauchmuskulatur auf der rechten Rumpfseite verkürzt und auf der linken Seite verlängert. Das stärkt allgemein den Kernbereich des Körpers. Die Arme werden – in entgegengesetzter Richtung – vom Oberkörper abgespreizt. Die rechte Hand stützt sich hinter der Mitte des Unterschenkels leicht auf dem Boden ab.

Schwierigkeit:

Anfänger

Wirkung:

Diese Asana dehnt und stärkt die Beine, wobei vor allem Knie, Knöchel, Hüften, Leisten und hintere Oberschenkel trainiert werden. Zudem weitet sie Schultern und Brust.

Durch Mobilisierung der Wirbelsäule und Dehnung der umliegenden Muskeln kann das Dreieck zur Linderung von Rückenschmerzen beitragen.

Vorsicht:

Wegen der Seitbeuge der Lendenwirbelsäule sollten Personen mit Verletzungen oder Problemen am unteren Rücken diese Asana vorsichtig ausüben.

Bei Nackenverletzungen oder Leistenzerrungen sollte sie modifiziert werden.

⊕ Modifikationen und Hilfsmittel:

Beugen Sie bei Rückenverletzungen das rechte Knie leicht und/oder lassen Sie die linke Hand hinter dem unteren Rücken, sodass der Handrücken die Lendengegend berührt.

Lassen Sie das Kinn bei Nackenverletzungen am Brustbein (statt nach oben zu sehen).

⊘ Versuchen Sie:

Drücken Sie für ein gleichmäßiges Trainieren beider Beine die Füße fest auf den Boden.

Spannen Sie – zur Stützung der Lendenwirbelsäule – besonders beim Einnehmen und Lösen der Haltung die Bauchmuskeln an.

Schieben Sie linke Schulter und Hüfte leicht nach hinten, sodass die linke Schulter über der rechten liegt und die Brust weit ist.

Vermeiden Sie:

Strecken Sie die Wirbelsäule vom Steißbein zum Scheitel. Lassen Sie die Wirbelsäule nicht tiefer als parallel zum Oberkörper absinken, dadurch würden Sie Länge im Oberkörper einbüßen.

Stellen Sie sich vor und hinter sich eine Wand vor. Schultern und Hüften dürfen diese imaginären Wände nicht berühren.

Das Dreieck

So geht's – Schritt für Schritt:

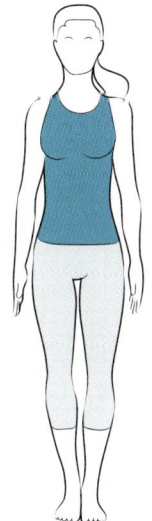

⌃ Schritt 1

Beginnen Sie in der Berghaltung (S. 54).

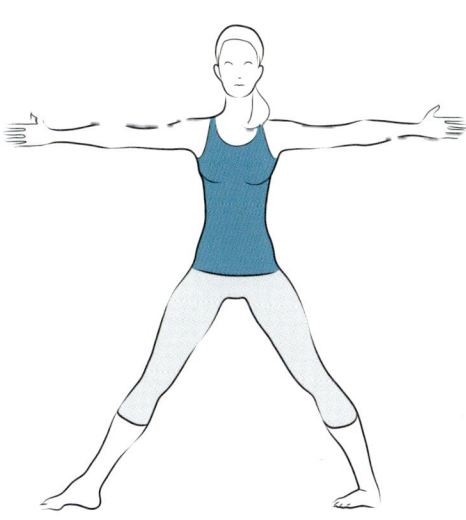

⌃ Schritt 2

Machen Sie eine ca. 1,5 m große Grätsche und spreizen Sie die Arme – parallel zum Boden – ab. Strecken Sie sie bis in die Fingerspitzen, drücken Sie dabei die Schultern nach unten. Achten Sie darauf, dass Füße und Handgelenke auf einer Linie liegen. Drehen Sie die linken Zehen um 45° nach innen und den rechten Fuß um 90° nach außen. Die Fersen liegen auf einer Linie.

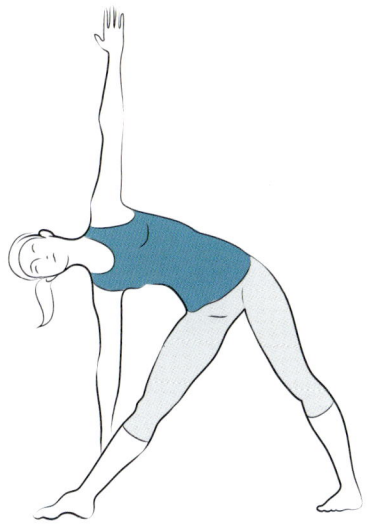

⌃ Schritt 3

Ziehen Sie die Wirbelsäule nach oben und neigen Sie sie – mit noch zum Boden parallelen Armen – so zur Seite, dass mittlerer und oberer Rumpf parallel zum Boden sind. Die Arme kommen nun in die Senkrechte, wobei die rechte Hand sich hinter der Mitte des Schienbeins leicht auf dem Boden abstützt. Strecken Sie den linken Arm gerade nach oben.

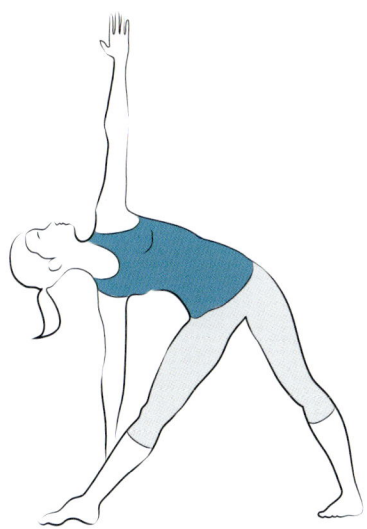

⌃ Schritt 4

Schieben Sie die linke Schulter und Hüfte leicht nach hinten und die rechte Hüfte etwas nach unten. Dies verstärkt die Dehnung an der linken Rumpfseite. Drehen Sie den Nacken so, dass Sie auf die linke Hand blicken.

Standhaltungen

Das Dreieck

Trikonasana

Für diese tiefe Seitbeuge der Wirbelsäule müssen der Lenden-Darmbein-, der kleine Gesäß-, der birnenförmige Muskel und der viereckige Schenkelmuskel des rechten Beins den Oberschenkel auswärts drehen. Das schafft Raum im rechten Hüftgelenk, damit das rechte Darmbein zur Seite kippen kann. Erst dann können die hinteren Oberschenkelmuskeln, Adduktoren und Abduktoren verlängert und die Beine von den großen Gesäßmuskeln, Hüftbeugern und Quadrizepsen gestreckt werden. Diese Länge der linken Seite wird durch exzentrische Kontraktion des mittleren Gesäßmuskels und langen Wadenbeinmuskels noch verstärkt, wenn der äußere linke Fuß fest auf den Boden drückt. Die schrägen Bauchmuskeln werden links exzentrisch verlängert und rechts konzentrisch kontrahiert. Die mittleren Deltamuskeln spreizen die Arme von der Körpermitte ab, während die Trizepse die Ellbogen strecken. Die Schulterblätter bewegen sich zur Wirbelsäule, der untere Trapezmuskel zieht sie vom Kopf weg. Der große Kopfwender dreht den Nacken nach außen.

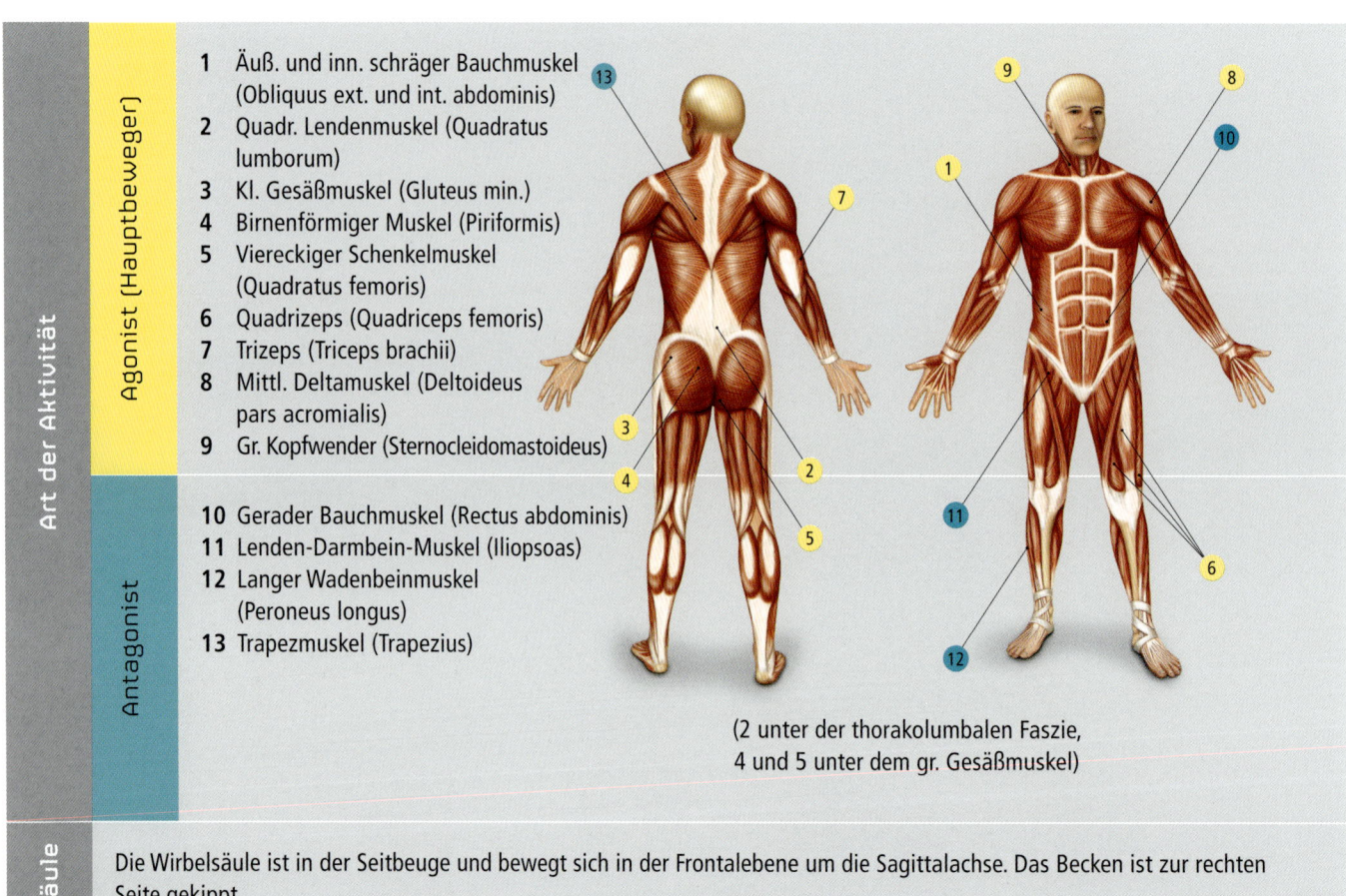

Art der Aktivität

Agonist (Hauptbeweger)
1 Äuß. und inn. schräger Bauchmuskel (Obliquus ext. und int. abdominis)
2 Quadr. Lendenmuskel (Quadratus lumborum)
3 Kl. Gesäßmuskel (Gluteus min.)
4 Birnenförmiger Muskel (Piriformis)
5 Viereckiger Schenkelmuskel (Quadratus femoris)
6 Quadrizeps (Quadriceps femoris)
7 Trizeps (Triceps brachii)
8 Mittl. Deltamuskel (Deltoideus pars acromialis)
9 Gr. Kopfwender (Sternocleidomastoideus)

Antagonist
10 Gerader Bauchmuskel (Rectus abdominis)
11 Lenden-Darmbein-Muskel (Iliopsoas)
12 Langer Wadenbeinmuskel (Peroneus longus)
13 Trapezmuskel (Trapezius)

(2 unter der thorakolumbalen Faszie, 4 und 5 unter dem gr. Gesäßmuskel)

Wirbelsäule
Die Wirbelsäule ist in der Seitbeuge und bewegt sich in der Frontalebene um die Sagittalachse. Das Becken ist zur rechten Seite gekippt.

Das Dreieck 65

Anatomie der Haltung

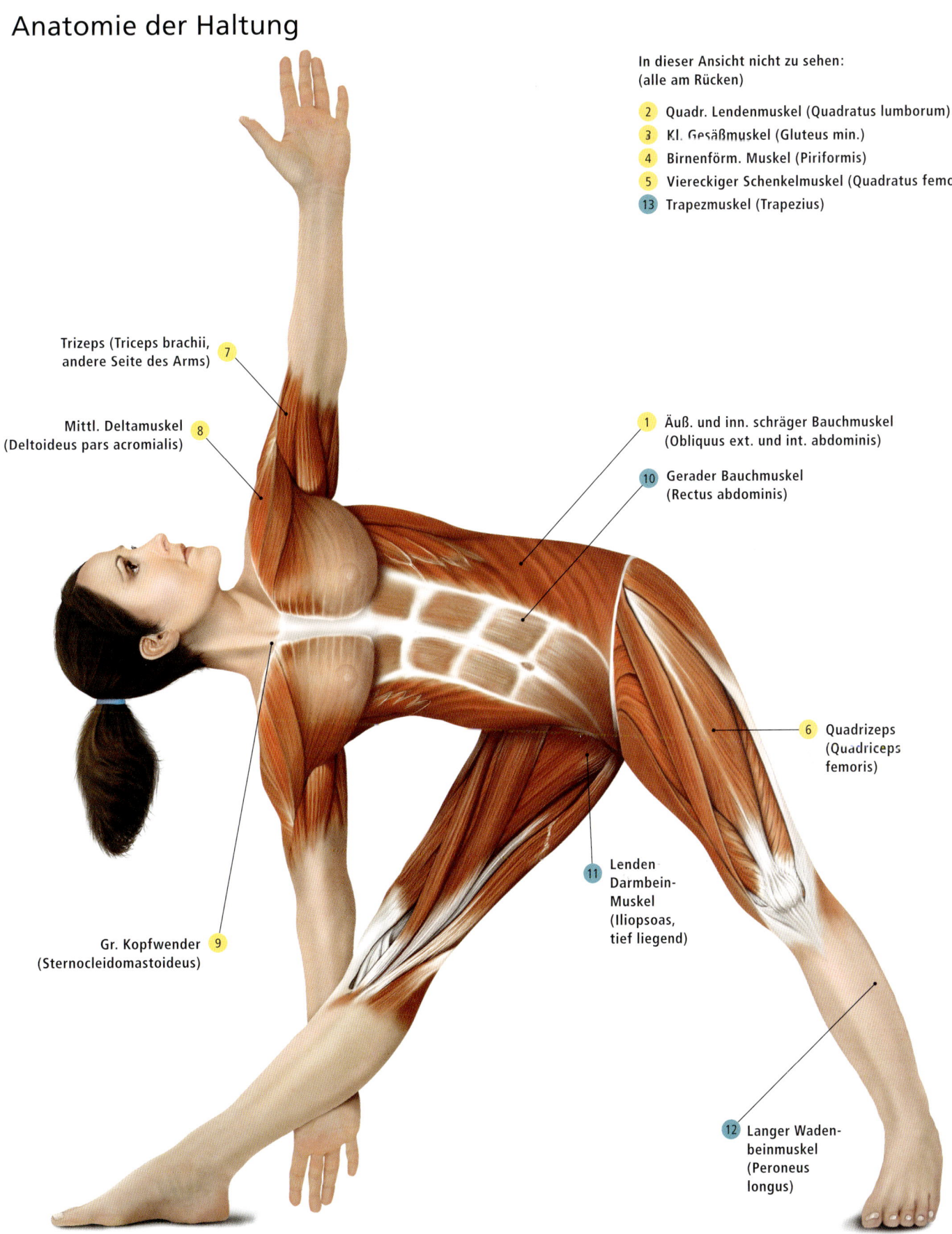

In dieser Ansicht nicht zu sehen:
(alle am Rücken)

- ② Quadr. Lendenmuskel (Quadratus lumborum)
- ③ Kl. Gesäßmuskel (Gluteus min.)
- ④ Birnenförm. Muskel (Piriformis)
- ⑤ Viereckiger Schenkelmuskel (Quadratus femoris)
- ⑬ Trapezmuskel (Trapezius)

Trizeps (Triceps brachii, andere Seite des Arms) ⑦

Mittl. Deltamuskel (Deltoideus pars acromialis) ⑧

① Äuß. und inn. schräger Bauchmuskel (Obliquus ext. und int. abdominis)

⑩ Gerader Bauchmuskel (Rectus abdominis)

⑥ Quadrizeps (Quadriceps femoris)

⑪ Lenden-Darmbein-Muskel (Iliopsoas, tief liegend)

Gr. Kopfwender ⑨ (Sternocleidomastoideus)

⑫ Langer Wadenbeinmuskel (Peroneus longus)

Gedrehtes Dreieck

Parivrtta Trikonasana

Diese komplexe Asana macht alle wichtigen Gelenke, besonders die Hüften, beweglicher und stabiler. Zudem trainieren die Rumpfmuskeln die Wirbelsäule weiter zu drehen. Sehr effektiv ist sie auch für eine bessere Haltung, einen ausgeglichenen Energiehaushalts und die Stimulation der inneren Organe, besonders des Verdauungsapparats. Gleichgewicht und räumliche Wahrnehmung werden ebenfalls gefördert. Der Unterkörper muss ein starkes Fundament bilden. Die Quadrizepse werden trainiert und die hinteren Oberschenkelmuskeln gedehnt, damit die Wirbelsäule nach vorn gebeugt und frei hin- und hergedreht werden kann. Die großen Muskelgruppen am Rücken wie der große Rückenmuskel und die schräge Bauchmuskulatur sorgen für Stabilität.

Die Wirbelsäule ist in einer gedrehten Vorbeuge. Obwohl dies im Allgemeinen sehr förderlich ist, kann es zu Verletzungen der Wirbelsäule kommen, wenn der Praktizierende über seinen natürlichen Bewegungsradius hinausgeht. Damit sich die Muskeln langsam dehnen und entspannen können, sollte man daher bei dieser Asana vorsichtig vorgehen.

Schwierigkeit:

Mittel

Wirkung:

Hüften, hintere Oberschenkel- und Wadenmuskeln werden gedehnt und gestärkt, die Atmung – durch Öffnen von Schultern und Brust – verbessert. Schmerzen im unteren Rücken werden gelindert, Gleichgewicht und Stabilität des ganzen Körpers verbessert.

Vorsicht:

Personen mit Verletzungen bzw. Problemen am unteren Rücken sollten diese Asana vorsichtig ausüben. Bei Nackenverletzungen, Leistenzerrungen oder niedrigem Blutdruck sollte man das gedrehte Dreieck modifizieren.

⊕ Modifikationen und Hilfsmittel:

Erreicht die Hand nicht bequem den Boden, kann ein Yogablock als Stütze benutzt werden. Dadurch wird die Länge auf beiden Seiten des Rumpfes bewahrt, das Dehnen der Wirbelsäule unterstützt.

Um Nackenverletzungen zu vermeiden, sollten Sie, wenn sich der Rumpf nicht ganz nach rechts dreht, das Kinn am Brustbein halten. Ist keine korrekte Ausrichtung des Beckens möglich, kann man die Füße leicht diagonal stellen.

⊙ Versuchen Sie:

Senken Sie die Wirbelsäule, bis sie parallel zum Boden ist, und dehnen Sie sie bis zum Scheitel. Dies schafft Raum in der Wirbelsäule und verbessert die Atmung.

Drücken Sie – für mehr Gleichgewicht und Stabilität des Unterkörpers – die Außenkante des linken Fußes nach unten und spannen Sie die Quadrizepse beider Beine fest an.

Drehen Sie den Oberkörper langsam und schieben Sie dabei – zum Weiten der Hüften – die rechte Hüfte etwas nach hinten.

⊗ Vermeiden Sie:

Stützen Sie sich mit der linken Hand nur leicht ab. Achten Sie darauf, dass die Muskeln um die Taille die Lendengegend stützen.

Die rechte Schulter sollte nicht nach vorn fallen. Ziehen Sie sie vielmehr nach hinten, sodass sie mit der linken auf einer Linie liegt. Dies öffnet Brust- und Nackenbereich.

Gedrehtes Dreieck 67

So geht's – Schritt für Schritt:

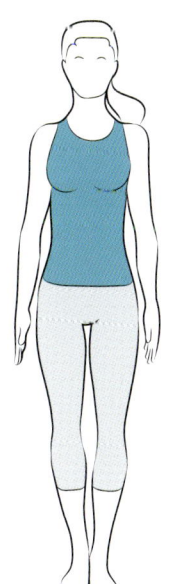

◁ Schritt 1

Beginnen Sie in der Berghaltung (S. 54).

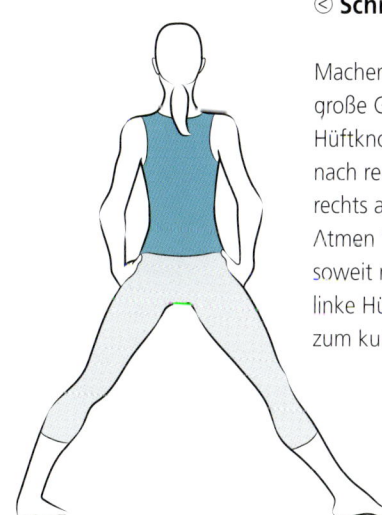

◁ Schritt 2

Machen Sie beim Ausatmen eine etwa 1 m große Grätsche und legen Sie die Hände auf die Hüftknochen. Drehen Sie den linken Fuß um 45° nach rechts innen, den rechten Fuß um 90° nach rechts außen. Die Fersen liegen auf einer Linie. Atmen Sie ruhig, während Sie Rumpf und Becken soweit nach rechts drehen, dass der rechte und linke Hüftknochen auf einer Linie liegen, parallel zum kurzen Mattenrand.

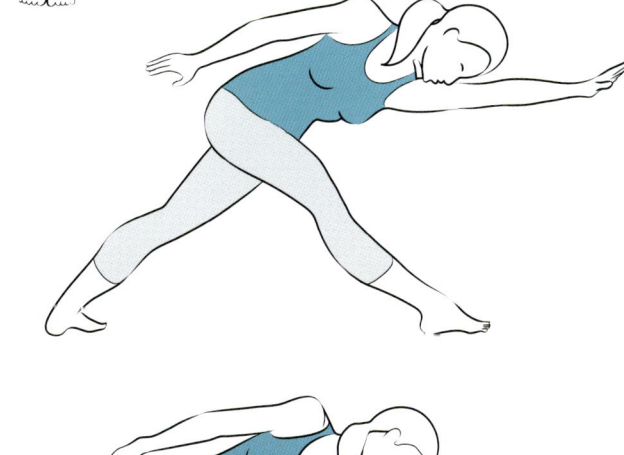

◁ Schritt 3

Legen Sie die rechte Hand auf den unteren Rücken, strecken Sie den linken Arm nach oben. Drücken Sie die Füße nach unten und spannen Sie die Oberschenkelmuskeln an. Ziehen Sie beim Einatmen die Wirbelsäule nach oben, strecken Sie sie und den linken Arm beim Ausatmen nach vorn, bis beide parallel zum Boden sind.

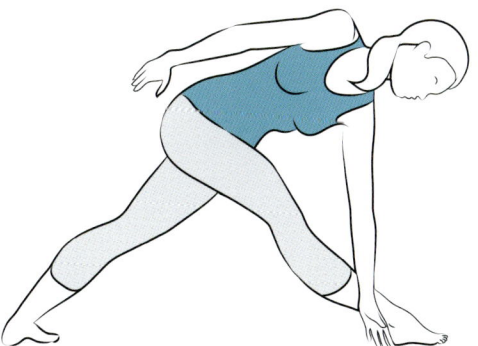

Schritt 4 ◬

Atmen Sie ein, strecken Sie die linke Hand zum Boden, zur Außenseite des rechten Fußes. Drücken Sie fest mit der Außenkante des hinteren Fußes auf den Boden. Atmen Sie aus, drehen Sie dabei den Rumpf auf Nabelhöhe so, dass die rechte Schulter über der linken ist. Der Nacken ist parallel zum Boden.

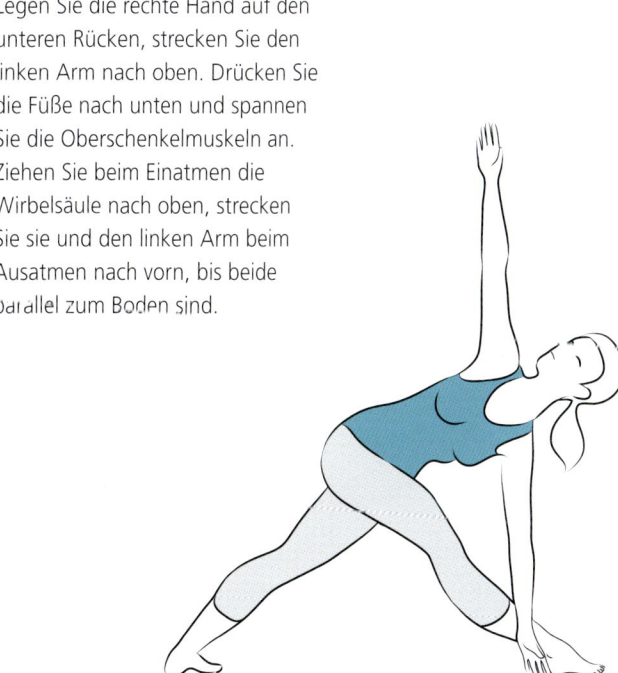

◬ Schritt 5

Atmen Sie tief weiter, schieben Sie die rechte Seite des Hüftknochens etwas nach hinten und strecken Sie den rechten Arm mit der Handfläche nach außen Richtung Decke. Rechter und linker Arm bilden eine Linie. Lassen Sie den Nacken lang und sehen Sie zur rechten Hand.

Gedrehtes Dreieck

Parivrtta Trikonasana

Um die Wirbelsäule auf dem Weg in die Asana vorzubeugen, muss das Becken nach vorn kippen. Dies erfolgt durch konzentrisches Verkürzen der Hüftbeuger, wobei der Lenden-Darmbein-Muskel das Becken stabilisiert. Rechts werden die hinteren Oberschenkelmuskeln, links der zweiköpfige Waden- und der Schollenmuskel exzentrisch verlängert. Der quadratische Lendenmuskel stützt die Lendengegend beim Vorbeugen, die Wirbelsäule dreht sich durch Aktivierung der inneren und äußeren schrägen Bauchmuskeln. Der hintere Fuß wird – durch Verlängern des langen Wadenbeinmuskels – auf den Boden gepresst. Dadurch werden die rechte und linke Seite des Beckens auf eine Höhe gebracht und sind nun parallel zum Boden. Die Deltamuskeln spreizen die Arme ab, während die Trizepse sie im Ellbogen strecken. Der untere Trapezmuskel zieht die Schulterblätter vom Kopf weg nach unten, sodass sich der Kopf freier bewegen lässt. Der große Kopfwender dreht den Nacken nach außen.

Art der Aktivität		
Agonist (Hauptbeweger)	1	Äuß. und inn. schräger Bauchmuskel (Obliquus ext. und int. abdominis)
	2	Gr. Kopfwender (Sternocleidomastoideus)
	3	Schenkelbeuger (Biceps femoris)
	4	Gr. und kl. Gesäßmuskel (Gluteus max. und min.)
	5	Trizeps (Triceps brachii)
	6	Deltamuskeln (Deltoidei)
	7	Lenden-Darmbein-Muskel (Iliopsoas)
Antagonist	8	Adduktoren
	9	Trapezmuskel (Trapezius)
	10	Langer Wadenbeinmuskel (Peroneus longus)
	11	Quadr. Lendenmuskel (Quadratus lumborum)
	12	Gr. Rückenmuskel (Latissimus dorsi)

(11 und 12 unter der thorakolumbalen Faszie)

Wirbelsäule: Die Wirbelsäule ist vorgebeugt und gedreht. Sie wird zunächst in der Sagittalebene um die Frontalachse bewegt, bevor sie in der Transversalebene gedreht wird. Das Becken ist nach vorne gekippt.

Gedrehtes Dreieck 69

Anatomie der Haltung

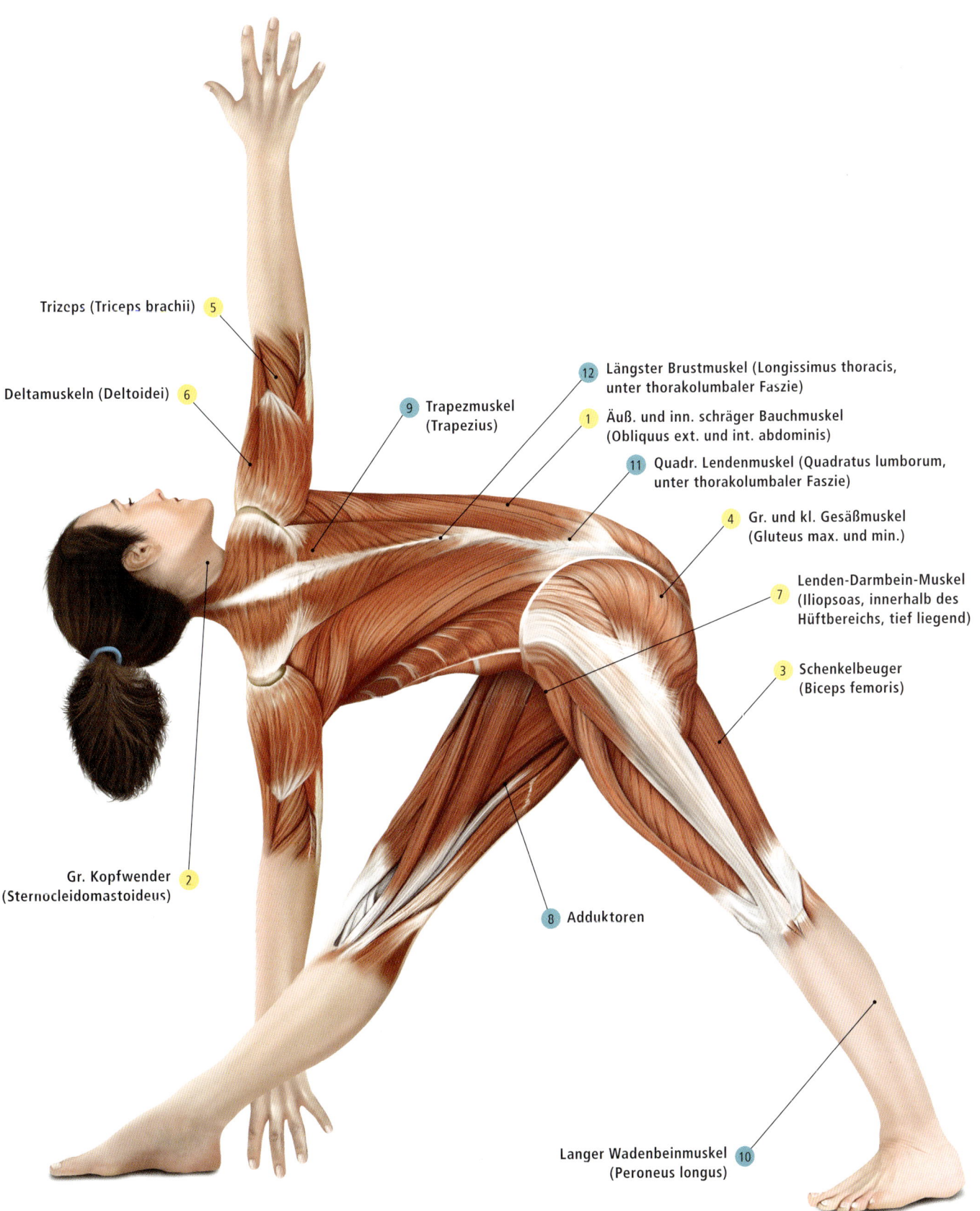

- Trizeps (Triceps brachii) 5
- Deltamuskeln (Deltoidei) 6
- Trapezmuskel (Trapezius) 9
- Längster Brustmuskel (Longissimus thoracis, unter thorakolumbaler Faszie) 12
- Äuß. und inn. schräger Bauchmuskel (Obliquus ext. und int. abdominis) 1
- Quadr. Lendenmuskel (Quadratus lumborum, unter thorakolumbaler Faszie) 11
- Gr. und kl. Gesäßmuskel (Gluteus max. und min.) 4
- Lenden-Darmbein-Muskel (Iliopsoas, innerhalb des Hüftbereichs, tief liegend) 7
- Schenkelbeuger (Biceps femoris) 3
- Gr. Kopfwender (Sternocleidomastoideus) 2
- Adduktoren 8
- Langer Wadenbeinmuskel (Peroneus longus) 10

Krieger I

Virabhadrasana I

Krieger I ist eine belebende Asana. Ihre Wirksamkeit beruht darauf, dass sie den Bewegungsradius aller wichtigen Gelenke vergrößert. Zudem bringt sie alle wichtigen Muskelgruppen dazu, zusammenzuarbeiten. Hüfte und Schultern werden geöffnet, Beine, Arme und Rücken gestärkt, Energiehaushalt und Konzentration gesteigert.

Die Wirbelsäule ist in einer leichten Rückbeuge. Dies stärkt deren Streckmuskeln – hauptsächlich den Rückenstrecker – und dehnt die Vorderseite des Oberkörpers. Das linke Bein ist ausgestreckt, was die Hüftbeuger verlängert, das rechte Bein dagegen gebeugt und dessen Quadrizepse und Adduktoren arbeiten intensiv, um die Position zu halten. Diese Bewegung der Beine dehnt und stärkt beide Seiten des Beckens und schafft zudem ein starkes Fundament. Brust und Schultervorderseite werden geweitet, sodass die Arme gerade nach oben gestreckt werden können. Das dehnt den ganzen Oberkörper und schafft ein Gefühl von Aufrichtung. Krieger I kann innerhalb des Sonnengrußes oder als Teil einer Folge von Standpositionen ausgeübt werden.

Schwierigkeit:

Mittel

Wirkung:

Krieger I ist eine energetisierende Asana, die die Herzfrequenz steigert und dadurch die Kondition verbessert. Die Hüftbeuger werden gedehnt und gestärkt, Brust und Schultern geöffnet, die Rückenmuskeln trainiert.

Vorsicht:

Personen mit Verletzungen am unteren Rücken – wie geschädigten Bandscheiben oder Ischias – sollten vorsichtig bei dieser Asana sein. Bei Knie- oder Nackenverletzungen sollte sie modifiziert werden.

⊕ Modifikationen und Hilfsmittel:

Bewegen Sie bei eher steifen Hüften den rechten Fuß fünf bis zehn Zentimeter nach rechts, so haben Becken und unterer Rücken mehr Bewegungsfreiheit.

Öffnen Sie die Arme auf Schulterbreite, wenn Ihnen ihr Ausstrecken mit aneinandergedrückten Händen Schwierigkeiten bereitet.

Beugen Sie bei Knieproblemen das rechte Bein nicht so stark und sehen Sie bei Nackenproblemen nach vorn.

Versuchen Sie:

Drücken Sie die Außenkante des linken Fußes fest auf den Boden und halten Sie, um ein Überdehnen der Kniesehnen zu vermeiden, das rechte Knie direkt über dem Knöchel.

Drücken Sie die Schulterblätter nach unten. Das befreit den Nacken.

Schieben Sie den vorderen rechten Hüftknochen nach hinten, den linken nach vorn.

Vermeiden Sie:

Das rechte Knie darf sich nicht vor den Knöchel schieben oder der rechte Oberschenkel so nach innen bewegen, dass das Knie nicht länger über dem Knöchel ist.

Schieben Sie den linken vorderen Hüftknochen nicht mit Gewalt nach vorn, ziehen Sie die Schultern nicht nach oben und überdehnen Sie die Lendenwirbelsäule nicht.

Krieger I

So geht's – Schritt für Schritt:

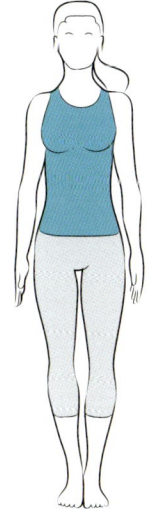

Schritt 1

Beginnen Sie in der Berghaltung (S. 54).

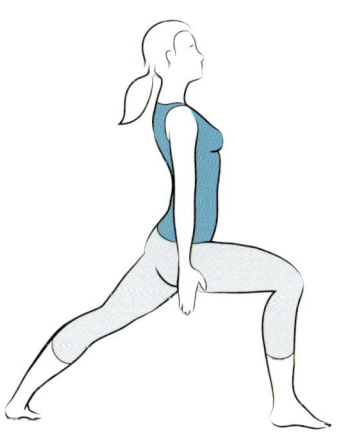

Schritt 2

Machen Sie beim Einatmen mit dem linken Fuß einen großen Schritt zurück (ca. 1,5 m). Drehen Sie den linken Fuß um 45° nach außen und drücken Sie die Außenkante des Fußes fest auf den Boden. Atmen Sie aus und beugen Sie das rechte Knie, sodass es im rechten Winkel direkt über dem Knöchel ist. Die Knöchel liegen auf einer Linie.

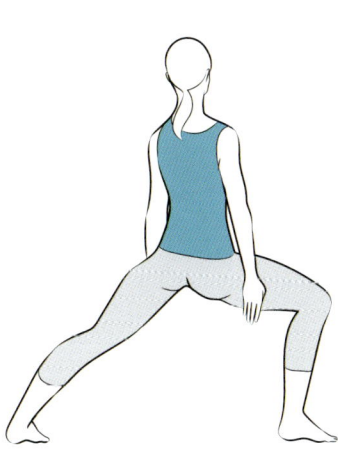

Schritt 3

Atmen Sie ruhig, drücken Sie die Füße fest auf den Boden und bringen Sie Brustkorb und Becken nach vorn, indem Sie die rechte Hüfte leicht nach hinten und die linke leicht nach vorn schieben. Strecken Sie die Wirbelsäule nach oben und spannen Sie sanft die unteren Bauchmuskeln an, um den unteren Rücken zu stützen.

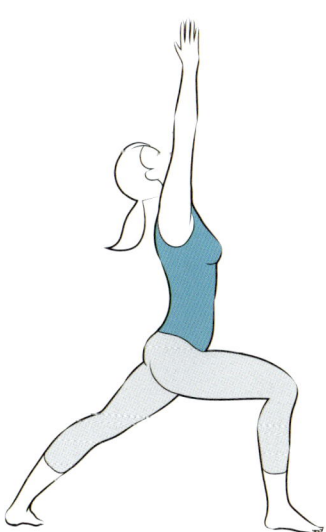

Schritt 4

Atmen Sie ein, strecken Sie die Arme nach oben, sodass sie an den Ohren vorbeiführen, und pressen Sie die Handflächen zusammen. Ziehen Sie die Schultern vom Kopf weg nach unten. Lösen Sie das Kinn von der Brust und sehen Sie zu den Händen hinauf. Achten Sie darauf, dass sich der untere Rücken nicht zu stark wölbt, und atmen Sie ruhig weiter.

Krieger I

Virabhadrasana I

Beim Krieger I wird das rechte Bein stark beansprucht: Die Hüftbeuger und hinteren Oberschenkelmuskeln werden konzentrisch angespannt. Dadurch wird das Knie gebeugt, die Quadrizepse werden exzentrisch verlängert. Adduktoren und Gesäßmuskeln fixieren das Bein. Das linke Bein wird – durch konzentrische Kontraktion der Quadrizepse und des linken großen Gesäßmuskels – nach hinten gestreckt, während Schneidermuskel und Schenkelbeuger den Oberschenkelknochen nach außen rotieren lassen. Der lange Waden- und der Schollenmuskel drehen leicht den linken Fuß, um seine Außenkante in den Boden zu pressen. Dies unterstützt die konzentrische Kontraktion der Quadrizepse und die Dehnung der linken vorderen Hüfte.

Die Wirbelsäule wird gerade nach oben gestreckt, der Rückenstrecker durch konzentrische Kontraktion verkürzt. Der gerade Bauch- und große Rückenmuskel fixieren die Position. Die Deltamuskeln heben zunächst die Arme an und fixieren sie dann, während die Trizepse sie im Ellbogen strecken. Der Trapezmuskel zieht die Schulterblätter vom Kopf weg, sodass sich der Nacken freier strecken kann.

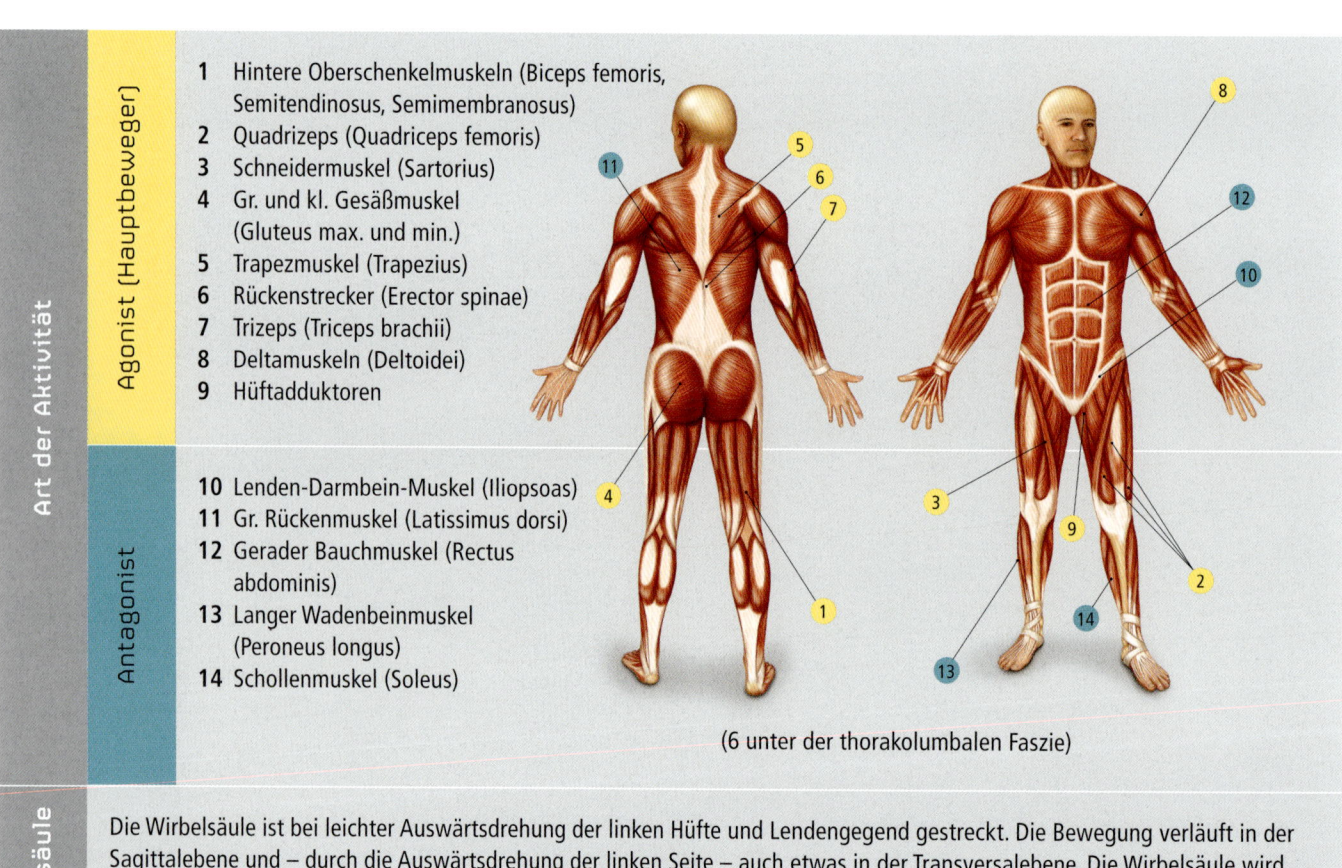

Art der Aktivität

Agonist (Hauptbeweger)
1. Hintere Oberschenkelmuskeln (Biceps femoris, Semitendinosus, Semimembranosus)
2. Quadrizeps (Quadriceps femoris)
3. Schneidermuskel (Sartorius)
4. Gr. und kl. Gesäßmuskel (Gluteus max. und min.)
5. Trapezmuskel (Trapezius)
6. Rückenstrecker (Erector spinae)
7. Trizeps (Triceps brachii)
8. Deltamuskeln (Deltoidei)
9. Hüftadduktoren

Antagonist
10. Lenden-Darmbein-Muskel (Iliopsoas)
11. Gr. Rückenmuskel (Latissimus dorsi)
12. Gerader Bauchmuskel (Rectus abdominis)
13. Langer Wadenbeinmuskel (Peroneus longus)
14. Schollenmuskel (Soleus)

(6 unter der thorakolumbalen Faszie)

Wirbelsäule

Die Wirbelsäule ist bei leichter Auswärtsdrehung der linken Hüfte und Lendengegend gestreckt. Die Bewegung verläuft in der Sagittalebene und – durch die Auswärtsdrehung der linken Seite – auch etwas in der Transversalebene. Die Wirbelsäule wird um die Frontalachse bewegt. Das Becken ist leicht nach vorne gekippt.

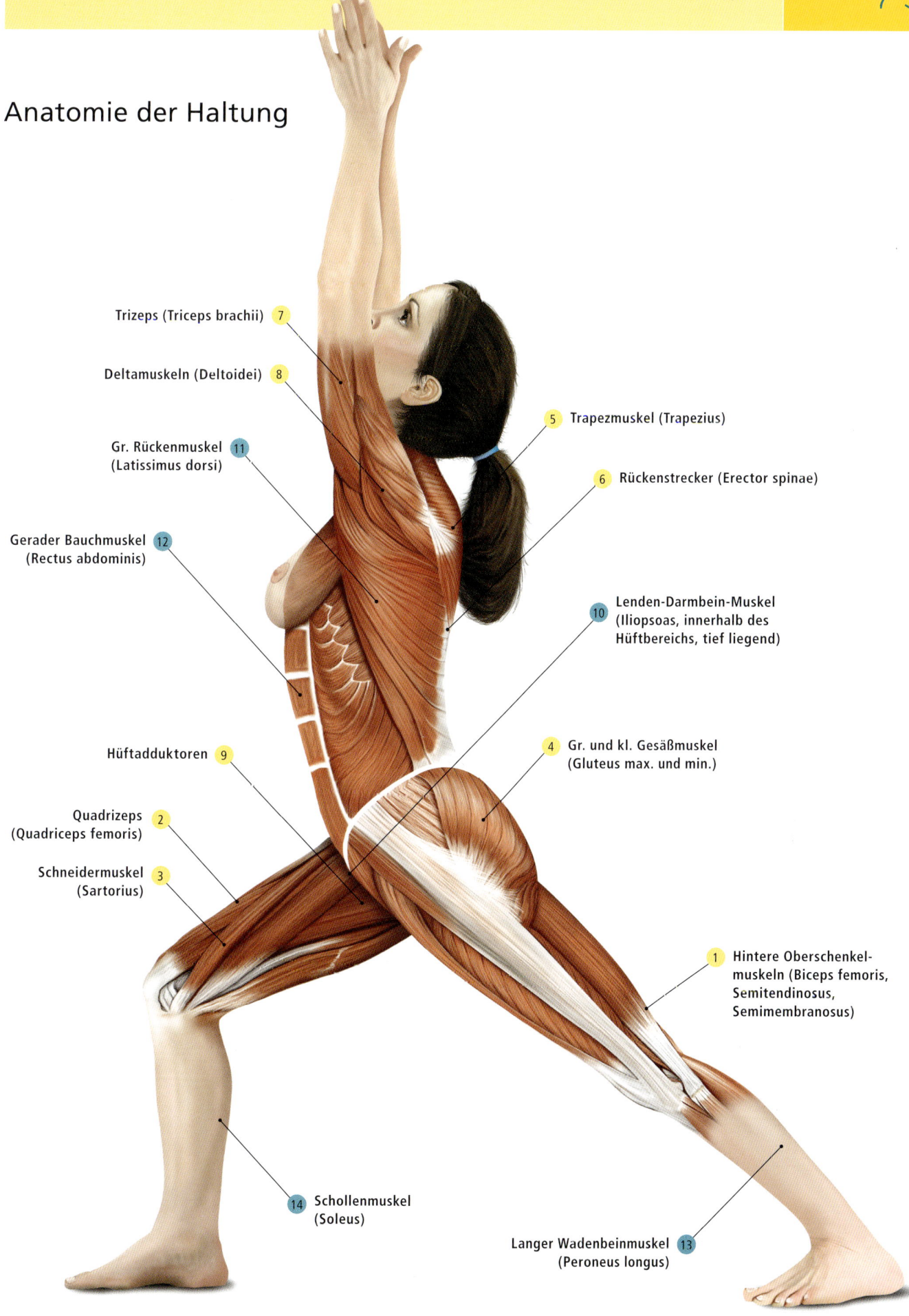

Krieger II
Virabhadrasana II

Krieger II ist eine Asana im Stehen, die Haltung, Kraft, Stabilität und Konzentration verbessert und auch zum Aufbau innerer Stärke sehr wirksam sein kann. Alle großen Muskelgruppen werden beansprucht, Brust und Schultern geöffnet, Arme, Beine und Rücken gestärkt.

Das rechte Kniegelenk ist gebeugt, wobei Knie und Knöchel eine Linie bilden, und das linke Bein ist ausgestreckt. Dazu werden die Quadrizepse auf der linken Seite verkürzt, auf der rechten verlängert. Die Hüftvorderseite öffnet sich und der Lenden-Darmbein-Muskel hilft bei der Stabilisierung des Beckens. Die Wirbelsäule wird gestreckt, der Brustbereich ist weit und geöffnet. Die Arme werden mit den Handflächen nach unten zu beiden Seiten ausgestreckt und die Schulterblätter – durch ein leichtes Anspannen der oberen Rückenmuskeln – nach unten gezogen. Die Nackenstrecker unterstützen die Drehung des Kopfes Richtung rechte Hand. Da so viele Muskelgruppen beansprucht werden, steigen Herzfrequenz und Blutdruck – eine sehr energetisierende Asana!

Schwierigkeit:
Anfänger

Wirkung:
Krieger II stärkt und dehnt Beine, Hüften und Knöchel, öffnet den Brustbereich und verbessert – durch Erhöhung von Herzfrequenz und Durchblutung – die Kondition. Die Schultern werden gedehnt und gestärkt, die Konzentrationsfähigkeit gesteigert.

Vorsicht:
Praktizierende mit hohem Blutdruck sollten bei dieser Asana vorsichtig sein.

Leistenzerrungen, Knie- oder Knöchelverletzungen können sich bei Ausübung der Asana noch verschlimmern. Sie sollte daher entsprechend modifiziert werden.

⊕ Modifikationen und Hilfsmittel:

Beugen Sie bei einem verletzten Knie dieses nicht so stark. Bei Problemen am unteren Rücken sollten Sie den Schritt verkleinern, bei Ischias den hinteren Fuß in einen 90°-Winkel zum vorderen bringen.

Bei Bluthochdruck können Sie zu dessen Senkung die Hände in Gebetshaltung vor die Brust nehmen.

⊘ Versuchen Sie:

Achten Sie darauf, dass das rechte Knie direkt über dem Knöchel ist, und pressen Sie die Außenkante des linken Fußes auf den Boden. Das dehnt die linke Hüfte.

Strecken Sie die Wirbelsäule, um den unteren Rücken zu entlasten, und halten Sie die Arme waagrecht. Das stärkt die Schultern.

Vermeiden Sie:

Stellen Sie die Füße nicht zu weit auseinander, das kann die Hüfte überdehnen und das Gleichgewicht gefährden. Ist der Schritt jedoch zu klein, wird das rechte Knie überdehnt. Achten Sie daher darauf, dass es sich nicht vor den Knöchel schiebt.

Ziehen Sie die Schultern nicht nach oben. Das führt zu Verspannungen am Nacken.

Krieger II 75

So geht's – Schritt für Schritt:

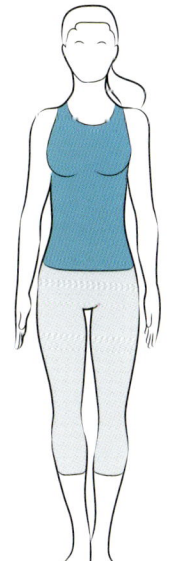

Schritt 1

Beginnen Sie in der Berghaltung (S. 54).

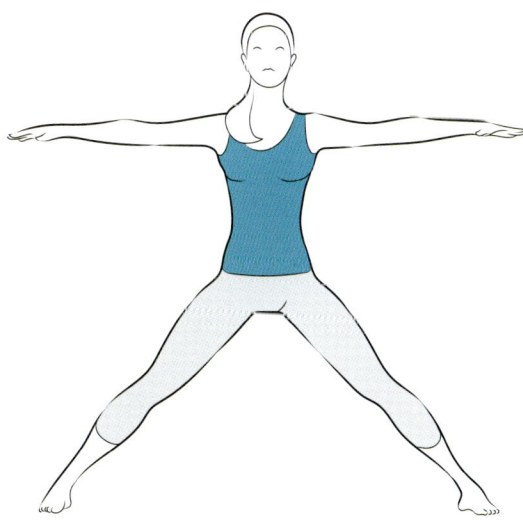

Schritt 2

Machen Sie beim Ausatmen eine ca. 1,5 m große Grätsche, atmen Sie dann ein und strecken Sie dabei die Arme so aus, dass sie parallel zum Boden sind. Achten Sie darauf, dass die Fersen eine Linie bilden und sich die Füße direkt unter den Händen befinden.

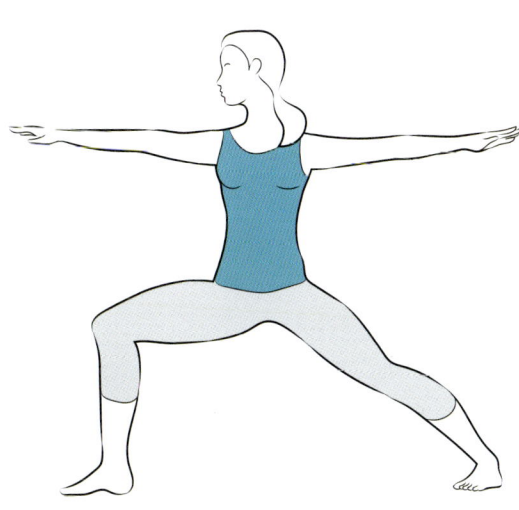

Schritt 3

Drehen Sie den rechten Fuß um 90° nach außen und den linken um 45° nach innen. Rechte Ferse und linker Fußbogen bilden eine Linie. Atmen Sie aus und beugen Sie dabei das rechte Knie in den rechten Winkel. Achten Sie darauf, dass das rechte Knie direkt über dem rechten Knöchel ist. Das linke Bein bleibt ausgestreckt, der Oberschenkel angespannt. Atmen Sie gleichmäßig, während Sie die Außenkante des rechten Fußes fest auf den Boden und das Steißbein nach unten drücken, um den unteren Rücken zu strecken. Die Schulterblätter ziehen nach unten, die Arme sind kraftvoll. Blicken Sie – das Kinn parallel zum Boden – zur rechten Hand.

Krieger II

Virabhadrasana II

Beim Krieger II ist die Wirbelsäule gestreckt. Ausgelöst wird die Bewegung durch den Rückenstrecker. Der große Rückenmuskel und der gerade Bauchmuskel fungieren als Stabilisatoren. Die Arme sind parallel zum Boden von der Körpermitte abgespreizt, die Hände in Pronation. Während die Trizepse sich zum Strecken der Arme in den Ellbogen konzentrisch anspannen, halten die Deltamuskeln diese an Ort und Stelle. Die hinteren Oberschenkelmuskeln des rechten Beins verkürzen sich konzentrisch und beugen das Kniegelenk, die Quadrizepse machen dies durch ihre Verlängerung möglich. Das linke Bein ist dagegen – aufgrund der konzentrisch aktivierten Gesäßmuskeln und Quadrizepse sowie der exzentrisch gestreckten Hüftbeuger – durchgestreckt. Schneidermuskel und Schenkelbeuger des linken Beins sind diejenigen Hüftmuskeln, die Oberschenkel und Hüfte auswärts drehen, um das vordere Becken und die Adduktoren zu dehnen. Der lange Wadenbeinmuskel wird verlängert, sobald der linke Fuß fest auf den Boden drückt. Die Schulterblätter bewegen sich zur Wirbelsäule, während der Trapezmuskel sie vom Kopf wegzieht. Der große Kopfwender dreht Kopf und Nacken.

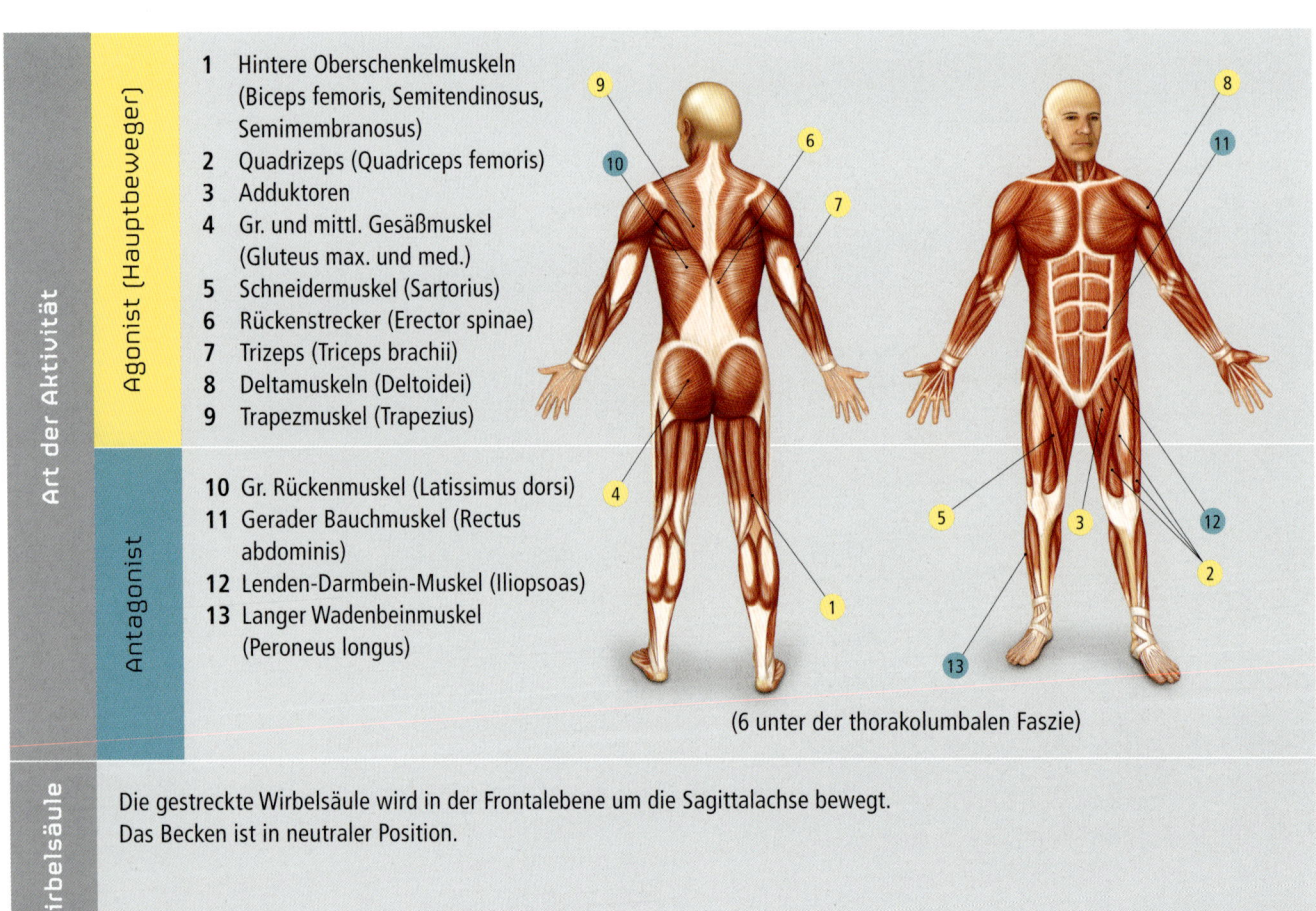

Art der Aktivität		
Agonist (Hauptbeweger)	1	Hintere Oberschenkelmuskeln (Biceps femoris, Semitendinosus, Semimembranosus)
	2	Quadrizeps (Quadriceps femoris)
	3	Adduktoren
	4	Gr. und mittl. Gesäßmuskel (Gluteus max. und med.)
	5	Schneidermuskel (Sartorius)
	6	Rückenstrecker (Erector spinae)
	7	Trizeps (Triceps brachii)
	8	Deltamuskeln (Deltoidei)
	9	Trapezmuskel (Trapezius)
Antagonist	10	Gr. Rückenmuskel (Latissimus dorsi)
	11	Gerader Bauchmuskel (Rectus abdominis)
	12	Lenden-Darmbein-Muskel (Iliopsoas)
	13	Langer Wadenbeinmuskel (Peroneus longus)

(6 unter der thorakolumbalen Faszie)

Wirbelsäule	Die gestreckte Wirbelsäule wird in der Frontalebene um die Sagittalachse bewegt. Das Becken ist in neutraler Position.

Anatomie der Haltung

In dieser Ansicht nicht zu sehen:

- ④ Gr. und mittl. Gesäßmuskel (Gluteus max. und med., Beinrückseite)
- ⑥ Rückenstrecker (Erector spinae, am Rücken)
- ⑦ Trizeps (Triceps brachii, Armrückseite)
- ⑨ Trapezmuskel (Trapezius, am Rücken)
- ⑩ Gr. Rückenmuskel (Latissimus dorsi, am Rücken)

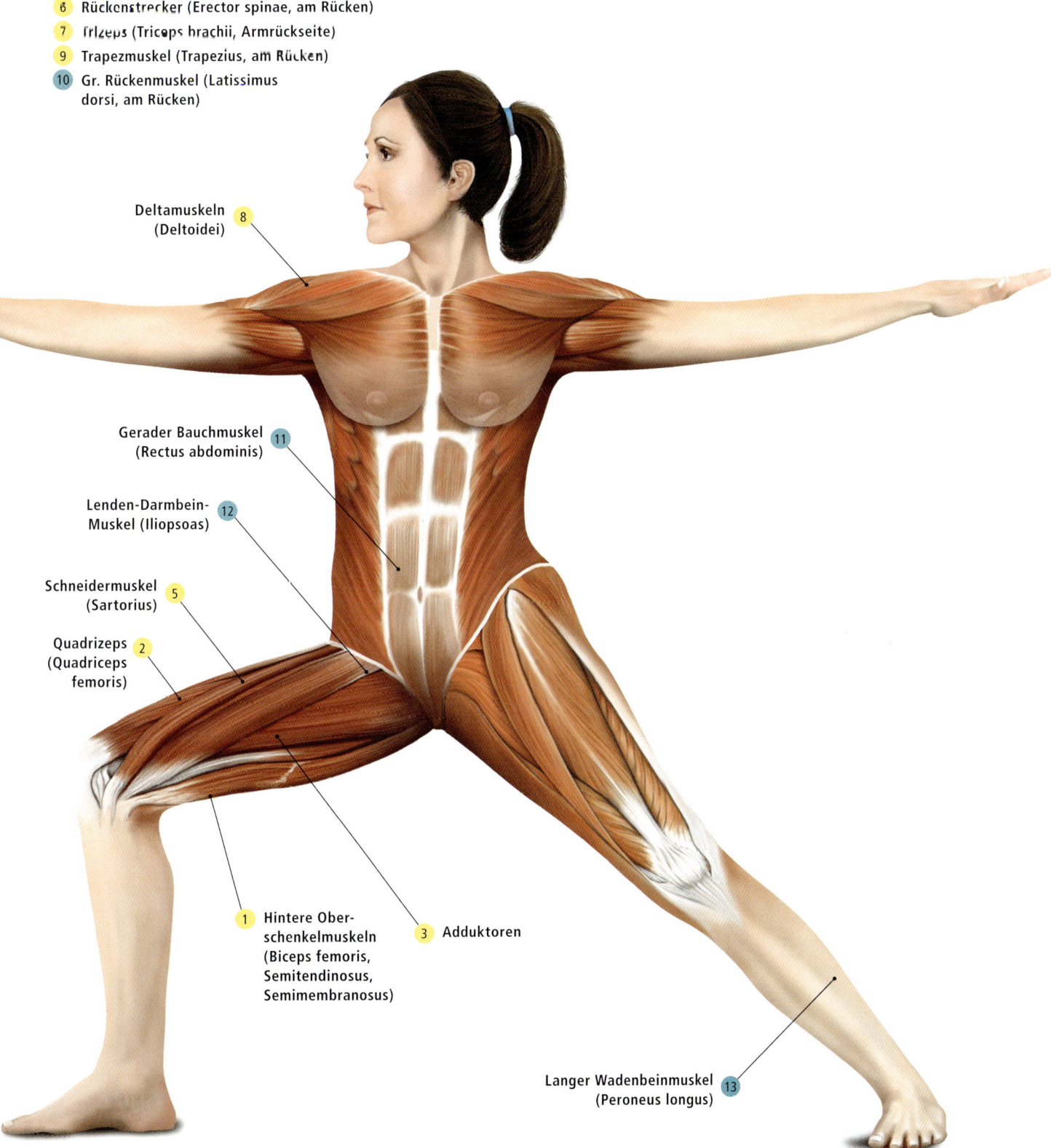

Krieger II

- Deltamuskeln (Deltoidei) ⑧
- Gerader Bauchmuskel (Rectus abdominis) ⑪
- Lenden-Darmbein-Muskel (Iliopsoas) ⑫
- Schneidermuskel (Sartorius) ⑤
- Quadrizeps (Quadriceps femoris) ②
- ① Hintere Oberschenkelmuskeln (Biceps femoris, Semitendinosus, Semimembranosus)
- ③ Adduktoren
- Langer Wadenbeinmuskel (Peroneus longus) ⑬

Gestreckte seitliche Winkelhaltung
Utthita Parsvakonasana

Die gestreckte seitliche Winkelhaltung ist eine kraftvolle Asana, die alle großen Muskelgruppen trainiert und gute Beweglichkeit in den wichtigsten Gelenken, besonders in Hüften und Schultern, erfordert. Daher gilt sie auch als ‚Meisterhaltung'.

Das durchgestreckte linke Bein und das im rechten Winkel gebeugte rechte Knie machen die Beine zu einem festen Fundament. Die Rumpfmuskeln arbeiten, um den Körper zu fixieren. Der linke Arm wird in einer geraden Linie ausgestreckt, was die gesamte linke Körperseite dehnt und den Brustkorb beweglicher macht. Die Beweglichkeit von unterem Rücken und Hüften kann man steigern, indem man die äußere rechte Hüfte etwas nach hinten schiebt. Dadurch wird die Dehnung der linken Körperseite noch intensiver. Für Anfänger kann dies aber zu viel sein und sollte daher mit Vorsicht ausgeübt werden.

Schwierigkeit:
Mittel

Wirkung:
Diese Asana dehnt und stärkt Beine, Hüften, Schultern und Knöchel.

Durch die erhöhte Herzfrequenz wird die Kondition gesteigert, das Dehnen der Lungen verbessert die Atmung. Eine bessere Beweglichkeit des Bindegewebes am Brustkorb ermöglicht dessen größere Ausdehnung, wodurch man tiefer atmen kann.

Vorsicht:
Praktizierende mit Knieverletzungen oder Problemen am unteren Rücken sollten die Asana modifizieren.

Bei hohem Blutdruck sollte man bei dieser Asana ebenfalls vorsichtig sein.

⊕ Modifikationen und Hilfsmittel:
Beugen Sie bei Knieverletzungen dieses nicht so stark. Bei Verletzungen am unteren Rücken und hohem Blutdruck sollten Sie die Grätsche verkleinern und den rechten Unterarm auf den rechten Oberschenkel legen. Bringen Sie bei Ischiasproblemen den hinteren Fuß in einen 90°-Winkel zum vorderen.

Versuchen Sie:
Achten Sie darauf, dass das rechte Knie direkt über dem rechten Knöchel steht, und pressen Sie die Außenseite des linken Fußes sehr stark nach unten. Das unterstützt die Dehnung der linken Hüfte.

Machen Sie – zur Entlastung des unteren Rückens – die Wirbelsäule lang und halten Sie die Arme waagrecht. Dies stärkt die Schultern.

⊗ Vermeiden Sie:
Sie sollten sich nicht auf die rechte Hand oder den rechten Unterarm stützen.

Gestreckte seitliche Winkelhaltung 79

So geht's – Schritt für Schritt:

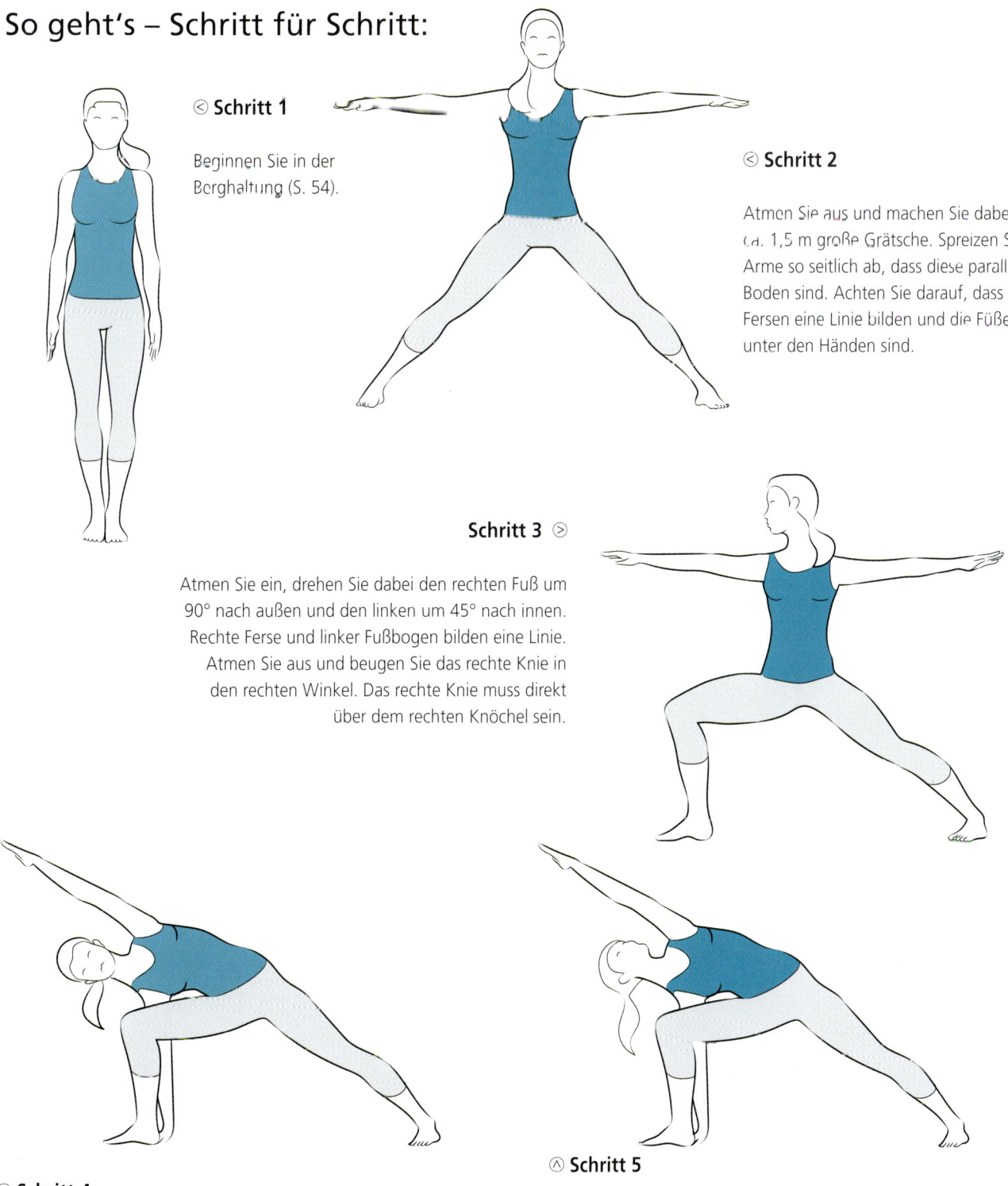

◁ **Schritt 1**

Beginnen Sie in der Berghaltung (S. 54).

◁ **Schritt 2**

Atmen Sie aus und machen Sie dabei eine ca. 1,5 m große Grätsche. Spreizen Sie die Arme so seitlich ab, dass diese parallel zum Boden sind. Achten Sie darauf, dass die Fersen eine Linie bilden und die Füße direkt unter den Händen sind.

Schritt 3 ▷

Atmen Sie ein, drehen Sie dabei den rechten Fuß um 90° nach außen und den linken um 45° nach innen. Rechte Ferse und linker Fußbogen bilden eine Linie. Atmen Sie aus und beugen Sie das rechte Knie in den rechten Winkel. Das rechte Knie muss direkt über dem rechten Knöchel sein.

△ **Schritt 4**

Strecken Sie den Rumpf nach rechts, setzen Sie die rechte Hand hinter dem rechten Bein auf den Boden. Atmen Sie ein und strecken Sie den linken Arm so nach oben, dass er auf Ohrhöhe ist und von der Außenkante des linken Fußes bis zu den linken Fingerspitzen eine lange gerade Linie entsteht. Die linke Handfläche deutet zum Boden.

△ **Schritt 5**

Schieben Sie, um die Dehnung der Hüften zu steigern, die linke Hüfte leicht nach hinten, die rechte leicht nach vorn. Lassen Sie die Bein- und Bauchmuskeln angespannt, damit der rechte Arm Sie nicht halten muss. Sehen Sie zur linken Hand und atmen Sie gleichmäßig.

Gestreckte seitliche Winkelhaltung

Utthita Parsvakonasana

Um das rechte Knie tief zu beugen, werden die hinteren Oberschenkelmuskeln verkürzt und die Quadrizepse verlängert, während die Adduktoren die Position des Beins fixieren. Das linke Bein ist durchgestreckt und die konzentrische Kontraktion der Quadrizepse wird durch Verlängern des langen Wadenbeinmuskels noch gesteigert, was das Auf-den-Boden-Pressen der linken äußeren Fußkante unterstützt. Die Hüftmuskeln – Schneidermuskel und Schenkelbeuger – drehen dann das linke Bein auswärts und heben die Hüfte leicht an. Das öffnet die gesamte linke Körperseite. Die hinteren Oberschenkelmuskeln des linken Beins werden nun exzentrisch verlängert.

Die Wirbelsäule ist in einer tiefen rechten Seitbeuge, die durch konzentrische Kontraktion der schrägen Bauchmuskeln und des quadratischen Lendenmuskels auf der rechten Körperseite ausgelöst wird. Der große Rückenmuskel und der gerade Bauchmuskel fixieren den Oberkörper. Die Deltamuskeln spreizen die Arme von der Körpermitte ab, der linke Arm wird durch konzentrisches Kontrahieren des vorderen Sägemuskels über den Kopf gestreckt. Die Brustmuskeln werden exzentrisch verlängert. Die Schulterblätter bewegen sich zur Wirbelsäule, während der Trapezmuskel sie vom Kopf wegzieht. Der große Kopfwender dreht den Nacken.

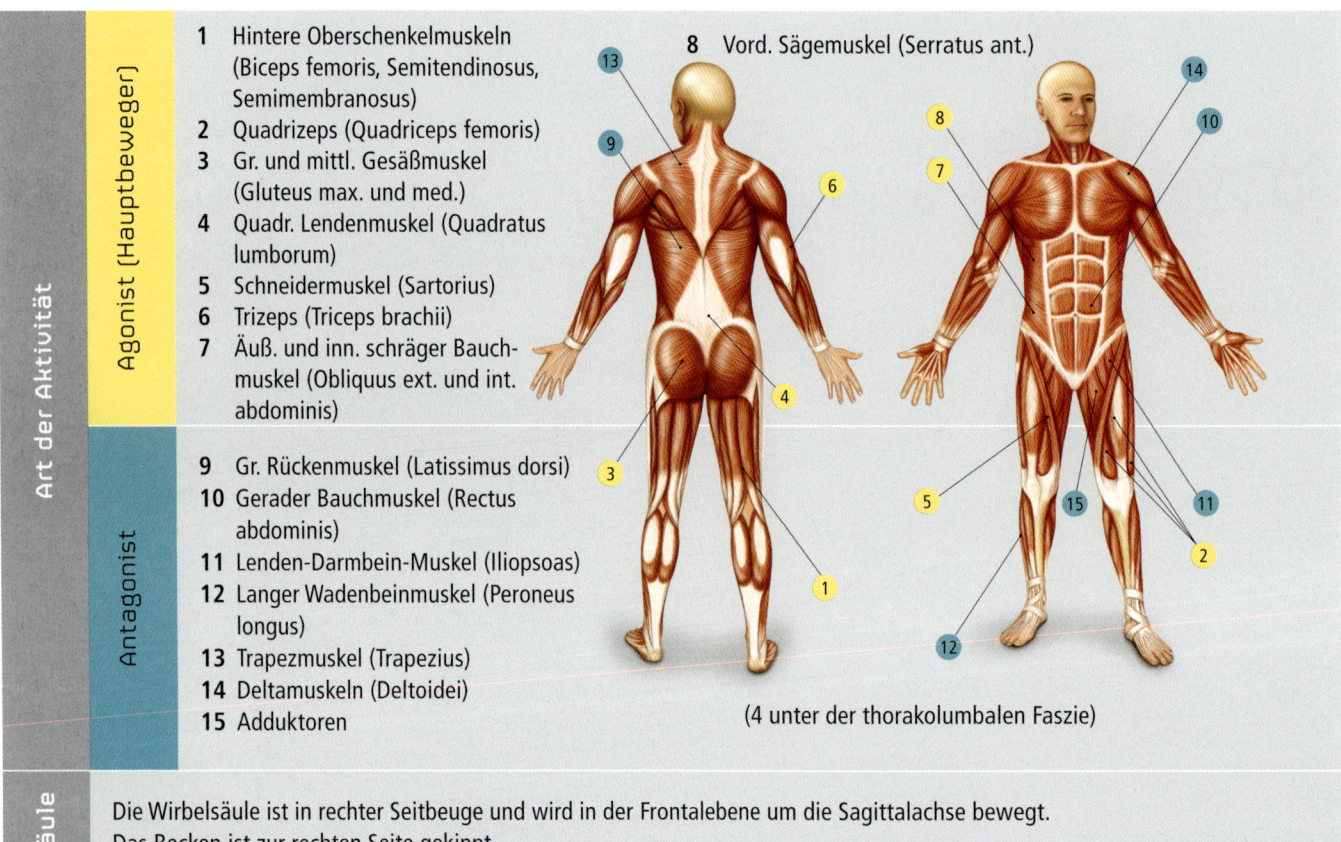

Art der Aktivität		
Agonist (Hauptbeweger)	1	Hintere Oberschenkelmuskeln (Biceps femoris, Semitendinosus, Semimembranosus)
	2	Quadrizeps (Quadriceps femoris)
	3	Gr. und mittl. Gesäßmuskel (Gluteus max. und med.)
	4	Quadr. Lendenmuskel (Quadratus lumborum)
	5	Schneidermuskel (Sartorius)
	6	Trizeps (Triceps brachii)
	7	Äuß. und inn. schräger Bauchmuskel (Obliquus ext. und int. abdominis)
	8	Vord. Sägemuskel (Serratus ant.)
Antagonist	9	Gr. Rückenmuskel (Latissimus dorsi)
	10	Gerader Bauchmuskel (Rectus abdominis)
	11	Lenden-Darmbein-Muskel (Iliopsoas)
	12	Langer Wadenbeinmuskel (Peroneus longus)
	13	Trapezmuskel (Trapezius)
	14	Deltamuskeln (Deltoidei)
	15	Adduktoren

(4 unter der thorakolumbalen Faszie)

Wirbelsäule	Die Wirbelsäule ist in rechter Seitbeuge und wird in der Frontalebene um die Sagittalachse bewegt. Das Becken ist zur rechten Seite gekippt.

Gestreckte seitliche Winkelhaltung 81

Anatomie der Haltung

In dieser Ansicht nicht zu sehen:
- ③ Gr. und mittl. Gesäßmuskel (Gluteus max. und med., Beinrückseite)
- ④ Quadr. Lendenmuskel (Quadratus lumborum, am Rücken)
- ⑨ Gr. Rückenmuskel (Latissimus dorsi, am Rücken)
- ⑬ Trapezmuskel (Trapezius, oberer Rücken)

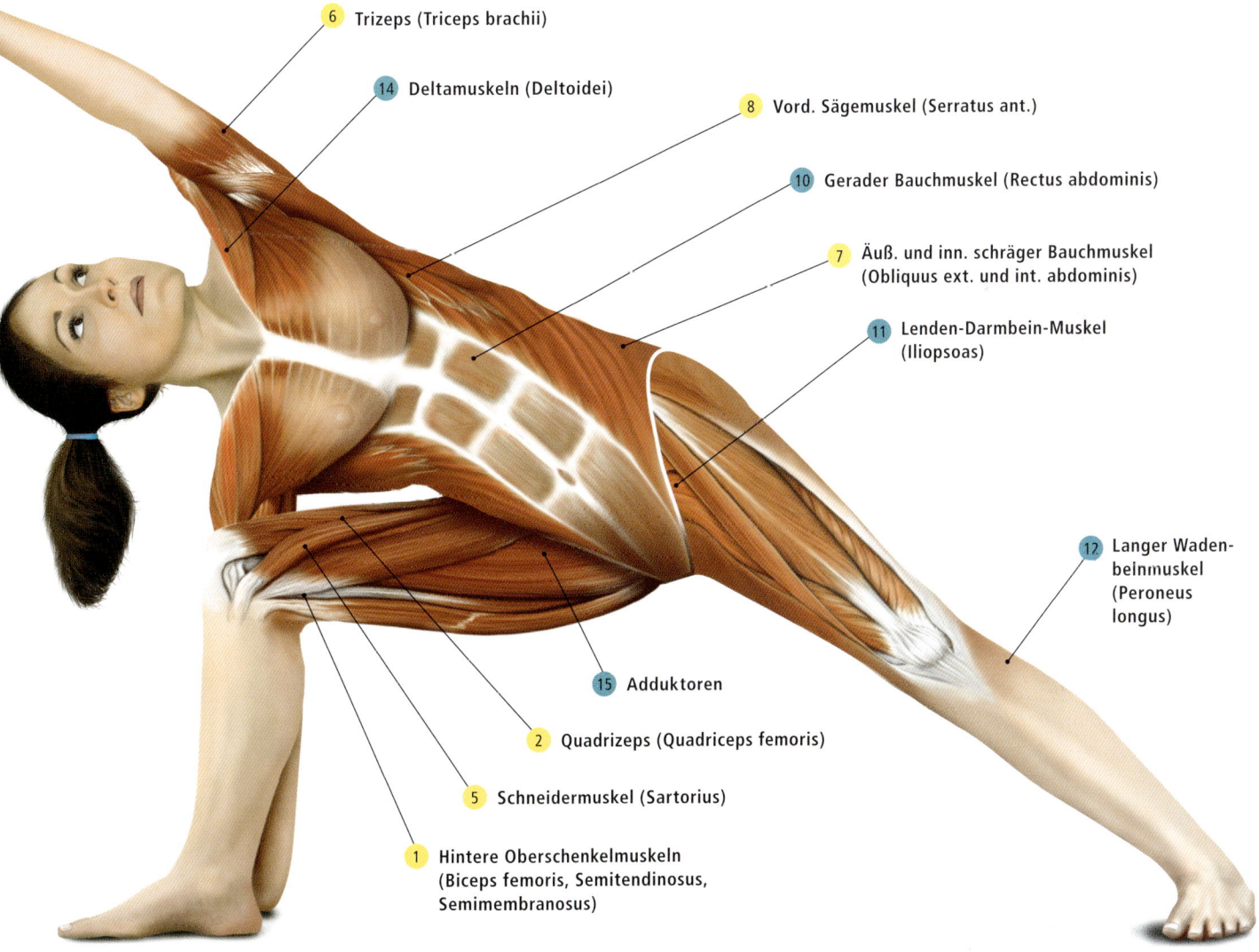

- ⑥ Trizeps (Triceps brachii)
- ⑭ Deltamuskeln (Deltoidei)
- ⑧ Vord. Sägemuskel (Serratus ant.)
- ⑩ Gerader Bauchmuskel (Rectus abdominis)
- ⑦ Äuß. und inn. schräger Bauchmuskel (Obliquus ext. und int. abdominis)
- ⑪ Lenden-Darmbein-Muskel (Iliopsoas)
- ⑫ Langer Wadenbeinmuskel (Peroneus longus)
- ⑮ Adduktoren
- ② Quadrizeps (Quadriceps femoris)
- ⑤ Schneidermuskel (Sartorius)
- ① Hintere Oberschenkelmuskeln (Biceps femoris, Semitendinosus, Semimembranosus)

Gedrehte seitliche Winkelhaltung
Parivrtta Parsvakonasana

Die gedrehte seitliche Winkelhaltung ist eine Asana, die viel Beweglichkeit und Kraft erfordert. Sie ist sehr gut geeignet, um die Flexibilität aller wichtigen Gelenke und der gesamten Wirbelsäule zu verbessern, besonders im Brustbereich. Dabei werden die Beine intensiv trainiert, die vordere Hüfte stark gedehnt, damit das Becken richtig ausgerichtet werden kann. Das linke Bein ist vollständig ausgestreckt und das rechte Knie im rechten Winkel gebeugt. Dies schafft ein festes Fundament für den Oberkörper. Die Rumpfmuskulatur arbeitet intensiv, um den Oberkörper zu drehen. Durch die Drehung werden die inneren Organe – einschließlich des Verdauungsapparats – stimuliert, was eine entgiftende Wirkung hat.

Die Beweglichkeit von Wirbelsäule und Hüfte kann durch eine kleine Auswärtsdrehung der rechten Schulter noch gesteigert werden. Das dehnt die rechte Körperseite noch tiefer. Für Yogapraktizierende mit Verletzungen kann es aber zu intensiv sein und sollte daher mit Vorsicht ausgeübt werden.

Schwierigkeit:

Fortgeschrittene

Wirkung:

Diese Asana dehnt den ganzen Körper und stärkt Beine, Schultern und Knöchel. Die Hüften werden besonders gedehnt, dabei wird die Herzfrequenz gesteigert und die Atmung verbessert.

Durch die Drehung der Wirbelsäule werden vorübergehend einige innere Organ zusammengedrückt, was die Verdauung anregt.

Vorsicht:

Yogapraktizierende mit Bandscheibenschäden sollten diese Asana nicht ausführen.

Bei Problemen am unteren Rücken oder den Knien sollte die Asana modifiziert werden.

⊕ **Modifikationen und Hilfsmittel:**

Um die Asana zu modifizieren, kann man einen Yogablock unter die linke Hand legen und die rechte Hand auf den unteren Rücken, das erhöht den Bewegungsradius.

Um die Drehung der Wirbelsäule zu reduzieren, kann man den linken Arm an die Innenseite des rechten Beins stellen.

⊙ **Versuchen Sie:**

Achten Sie darauf, dass der rechte Arm parallel zum Boden ist, und strecken Sie die Wirbelsäule so weit wie möglich, bevor Sie den Oberkörper drehen.

Stützen Sie die linke Hand nur leicht auf dem Boden ab, halten Sie die Kraft in Bein- und Bauchmuskeln.

Von der Außenkante des linken Fußes zur rechten Fingerspitze sollte eine lange gerade Linie entstehen.

⊗ **Vermeiden Sie:**

Stützen Sie sich nicht zu stark auf der linken Hand ab, dies belastet das Handgelenk.

Vermeiden Sie, die Außenkante des hinteren Fußes vom Boden zu heben und den Oberkörper auf dem rechten Oberschenkel abzustützen.

Überstrecken Sie den Nacken nicht, um zur rechten Hand zu sehen. Wenn Sie sich damit unwohl fühlen, lassen Sie das Kinn lieber in einer Linie mit dem Brustbein.

Gedrehte seitliche Winkelhaltung

So geht's – Schritt für Schritt:

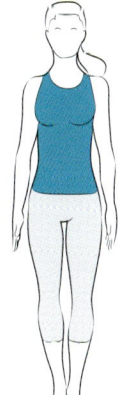

Schritt 1

Beginnen Sie in der Berghaltung (S. 54).
(Schritte 1 bis 3 von vorn gesehen)

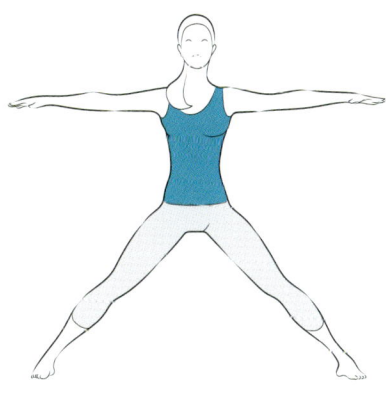

Schritt 2

Machen Sie eine ca. 1,5 m große Grätsche und strecken Sie beim nächsten Einatmen die Arme seitlich so aus, dass sie parallel zum Boden sind.

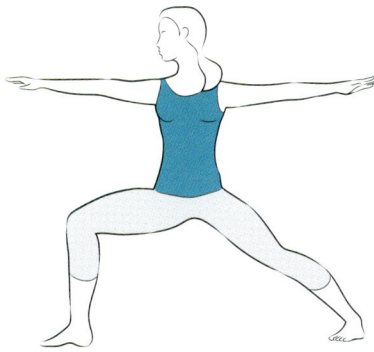

Schritt 3

Drehen Sie den rechten Fuß um 90° auswärts, den linken um 45° einwärts. Beugen Sie beim Ausatmen das rechte Knie in den rechten Winkel, sodass es über dem Knöchel ist.

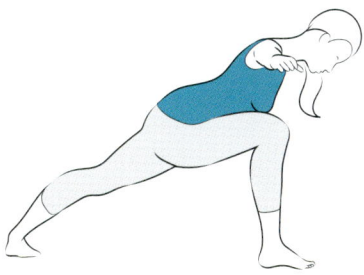

Schritt 4

(Schritte 4 bis 6 von der Seite gesehen)
Drehen Sie den Oberkörper nach rechts, strecken Sie dabei die Wirbelsäule über den rechten Oberschenkel. Drücken Sie den linken Fuß weiterhin fest auf den Boden, schieben Sie die rechte Hüfte nach hinten und die linke etwas nach vorn. Die Arme bleiben seitlich ausgestreckt.

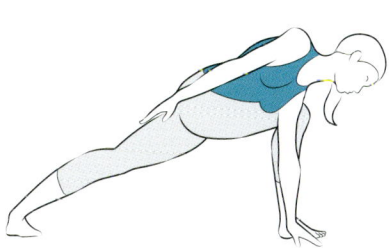

Schritt 5

Legen Sie die rechte Hand auf den unteren Rücken und drehen Sie den Oberkörper beim Ausatmen stark nach rechts. Stellen Sie den linken Arm dabei in einer Linie mit Unterschenkel und Knöchel außen an das rechte Bein. Halten Sie mit der Hand auf dem Boden inne und atmen Sie ein. Drehen Sie sich beim Ausatmen weiter, bis die rechte Schulter über der linken steht.

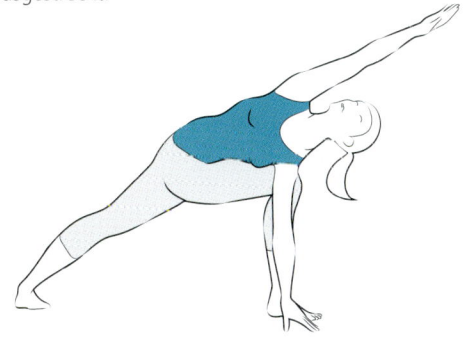

Schritt 6

Strecken Sie – gleichmäßig atmend – den rechten Arm nach oben. Atmen Sie aus, wenn er am rechten Ohr vorbei über den Kopf ragt. Strecken Sie sich, um die rechte Seite des Brustkorbs gut zu dehnen, von der Außenkante des linken Fußes bis zur Fingerspitze der rechten Hand. Sehen Sie zur rechten Hand.

Gedrehte seitliche Winkelhaltung

Parivrtta Parsvakonasana

In dieser Asana ist das rechte Knie – mit konzentrisch verkürzten hinteren Oberschenkelmuskeln und Hüftbeugern sowie exzentrisch verlängerten Quadrizepsen – gebeugt. Genau umgekehrt ist dies beim linken Bein: Hier sind die hinteren Oberschenkelmuskeln exzentrisch verlängert, die Quadrizepse verkürzt, was zum Durchstrecken des Knies führt. Die Adduktoren stabilisieren beide Beine, der Lenden-Darmbein-Muskel stützt das Becken. Bei der Rechtsdrehung des Oberkörpers wird das linke Bein zudem einwärts gedreht. Die ganze Wirbelsäule, besonders aber die Brustwirbelsäule, wird durch das starke konzentrische Kontrahieren des großen Rückenmuskels und der inneren und äußeren schrägen Bauchmuskeln tief gedreht. Um diese Position zu halten, stützt der quadratische Lendenmuskel die Lendengegend und der gerade Bauchmuskel stabilisiert den Oberkörper. Die Trizepse strecken die Arme in den Ellbogen aus, die Deltamuskeln und der vordere Sägemuskel strecken den rechten Arm über den Kopf. Der Trapezmuskel zieht die Schulterblätter zurück, der große Kopfwender dreht den Nacken nach außen.

Art der Aktivität		
Agonist (Hauptbeweger)	1	Äuß. und inn. schräger Bauchmuskel (Obliquus ext. und int. abdominis)
	2	Gr. Rückenmuskel (Latissimus dorsi)
	3	Schneidermuskel (Sartorius)
	4	Schenkelbeuger (Biceps femoris)
	5	Gr. und kl. Gesäßmuskel (Gluteus max. und min.)
	6	Vord. Sägemuskel (Serratus ant.)
	7	Trizeps (Triceps brachii)
	8	Deltamuskeln (Deltoidei)
	9	Hintere Oberschenkelmuskeln (Semitendinosus, Semimembranosus)
Antagonist	10	Lenden-Darmbein-Muskel (Iliopsoas)
	11	Adduktoren
	12	Trapezmuskel (Trapezius)
	13	Langer Wadenbeinmuskel (Peroneus longus)
	14	Quadr. Lendenmuskel (Quadratus lumborum)

(14 unter der thorakolumbalen Faszie)

Wirbelsäule: Die Wirbelsäule wird erst seitlich gebeugt und dabei in der Frontalebene um die Sagittalachse bewegt. Dann dreht sie sich in der Transversalebene um die Sagittalachse nach rechts außen. Das Becken ist nach vorne gekippt.

Gedrehte seitliche Winkelhaltung 85

Anatomie der Haltung

In dieser Ansicht nicht zu sehen:
- (2) Gr. Rückenmuskel (Latissimus dorsi, am Rücken)
- (11) Adduktoren (innerer Oberschenkel)
- (12) Trapezmuskel (Trapezius, oberer Rücken)

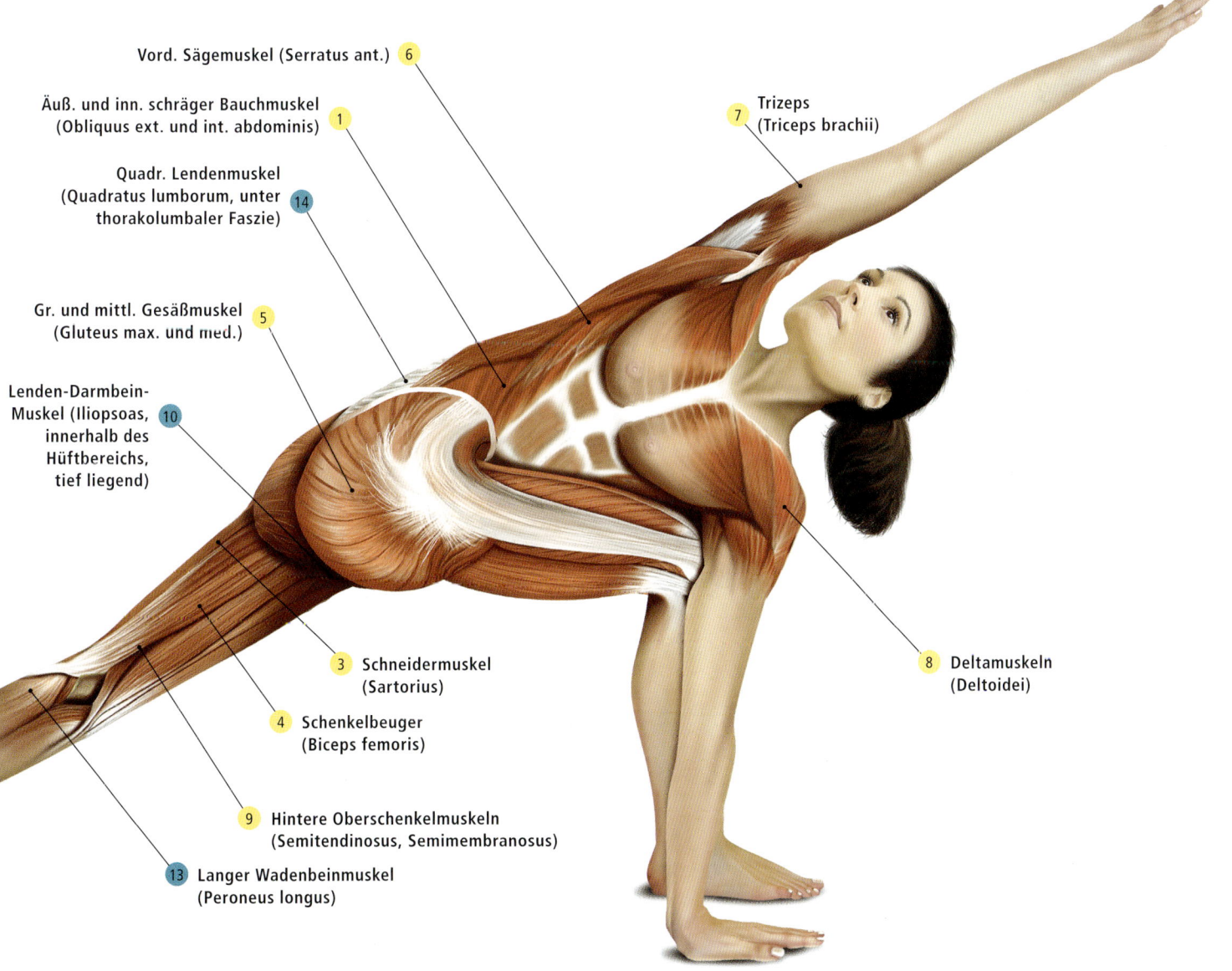

- (6) Vord. Sägemuskel (Serratus ant.)
- (1) Äuß. und inn. schräger Bauchmuskel (Obliquus ext. und int. abdominis)
- (14) Quadr. Lendenmuskel (Quadratus lumborum, unter thorakolumbaler Faszie)
- (5) Gr. und mittl. Gesäßmuskel (Gluteus max. und med.)
- (10) Lenden-Darmbein-Muskel (Iliopsoas, innerhalb des Hüftbereichs, tief liegend)
- (7) Trizeps (Triceps brachii)
- (8) Deltamuskeln (Deltoidei)
- (3) Schneidermuskel (Sartorius)
- (4) Schenkelbeuger (Biceps femoris)
- (9) Hintere Oberschenkelmuskeln (Semitendinosus, Semimembranosus)
- (13) Langer Wadenbeinmuskel (Peroneus longus)

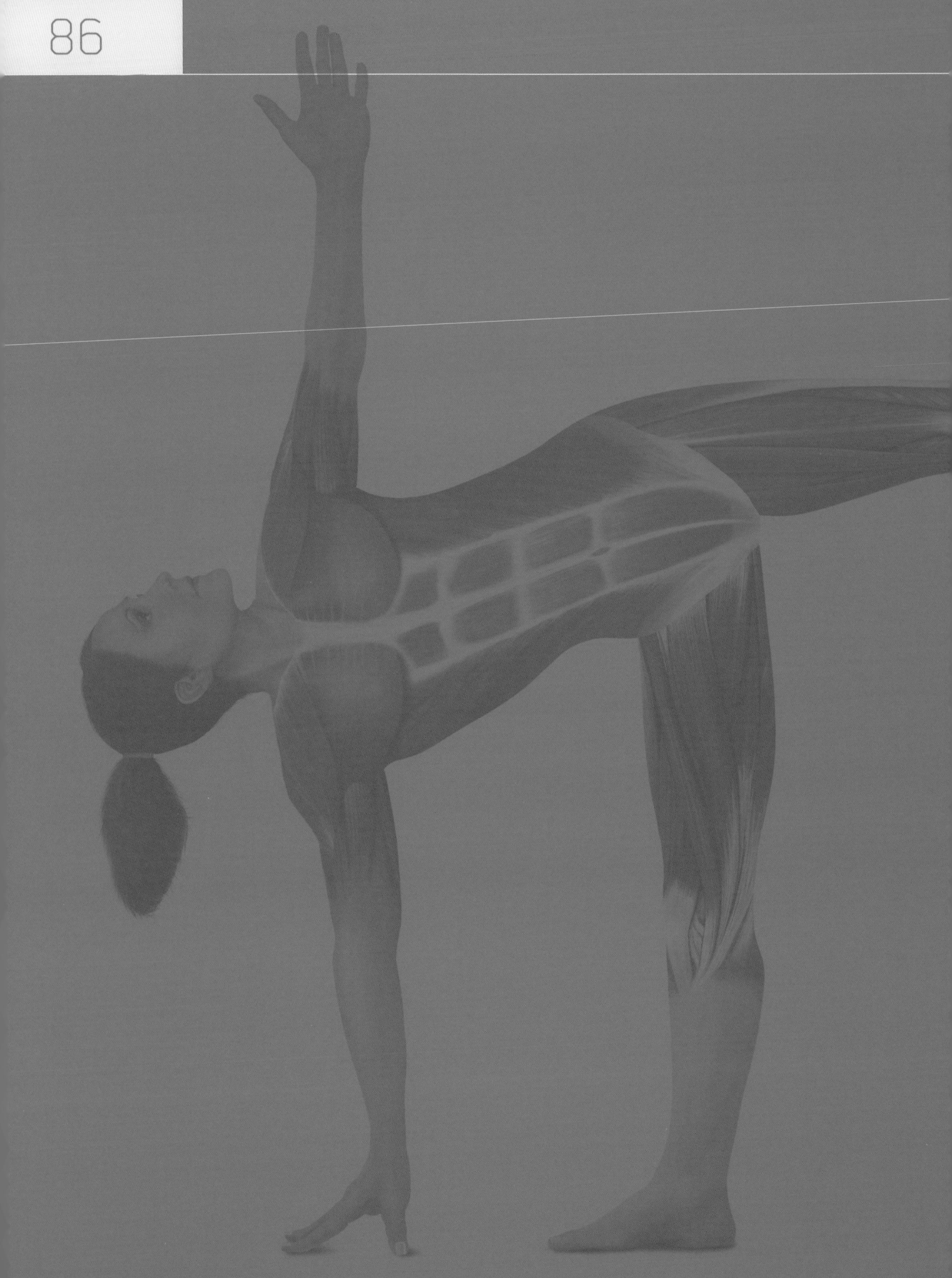

Gleichgewichts-
haltungen

Diese Asanas, die meist praktiziert werden, wenn der Körper bereits warm ist, bauen Kraft in Knien und Knöcheln auf. Das liegt hauptsächlich daran, dass beim Stabilisieren von Knie und Knöchel, um das Gleichgewicht nicht zu verlieren, die kleinen Stabilisierungsmuskeln sowie das Bindegewebe in und um die Gelenke aktiviert werden. Zudem verbessern alle Gleichgewichtshaltungen die Konzentrationsfähigkeit und schaffen Klarheit, da dies zum effektiven Ausüben dieser Asanas benötigt wird.

Der Baum	88
Der Adler	92
Der Tänzer	96
Der Halbmond	100
Krieger III	104

Der Baum
Vrksasana

Der Baum ist eine Gleichgewichtsasana, die Kraft, Beweglichkeit und Stabilität der Gelenke stark verbessert. Das linke Bein ist gerade, sein Kniegelenk durchgestreckt und die Quadrizepse arbeiten stark, um die Position des Beins zu halten. Adduktoren und Gesäßmuskeln wirken unterstützend. Die Hüftbeuger heben den rechten Oberschenkel zum Oberkörper und drehen ihn im Hüftgelenk nach außen. Der rechte Fuß liegt dabei am linken inneren Oberschenkel. Die Hüftbeuger sind angespannt, um Becken und Lendengegend zu halten. Die Wirbelsäule ist gestreckt und, da sie weder nach vorn noch nach hinten oder zur Seite bewegt wird, in einer neutralen Position. Die Arme werden über den Kopf gestreckt und die Hände fest aneinandergedrückt, was ein aufrichtendes, leichtes Gefühl schafft. Um einer möglichen Überdehnung der Lendengegend beim Ausstrecken der Arme entgegenzuwirken, wird die Kreuzbeinregion nach unten gedrückt. Die Standhaltung kann fehlerhaftes oder hektisches Atmen verlangsamen, die Herzfrequenz senken und das Nervensystem beruhigen. Dies schafft ein Gefühl der geistig-körperlichen Stille.

Schwierigkeit:
Anfänger

Wirkung:
Der Baum verbessert Haltungsbewusstsein und -ausrichtung.

Er bringt den Praktizierenden dazu, sich auf die Atmung zu konzentrieren, was die Konzentration verbessert und Körper und Geist verjüngt.

Vorsicht:
Bei hohem Blutdruck, Knöchel- oder Knieverletzungen sollte man bei dieser Asana vorsichtig sein und sie modifizieren. Auch bei Ischiasproblemen sollte man aufpassen.

⊕ Modifikationen und Hilfsmittel:
Nehmen Sie bei Bluthochdruck die Hände in Gebetshaltung vor die Brust.

Lehnen Sie bei Knöchel- oder Knieproblemen – für mehr Standfestigkeit – den angehobenen Fuß auf der Innenseite des gegenüberliegenden Knöchels an. Die Zehen berühren den Boden.

Bei Gleichgewichtsproblemen kann man auch eine Wand als Stütze nehmen.

Versuchen Sie:
Beide Beine sollten fest angespannt, die Hüften auf einer Höhe sein, so arbeiten beide Seiten des unteren Rückens gleich stark. Halten Sie das Kinn parallel zum Boden und ziehen Sie die Schultern nach unten.

Versuchen Sie, durch Hochziehen und Langmachen der Wirbelsäule dem Körper ein Gefühl der Leichtigkeit zu geben.

Der rechte Fuß muss an der Innenseite des Oberschenkels – und nicht am Kniegelenk – liegen.

Vermeiden Sie:
Heben Sie beim Hochstrecken der Arme nicht die Schultern. Lösen Sie, wenn dies geschieht, die Hände voneinander und drücken Sie die Schulterblätter nach unten.

Beugen Sie das linke Knie nicht. Konzentrieren Sie sich darauf, es durchzustrecken und den Quadrizeps anzuspannen.

Der Baum 89

So geht's – Schritt für Schritt:

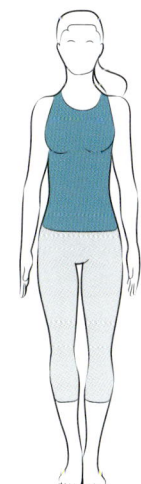

⊙ Schritt 1

Beginnen Sie in der Berghaltung (S. 54).

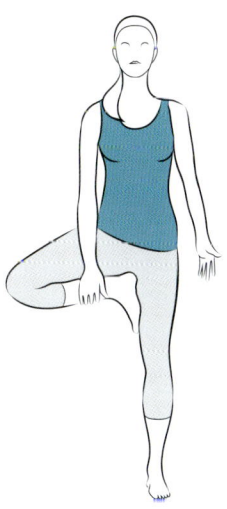

⊙ Schritt 2

Verlagern Sie das Gewicht auf den linken Fuß und spannen Sie die linken Oberschenkelmuskeln an. Drücken Sie den Fuß fest auf den Boden, atmen Sie aus und bringen Sie den rechten Fuß an die linke Oberschenkelinnenseite. Ziehen Sie den Knöchel mit der rechten Hand in die richtige Position. Das rechte Knie ist gebeugt und zeigt zur Seite, die linke und rechte Hüfte sind auf einer Höhe. Drücken Sie den rechten Fuß fest gegen das linke Bein, entspannen Sie die Zehen.

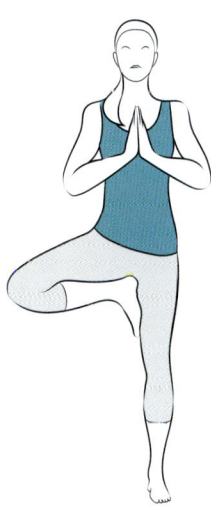

⊙ Schritt 3

Heben Sie beim Einatmen die Hände auf Brusthöhe und drücken Sie sie in Gebetshaltung aneinander. Die Ellbogen zeigen dabei zum Boden hinunter, die Schultern sind entspannt. Halten Sie inne und atmen Sie.

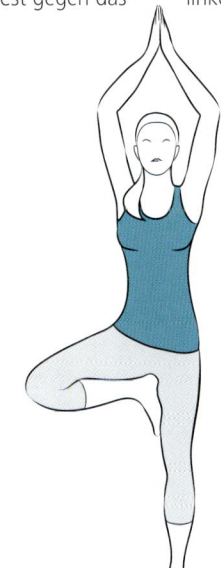

⊙ Schritt 4

Atmen Sie ein und strecken Sie die Arme – in Gebetshaltung – nach oben, bis sie direkt über dem Kopf sind. Die Ellbogen sind leicht gebeugt, die Schultern nach unten gezogen. Strecken Sie die Wirbelsäule nach oben und sehen Sie – mit dem zum Boden parallelen Kinn – geradeaus.

Der Baum

Vrksasana

Beim Baum ist die Wirbelsäule in einer neutralen Position und wird von den isometrisch angespannten großen Muskeln der Brust- und Lendengegend – einschließlich Rückenstrecker und Bauchmuskeln – gestützt. Die Arme werden – durch konzentrisches Kontrahieren der Deltamuskeln – über Kopf gestreckt. Die Trizepse arbeiten ebenfalls konzentrisch, die Bizepse werden dagegen exzentrisch verlängert, um die Arme im Ellbogen zu strecken. Die Trapezmuskeln ziehen die Schulterblätter vom Kopf weg zurück. Die Quadrizepse des linken Beins strecken durch konzentrische Kontraktion das Knie durch, die Stabilisatoren um Knie und Knöchel arbeiten intensiv, um diese Gelenke zu fixieren. Durch das ebenfalls spürbare Arbeiten von Gesäßmuskeln und Abduktoren wird das Bein stabilisiert. Der rechte Oberschenkelknochen wird auswärts gedreht durch konzentrisches Verkürzen des kleinen Gesäßmuskels, des Schneidermuskels und des Schenkelbeugers, das rechte Knie durch Verkürzen der hinteren Oberschenkelmuskeln gebeugt. Der Lenden-Darmbein-Muskel verkürzt sich konzentrisch auf der rechten Seite und fixiert auf der linken.

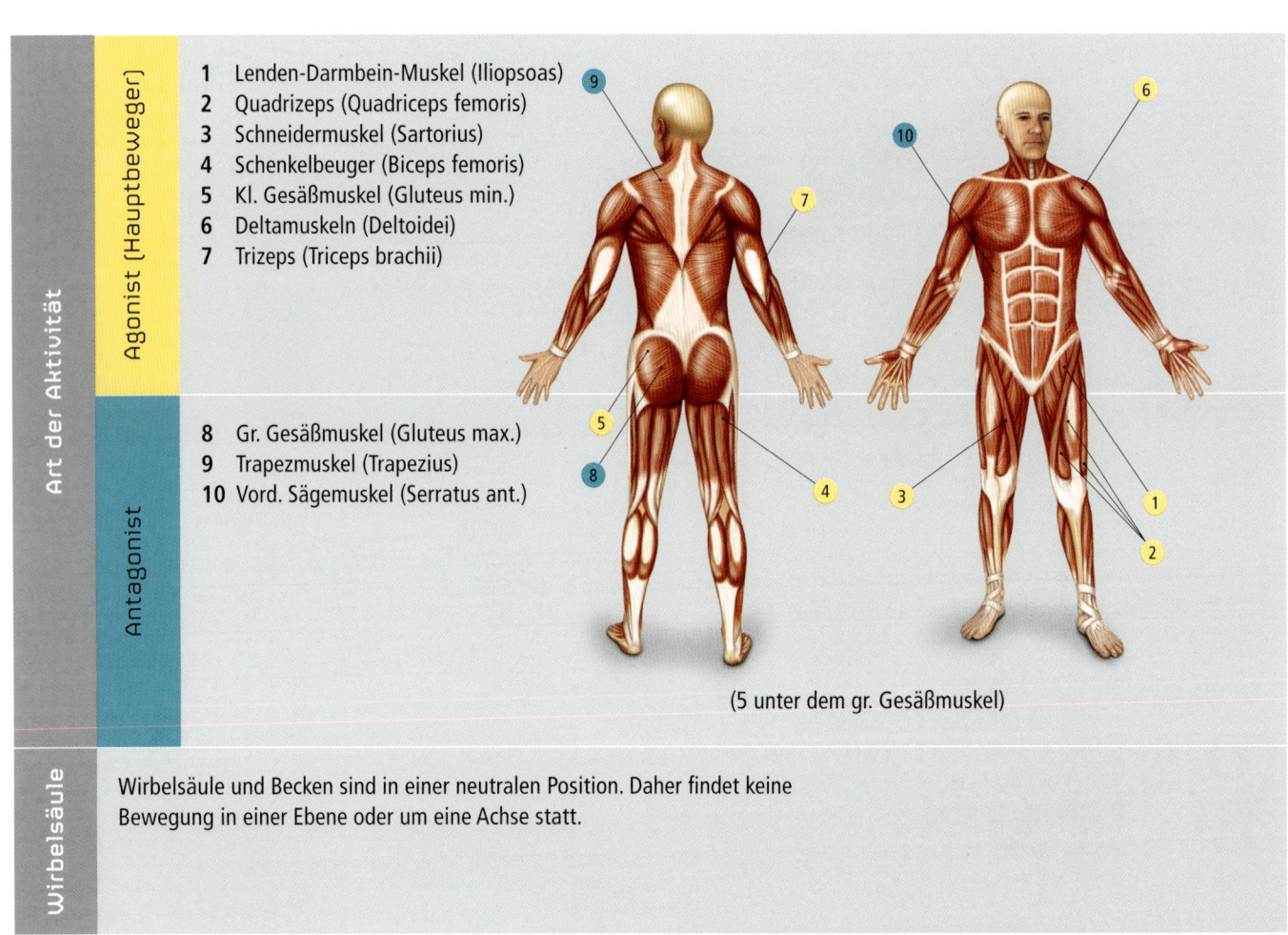

Art der Aktivität		
Agonist (Hauptbeweger)	1	Lenden-Darmbein-Muskel (Iliopsoas)
	2	Quadrizeps (Quadriceps femoris)
	3	Schneidermuskel (Sartorius)
	4	Schenkelbeuger (Biceps femoris)
	5	Kl. Gesäßmuskel (Gluteus min.)
	6	Deltamuskeln (Deltoidei)
	7	Trizeps (Triceps brachii)
Antagonist	8	Gr. Gesäßmuskel (Gluteus max.)
	9	Trapezmuskel (Trapezius)
	10	Vord. Sägemuskel (Serratus ant.)

(5 unter dem gr. Gesäßmuskel)

Wirbelsäule: Wirbelsäule und Becken sind in einer neutralen Position. Daher findet keine Bewegung in einer Ebene oder um eine Achse statt.

Der Baum 91

Anatomie der Haltung

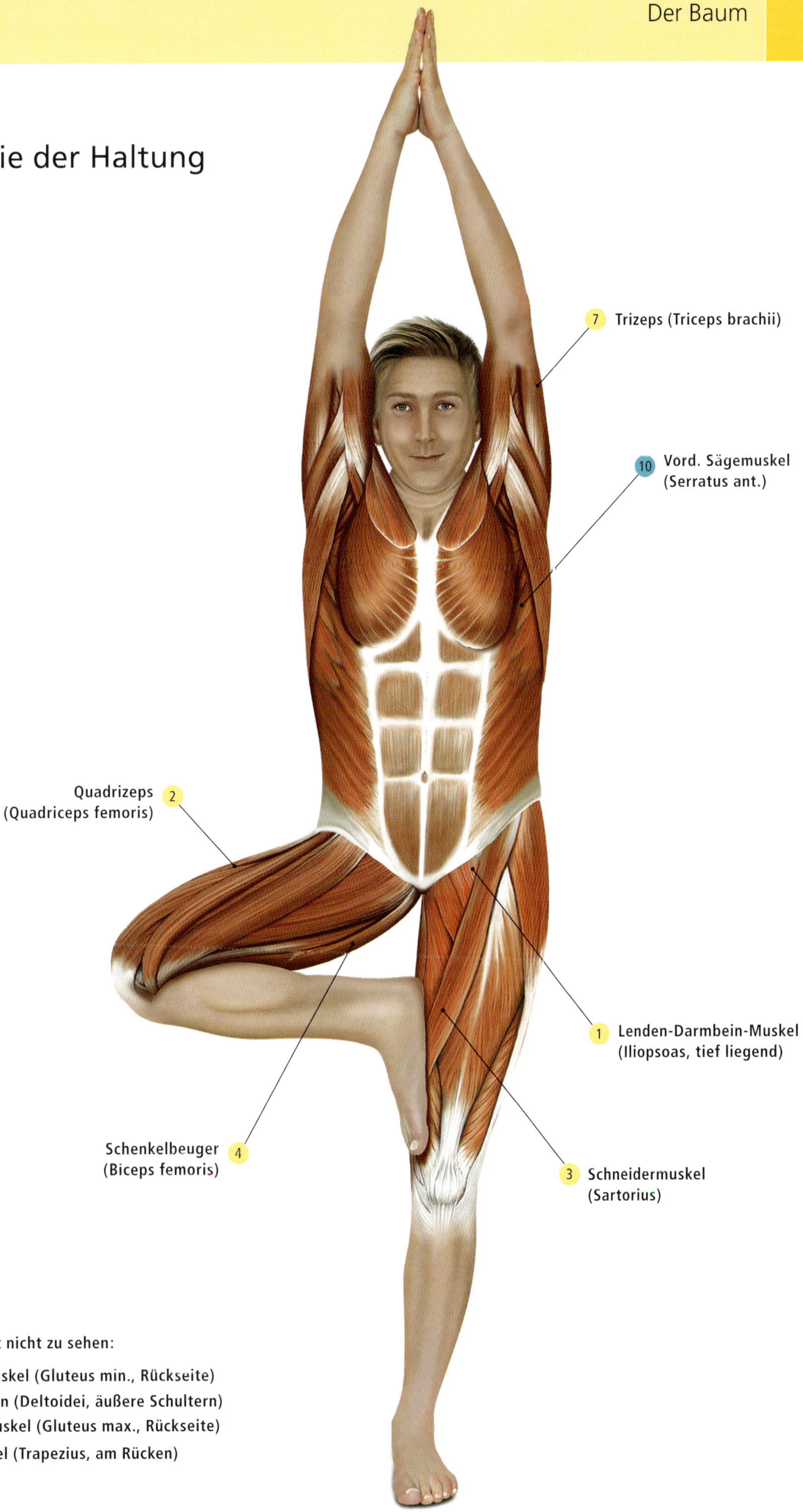

7 Trizeps (Triceps brachii)

10 Vord. Sägemuskel (Serratus ant.)

Quadrizeps (Quadriceps femoris) 2

1 Lenden-Darmbein-Muskel (Iliopsoas, tief liegend)

Schenkelbeuger (Biceps femoris) 4

3 Schneidermuskel (Sartorius)

In dieser Ansicht nicht zu sehen:
5 Kl. Gesäßmuskel (Gluteus min., Rückseite)
6 Deltamuskeln (Deltoidei, äußere Schultern)
8 Gr. Gesäßmuskel (Gluteus max., Rückseite)
9 Trapezmuskel (Trapezius, am Rücken)

Der Adler

Garudasana

Der Adler ist eine belebende Asana, die Gleichgewicht und Koordination verbessert. Oberer Rücken und Schultern werden gedehnt, alle wichtigen Gelenke gestärkt. Durch die Gleichgewichtselemente stärkt diese Asana insbesondere Knie und Knöchel, da sie zum Halten ihrer Stabilität spürbar beansprucht werden. Hüften, Knie und Ellbogen sind gebeugt, was die Blutzirkulation in den Gelenken vorübergehend behindert. Nach Lösen der Haltung führt dies aber zu einer besseren Durchblutung.

Das Auseinanderbewegen der Schulterblätter beim Wegziehen der Arme vom Gesicht dehnt die oberen Rückenmuskeln. Die Streckmuskeln der Wirbelsäule sind angespannt, damit der Oberkörper aufrecht bleibt. Die Beine werden zusammengedrückt. Das stärkt Adduktoren und Quadrizepse, dehnt die äußeren Oberschenkel, hilft bei der richtigen Ausrichtung der Kniescheibe und kommt so dem ganzen Kniegelenk zugute. Der Adler dehnt auch die Gesäßmuskeln – und trägt damit zur Linderung von Schmerzen im unteren Rücken bei – sowie die Muskeln um den Ischiasnerv, was so manches Ischiasproblem lindert.

Schwierigkeit:

Anfänger

Wirkung:

Knöchel, Knie und Hüften werden gestärkt, die Schultern gedehnt. Die Stabilität des Rumpfes wird verbessert, Schmerzen im unteren Rücken gelindert.

Vorsicht:

Bei Knie-, Knöchel- oder Schulterverletzungen sollte diese Asana vorsichtig ausgeführt werden.

Yogapraktizierende mit niedrigem Blutdruck sollten sie, um sich nicht zu überanstrengen, behutsam ausüben.

⊕ Modifikationen und Hilfsmittel:

Legen Sie bei Knie- bzw. Knöchelverletzungen – zum Schutz der Gelenke – einen Yogaklotz unter die Zehen des rechten Fußes oder legen Sie diese auf dem Boden ab.

Sind die Schultern steif oder verletzt, legen Sie den rechten Arm unter den linken und die Handrücken – statt der Handflächen – aneinander.

⊘ Versuchen Sie:

Ziehen Sie die Schultern nach unten und bringen Sie Hände und Handgelenke direkt über die Ellbogen.

Bewegen Sie die Knie zur Körpermitte, sodass sie eine Linie mit den Knöcheln bilden, und pressen Sie für mehr Stabilität die Beine zusammen.

⊗ Vermeiden Sie:

Vermeiden Sie verspannte Schultern, indem Sie die Schulterblätter unten halten.

Lehnen Sie sich nicht vor, sondern richten Sie die Wirbelsäule bewusst nach oben aus.

Bringen Sie den rechten Fuß nicht mit Gewalt hinter den linken Wadenmuskel, das kann das Knie verletzen. Legen Sie den Fuß stattdessen sanft auf dem linken Unterschenkel ab.

Der Adler

So geht's – Schritt für Schritt:

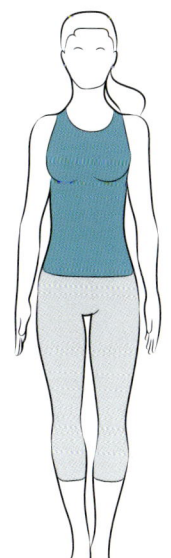

◁ Schritt 1

Beginnen Sie in der Berghaltung (S. 54).

Schritt 2 ▷

Atmen Sie ein und strecken Sie die Arme parallel zum Boden gerade vor dem Körper aus. Kreuzen Sie, während Sie ausatmen, den rechten Arm unter den linken und beugen Sie dabei die Ellbogen. Atmen Sie nun ein und drücken Sie die Handflächen zusammen. Finger und Daumen zeigen nach oben, die Unterarme befinden sich senkrecht zum Boden.

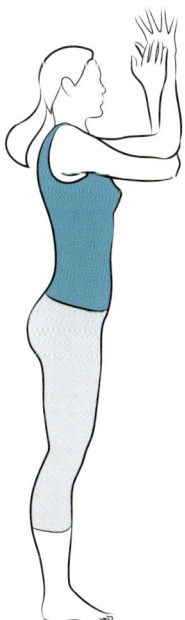

Schritt 3 ▷

Gehen Sie beim Ausatmen in die Hocke: Beugen Sie die Knie, drücken Sie die Beine und Füße zusammen – mit den Fersen fest auf dem Boden – und strecken Sie die Wirbelsäule. Die Oberschenkel drücken dabei fest gegeneinander, das Becken ist leicht nach vorn gekippt. Ziehen Sie die Bauchmuskeln zur Wirbelsäule.

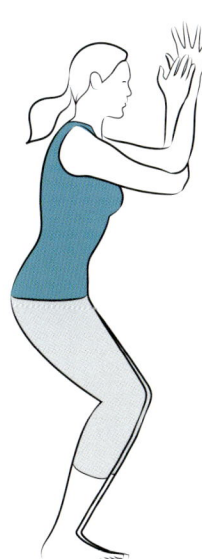

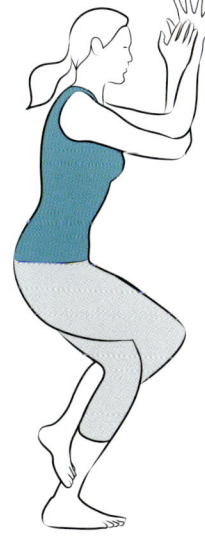

◁ Schritt 4

Das linke Bein bleibt gebeugt. Heben Sie beim Einatmen das rechte Bein so über das linke, dass der rechte Oberschenkel auf dem linken liegt. Verhaken Sie den rechten Fuß – mit den Zehen nach unten – hinter dem linken Unterschenkel. Der Scheitel des Kopfes zieht nach oben und streckt die Wirbelsäule. Blicken Sie – das Kinn parallel zum Boden – geradeaus. Atmen Sie gleichmäßig.

Gleichgewichtshaltungen

Der Adler

Garudasana

Beim Adler werden die hinteren Oberschenkelmuskeln konzentrisch angespannt und die Quadrizepse exzentrisch verlängert, dadurch wird das Knie gebeugt. Lenden-Darmbein-Muskel, Schneidermuskel und Schenkelbeuger verkürzen sich und beugen dadurch die Hüfte. Dies führt wiederum dazu, dass die Wirbelsäule in die Vorbeuge geht, bevor sich die Lendenwirbelsäule durch konzentrische Verkürzung des Rückenstreckers leicht streckt. Der rechte Knöchel wird nach plantar, der linke nach dorsal gebeugt und die Adduktoren arbeiten stark, um die Oberschenkel zusammenzupressen, was wiederum beide Oberschenkelknochen einwärts dreht. Die Gesäßmuskeln stabilisieren die Hüfte und die Bauchmuskeln – hauptsächlich der gerade Bauchmuskel – unterstützen die Fixierung des Oberkörpers. Brust- und vordere Deltamuskeln ziehen die Arme zueinander, Trapez- und rautenförmige Muskeln die Schulterblätter nach unten, was Oberkörper und Nacken dehnt.

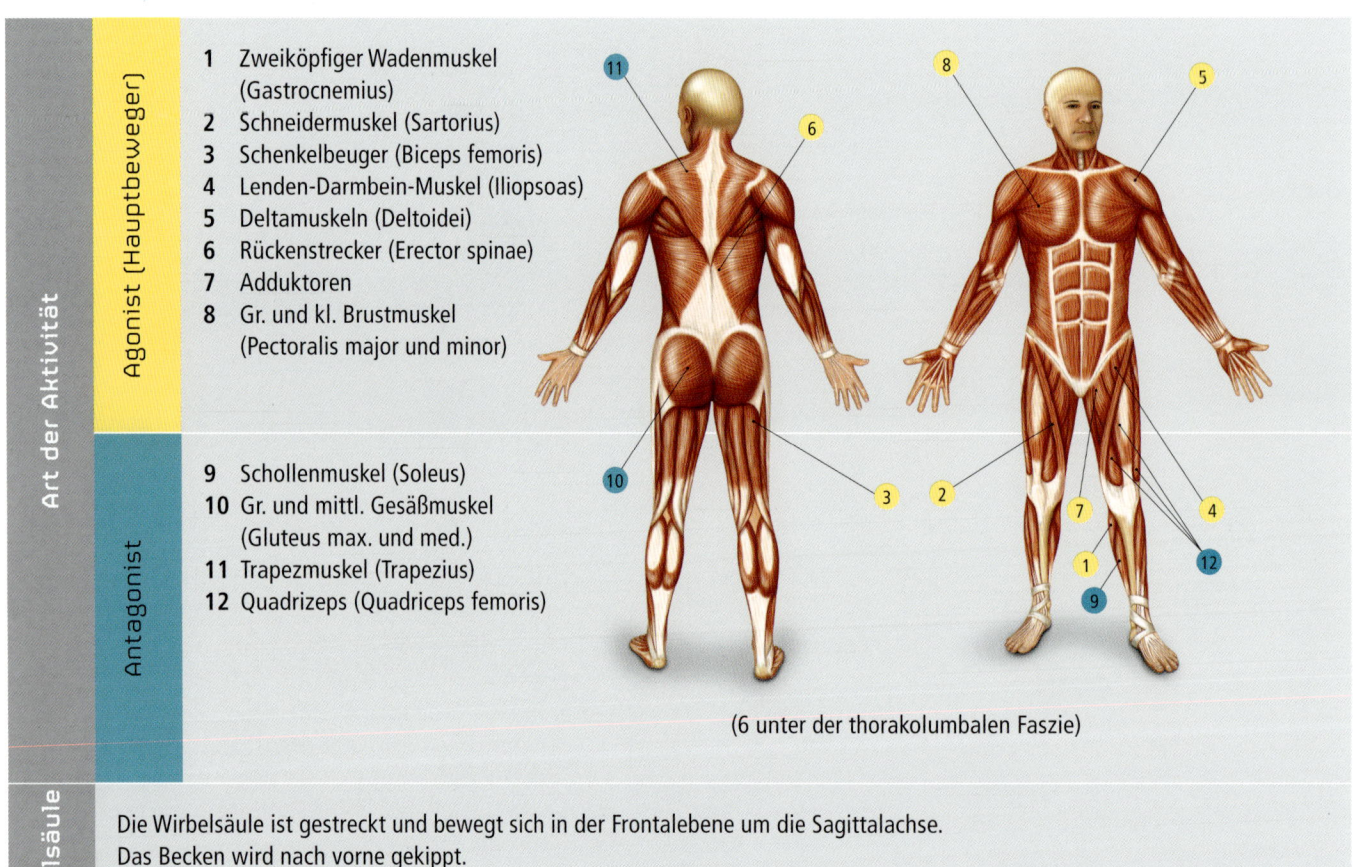

Agonist (Hauptbeweger)
1 Zweiköpfiger Wadenmuskel (Gastrocnemius)
2 Schneidermuskel (Sartorius)
3 Schenkelbeuger (Biceps femoris)
4 Lenden-Darmbein-Muskel (Iliopsoas)
5 Deltamuskeln (Deltoidei)
6 Rückenstrecker (Erector spinae)
7 Adduktoren
8 Gr. und kl. Brustmuskel (Pectoralis major und minor)

Antagonist
9 Schollenmuskel (Soleus)
10 Gr. und mittl. Gesäßmuskel (Gluteus max. und med.)
11 Trapezmuskel (Trapezius)
12 Quadrizeps (Quadriceps femoris)

(6 unter der thorakolumbalen Faszie)

Wirbelsäule
Die Wirbelsäule ist gestreckt und bewegt sich in der Frontalebene um die Sagittalachse.
Das Becken wird nach vorne gekippt.

Der Adler 95

Anatomie der Haltung

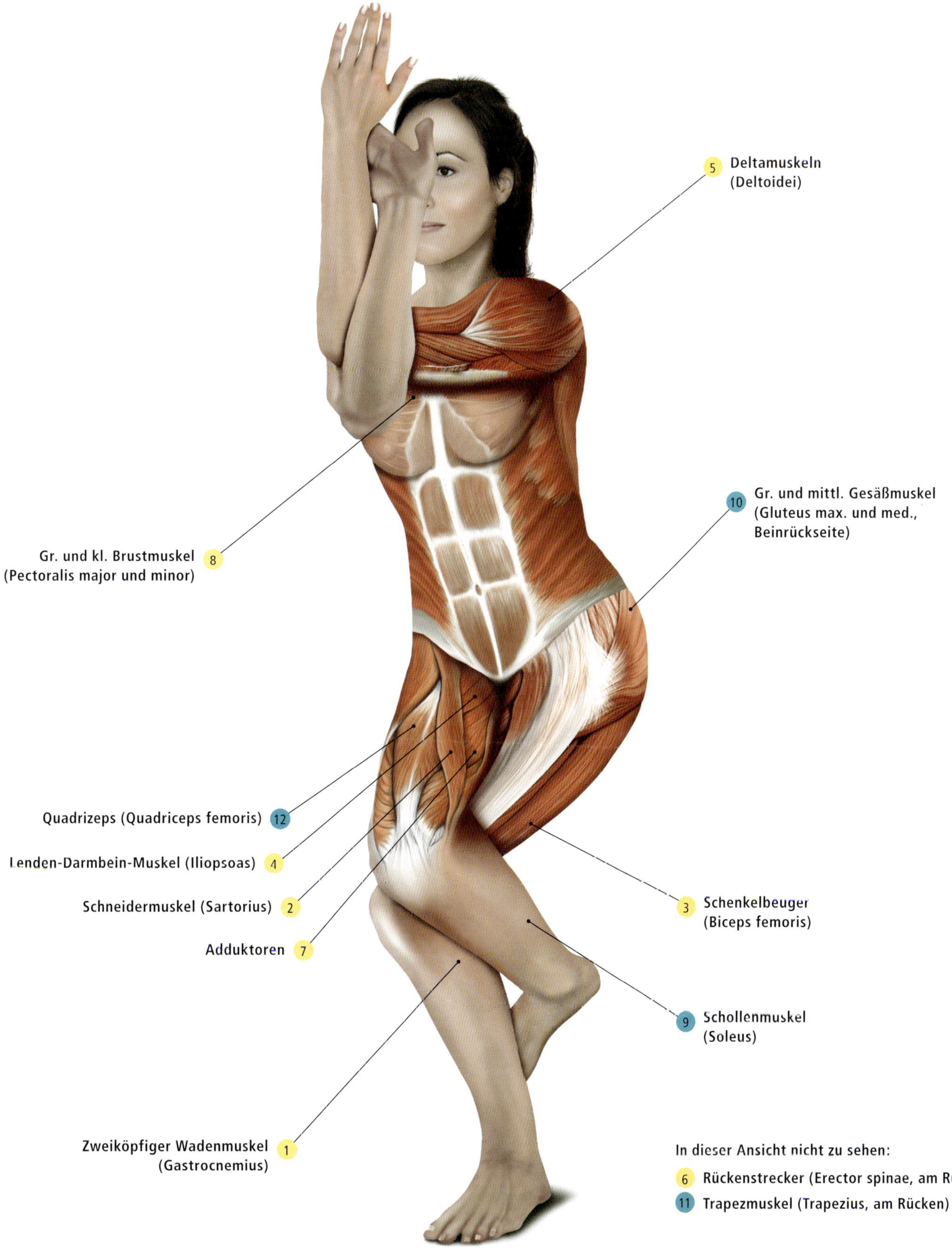

5 Deltamuskeln (Deltoidei)

10 Gr. und mittl. Gesäßmuskel (Gluteus max. und med., Beinrückseite)

Gr. und kl. Brustmuskel 8 (Pectoralis major und minor)

Quadrizeps (Quadriceps femoris) 12

Lenden-Darmbein-Muskel (Iliopsoas) 4

Schneidermuskel (Sartorius) 2

Adduktoren 7

3 Schenkelbeuger (Biceps femoris)

9 Schollenmuskel (Soleus)

Zweiköpfiger Wadenmuskel 1 (Gastrocnemius)

In dieser Ansicht nicht zu sehen:

6 Rückenstrecker (Erector spinae, am Rücken)
11 Trapezmuskel (Trapezius, am Rücken)

Gleichgewichtshaltungen

Der Tänzer

Natarajasana

Der Tänzer ist eine energetisierende Asana, die höchste Konzentration erfordert. Bei dieser stärkenden Gleichgewichtsasana werden alle Muskelgruppen des Körpers beansprucht. Wegen der tiefen Streckung der Wirbelsäule gilt sie als Rückbeuge. Zu den positiven Wirkungen des Tänzers gehören bessere Durchblutung und Atemfunktion, was zu einer Verbesserung der allgemeinen Kondition führt.

Das Standbein ist vollständig ausgestreckt und trägt das Körpergewicht, während das andere Bein mit gebeugtem Knie nach hinten tritt. Durch diese Tretbewegung wird das Becken vorgeschoben und auch der Oberkörper bewegt sich nach vorn, die Wirbelsäule dagegen in die Rückbeuge. Dazu müssen rechte Schulter und rechte Hüfte nach außen gedreht werden, was diese Gelenke stark dehnt. Da Knöchel und Knie des linken Beins den restlichen Körper im Gleichgewicht halten müssen, gewinnen diese an Kraft und Stabilität. Durch eine solche Zusammenarbeit aller großen Muskelgruppen wird auch die Rumpfstabilität erheblich verbessert.

Schwierigkeit:

Mittel

Wirkung:

Der Tänzer trainiert die Kondition, dehnt und stärkt alle wichtigen Gelenke – insbesondere Hüften und Schultern – und verbessert die Konzentrationsfähigkeit.

Die Beweglichkeit der Wirbelsäule und die Rumpfstabilität werden erheblich gesteigert.

Vorsicht:

Diese intensive Asana sollte bei hohem oder niedrigem Blutdruck modifiziert werden.

Yogapraktizierende mit Verletzungen am unteren Rücken sollten, um die Bandscheiben nicht zu stark zu belasten, das Becken nur minimal drehen.

⊕ Modifikationen und Hilfsmittel:

Bei niedrigem Blutdruck oder Problemen am unteren Rücken sollte man sich eher darauf konzentrieren, die Wirbelsäule lang zu machen und den linken Arm nach oben zu strecken, statt Wirbelsäule und Arm nach vorn zu bewegen.

Fällt das Beugen des Knies schwer, können Sie einen Yogagurt um den Knöchel legen und mit der rechten Hand festhalten.

⊘ Versuchen Sie:

Machen Sie die Wirbelsäule lang, um Raum im Oberkörper zu schaffen.

Lassen Sie das Standbein durchgestreckt, das schont das Kniegelenk und verbessert das Gleichgewicht.

Entspannen Sie beim Heben des rechten Beins Ihren rechten Arm, um die Dehnung des Schultergelenks zu erleichtern.

Vermeiden Sie:

Lassen Sie den linken Arm nicht tiefer als parallel zum Boden sinken, halten Sie ihn vielmehr auf Augenhöhe und strecken Sie ihn weit nach vorn.

Drehen Sie die rechte Hüfte nicht zu weit, da das den unteren Rücken zusammendrücken kann. Bewegen Sie die Hüfte vielmehr etwas Richtung Boden.

Der Tänzer

So geht's – Schritt für Schritt:

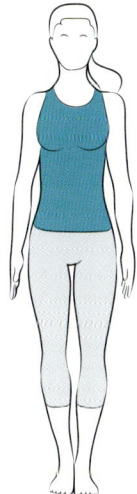

Schritt 1

Beginnen Sie in der Berghaltung (S. 54).

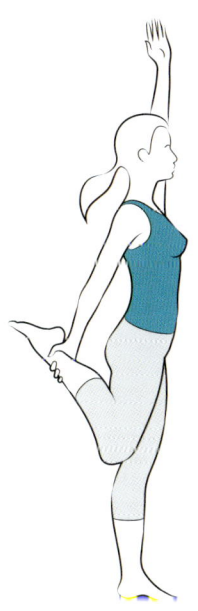

Schritt 2

Drehen Sie den rechten Arm so, dass Ellbogeninnenseite und Handfläche nach außen zeigen. Verlagern Sie nun das Gewicht auf das linke Bein und beugen Sie das rechte Knie, indem Sie den rechten Fuß zum rechten Gesäßmuskel anheben. Legen Sie die rechte Hand fest um den rechten inneren Knöchel. Strecken Sie beim Einatmen den linken Arm gerade nach oben, sodass der linke Oberarm am linken Ohr ist.

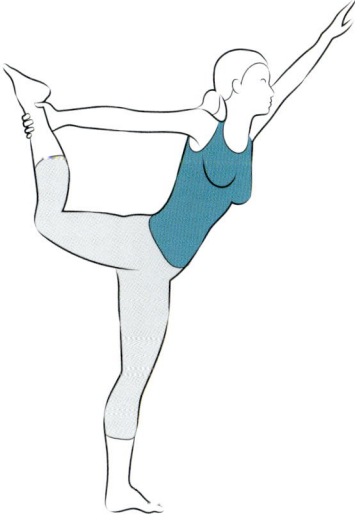

Schritt 3

Pressen Sie den linken Fuß auf den Boden und halten Sie das linke Bein durch Kontrahieren der Oberschenkelmuskeln gestreckt. Heben Sie beim Ausatmen den rechten Fuß nach hinten-oben, der Oberkörper kippt so nach vorn, der linke Arm wird vorgestreckt. Atmen Sie gleichmäßig und strecken Sie die Wirbelsäule vor. Im Oberkörper sollte ein Gefühl von Länge und Aufrichtung entstehen.

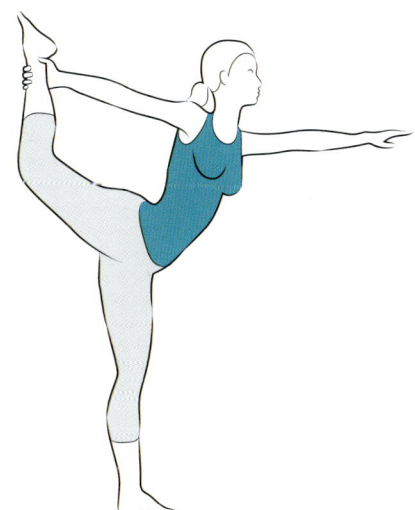

Schritt 4

Schieben Sie, um die Wirbelsäule noch mehr zu dehnen, beim Ausatmen den rechten Fuß noch weiter nach hinten. Das rechte Bein hebt nun nach oben, rechte Hüfte und Schulter werden nach rechts ausgedreht. Strecken Sie den linken Arm gerade nach vorn. Hand und Blick sind auf einer Linie, das Kinn ist parallel zum Boden.

Gleichgewichtshaltungen

Der Tänzer

Natarajasana

Beim Tänzer arbeiten die verschiedenen Muskelgruppen in unterschiedlicher Weise. Die hinteren Oberschenkelmuskeln des rechten Beins werden verkürzt, um das Knie zu beugen, Quadrizepse und Hüftbeuger dagegen exzentrisch verlängert. Die hinteren Deltamuskeln und die Rotatorenmanschette der rechten Schulter drehen den rechten Arm nach außen. Die Trizepse arbeiten konzentrisch, um beide Arme auszustrecken. Der Deltamuskel der linken Schulter hält den Arme durch isometrische Kontraktion, die Brustmuskeln unterstützen dies durch konzentrisches Arbeiten. Das linke Bein wird durch konzentrische Kontraktion der Quadrizepse durchgestreckt, was die hinteren Oberschenkelmuskeln fixieren. Das Becken wird nach vorn gedreht, die Wirbelsäule – mit konzentrisch verkürztem Rückenstrecker – in die Rückbeuge gestreckt. Der große Rücken- und der gerade Bauchmuskel fixieren die Position der Wirbelsäule.

Art der Aktivität		
Agonist (Hauptbeweger)	1	Quadrizeps (Quadriceps femoris)
	2	Hintere Oberschenkelmuskeln (Biceps femoris, Semitendinosus, Semimembranosus)
	3	Rückenstrecker (Erector spinae)
	4	Deltamuskeln (Deltoidei)
	5	Kl. und gr. Gesäßmuskel (Gluteus min. und max.)
Antagonist	6	Gerader Bauchmuskel (Rectus abdominis)
	7	Gr. und kl. Brustmuskel (Pectoralis major und minor)
	8	Gr. Rückenmuskel (Latissimus dorsi)

(3 unter der thorakolumbalen Faszie)

Wirbelsäule	Die gestreckte Wirbelsäule wird in der Sagittalebene um die Frontalachse bewegt. Das Becken ist nach vorn gekippt.

Der Tänzer 99

Anatomie der Haltung

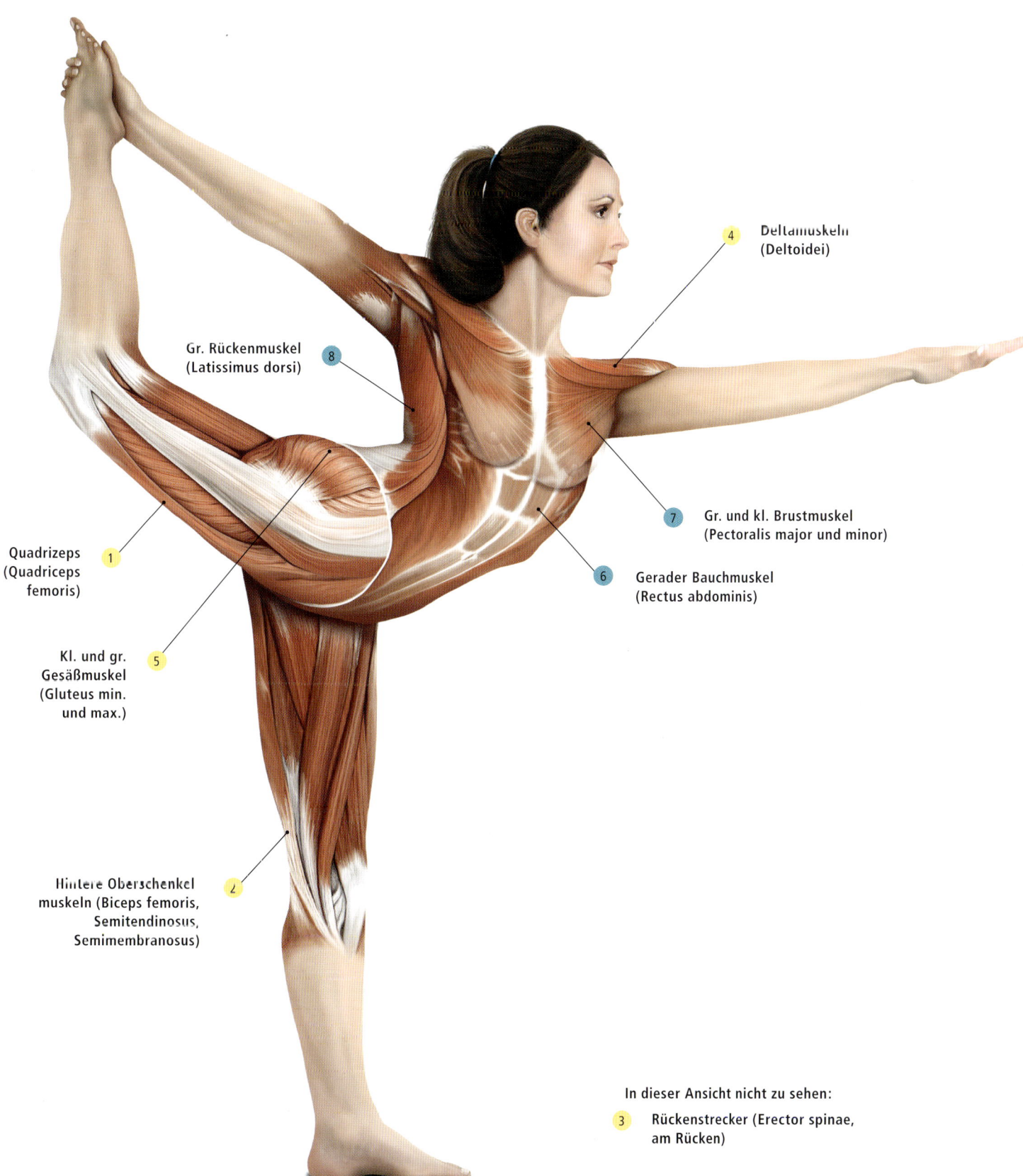

… 100 Gleichgewichtshaltungen

Der Halbmond
Ardha Chandrasana

Der Halbmond ist eine Gleichgewichtsasana, die sehr gut zum Aufbau von Kraft und Stabilität aller Gelenke, besonders der Knie und Knöchel, geeignet ist. Die Wirbelsäule wird nach rechts geneigt und das rechte Knie gebeugt, sodass die rechte Hand den Boden direkt vor dem rechten Fuß berührt. Beim Anheben des linken Fußes sind beide Knie durchgestreckt, die Beine angespannt. Alle vier Ecken des Standfußes sind fest auf dem Boden, der angehobene Fuß hat eine neutrale Position. Die Wirbelsäule ist so gestreckt, dass der Rumpf auf beiden Seiten gleich lang ist, und die Bauchmuskeln arbeiten intensiv, um die Wirbelsäule zu halten. Die Arme werden vom Körper abgespreizt, um eine lange Linie von der einen Hand zur anderen zu bilden, und dehnen so Brust und Schultern. Vordere Hüften und Leiste werden durch Auswärtsdrehen der linken Hüfte ebenfalls gedehnt. Diese Bewegung sollte jedoch nicht mit Gewalt durchgeführt werden, da das die Gelenke am unteren Rücken unnötig belastet.

Schwierigkeit:
Mittel

Wirkung:
Diese Yogaübung dehnt und stärkt die Hüften. Knöchel und Kniegelenke werden gekräftigt, Schultern und Brust gedehnt, die Rumpfstabilität stark verbessert.

Da sie eine gute Balance erfordert, verbessert die Asana auch die Konzentrationsfähigkeit.

Vorsicht:
Bei Problemen mit dem Blutdruck oder Verletzungen am unteren Rücken, besonders an den Bandscheiben, sollte die Asana modifiziert werden.

⊕ Modifikationen und Hilfsmittel:

Können Sie das rechte Bein nicht durchstrecken, sobald die rechte Hand den Boden berührt, können Sie einen Yogaklotz unter diese legen.

Lehnen Sie sich mit dem Rücken an die Wand, wenn die Wirbelsäule eine Stütze benötigt.

Sehen Sie bei Nackenverletzungen zur rechten Hand.

Bei Problemen mit dem Blutdruck lassen Sie die linke Hand an der linken Hüfte.

⊙ Versuchen Sie:

Spannen Sie die Beinmuskeln fest an, das hilft beim Durchstrecken des Kniegelenks.

Drehen Sie die linke Körperseite etwas nach hinten, sodass die Gelenke eine Linie bilden und Hüften und Schultern geweitet werden.

Spreizen Sie Arme und Beine von der Körpermitte ab, um Raum in den Gelenken zu schaffen.

Vermeiden Sie:

Lassen Sie das linke Bein nicht tiefer als parallel zum Boden sinken. Bilden Sie so eine gerade Linie von der Ferse bis zum Scheitel.

Linke Schulter und Hüfte dürfen nicht nach vorn fallen. Öffnen Sie stattdessen diese Gelenke, indem Sie die linke Körperseite nach hinten ziehen.

Der Halbmond

So geht's – Schritt für Schritt:

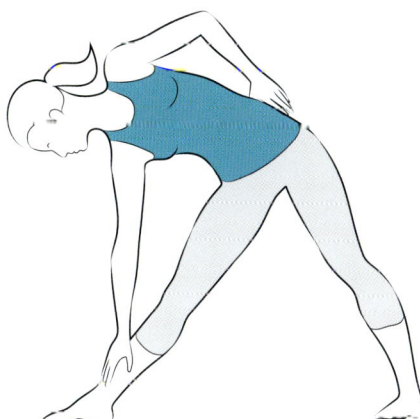

Schritt 1

Beginnen Sie im Dreieck nach rechts. Legen Sie nun die linke Hand auf die linke Hüfte und die rechte Hand auf den rechten Unterschenkel. Die linke Schulter und Hüfte sind auswärts gedreht, Scheitel und Nacken vom Körper weg in die Länge gestreckt.

Schritt 2

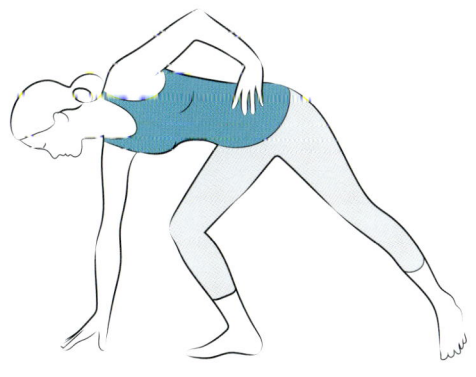

Verlagern Sie, während Sie gleichmäßig weiter atmen, das Gewicht auf das rechte Bein und beugen Sie das rechte Knie. Machen Sie den Schritt kleiner, indem Sie den linken Fuß näher zum rechten ziehen. Strecken Sie die rechte Hand zum Boden. Stellen Sie sie neben dem Fuß vor den Zehen ab, sodass sie direkt unter der rechten Schulter ist. Das Gewicht liegt hauptsächlich auf dem rechten Bein. Das linke Bein ist ausgestreckt, der Fuß schwebt knapp über dem Boden.

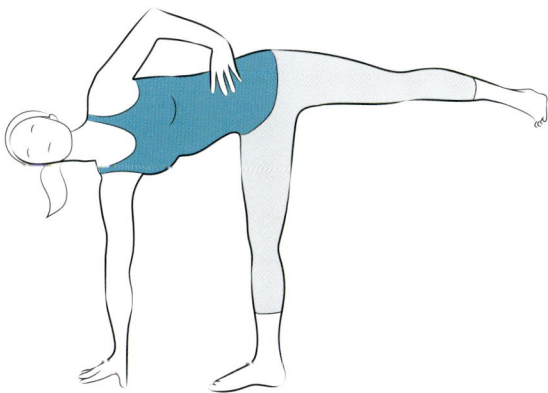

Schritt 3

Atmen Sie ein, strecken Sie dabei das rechte Bein aus und heben Sie das linke Bein, bis es parallel zum Boden ist. Strecken Sie es mit den Zehen nach vorn bis zur linken Ferse durch. Spannen Sie die Oberschenkelmuskeln fest an und strecken Sie die Knie durch.

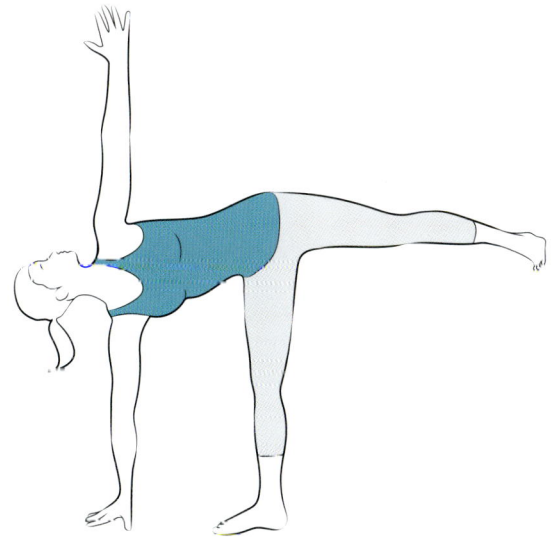

Schritt 4

Drehen Sie beim Ausatmen die linke Hüfte und Schulter leicht nach hinten, sodass die linke Körperseite noch intensiver gedehnt wird. Strecken Sie nun den linken Arm gerade nach oben, bis die Arme eine lange Linie bilden. Halten Sie den Nacken gerade und blicken Sie zur linken Hand.

Gleichgewichtshaltungen

Der Halbmond
Ardha Chandrasana

Auch wenn beim Halbmond die Wirbelsäule nach rechts geneigt ist, wird auf beiden Rumpfseiten die gleiche Länge benötigt. Dafür müssen sich die schrägen Bauchmuskeln, wenn die Wirbelsäule in die Seitbeuge geht, erst auf der rechten Seite konzentrisch anspannen. Sobald sich die Wirbelsäule streckt, arbeiten die Bauchmuskeln – auch der gerade – als Stabilisatoren. Die linken schrägen Bauchmuskeln kontrahieren, um die linke Hüfte und Schultern auswärts – in eine neutrale Position – zu drehen, der quadratische Lendenmuskel stützt die Lendenwirbelsäule. Die Quadrizepse strecken die Kniegelenke durch konzentrisches Arbeiten, die hinteren Oberschenkelmuskeln ermöglichen dies durch exzentrisches Strecken. Der große Gesäßmuskel unterstützt die Streckung der Hüften, der kleine Gesäßmuskel stabilisiert das Becken, während die Abduktoren das rechte Bein von der Mittelachse des Körpers abspreizen. Das Standbein wird vom viereckigen Schenkelmuskel und vom hüftbeugenden Schneidermuskel auswärts gedreht. Die Arme werden erst auswärts gedreht und dann von den Deltamuskeln abgespreizt. Die Trizepse kontrahieren konzentrisch, um die Arme im Ellbogengelenk zu strecken. Die linke Seite des großen Kopfwenders verkürzt sich konzentrisch, was den Blick auf die linke Hand richtet.

Art der Aktivität			
Agonist (Hauptbeweger)	1	Gr. Kopfwender (Sternocleidomastoideus)	
	2	Quadrizeps (Quadriceps femoris)	
	3	Gr. und mittl. Gesäßmuskel (Gluteus max. und med.)	
	4	Inn. und äuß. schräger Bauchmuskel (Obliquus int. und ext. abdominis)	
	5	Deltamuskeln (Deltoidei)	
	6	Viereckiger Schenkelmuskel (Quadratus femoris)	
Antagonist	7	Hintere Oberschenkelmuskeln (Biceps femoris, Semitendinosus, Semimembranosus)	
	8	Quadr. Lendenmuskel (Quadratus lumborum)	
	9	Schneidermuskel (Sartorius)	

(6 unter dem viereckigen Schenkelmuskel, 8 unter der thorakolumbalen Faszie)

Wirbelsäule	Die Wirbelsäule ist in rechter Seitbeuge und wird in der Frontalebene um die Sagittalachse bewegt. Das Becken ist zur rechten Seite gekippt.

Der Halbmond 103

Anatomie der Haltung

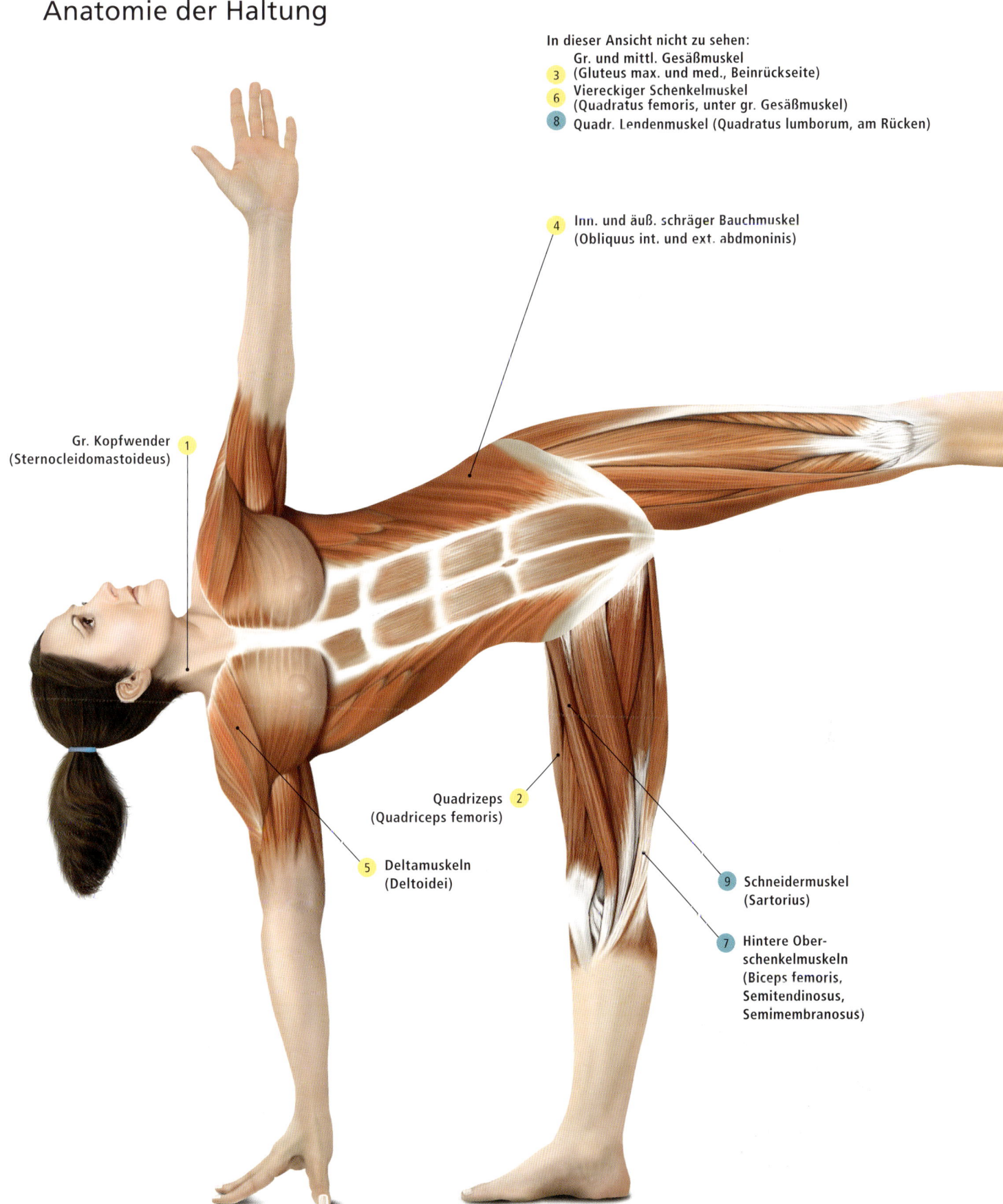

In dieser Ansicht nicht zu sehen:
- 3 Gr. und mittl. Gesäßmuskel (Gluteus max. und med., Beinrückseite)
- 6 Viereckiger Schenkelmuskel (Quadratus femoris, unter gr. Gesäßmuskel)
- 8 Quadr. Lendenmuskel (Quadratus lumborum, am Rücken)

4 Inn. und äuß. schräger Bauchmuskel (Obliquus int. und ext. abdmoninis)

1 Gr. Kopfwender (Sternocleidomastoideus)

2 Quadrizeps (Quadriceps femoris)

5 Deltamuskeln (Deltoidei)

9 Schneidermuskel (Sartorius)

7 Hintere Oberschenkelmuskeln (Biceps femoris, Semitendinosus, Semimembranosus)

Krieger III
Virabhadrasana III

Krieger III gilt als eine der anspruchsvollsten Gleichgewichtshaltungen. Durch das Strecken der Arme und Beine wird in allen großen Muskelgruppen viel Kraft benötigt. Daher ist sie sehr gut für Muskelaufbau und aerobes Ausdauertraining geeignet.

Erst werden die Arme aus der Berghaltung über den Kopf, die Wirbelsäule in die Länge gestreckt. Das schafft Raum im Oberkörper, dehnt die gesamte Wirbelsäule und öffnet die Schultern. Die Oberschenkelmuskeln, besonders die Quadrizepse, sind fest angespannt und unterstützen die Streckung der Knie, die Gesäßmuskeln strecken die Hüftgelenke. Dadurch entsteht eine lange Linie von den Füßen zu den Händen, die alle Gelenke dehnt und den ganzen Körper energetisiert. Das rechte Bein macht nun einen Schritt nach vorn und die Wirbelsäule sinkt, bis sie parallel zum Boden ist. Um diese Position zu halten, müssen die die Wirbelsäule und Schultern stützenden Muskeln fest angespannt werden. Quadrizepse und hintere Oberschenkelmuskeln werden jetzt mehr beansprucht, die Knöchelstabilisatoren und Bauchmuskeln arbeiten, um die Balance des Praktizierenden zu halten.

Schwierigkeit:
Mittel

Wirkung:
Diese Asana stärkt den ganzen Körper, dehnt die Schultern und gibt dem Yogapraktizierenden ein Gefühl von Länge im gesamten Körper.

Aufgrund der Intensität dieser Asana werden auch aerobe Ausdauer und Muskelkraft stark verbessert.

Vorsicht:
Das Durchstrecken von Armen und Beinen beansprucht den unteren Rücken stark und erhöht die Herzfrequenz. Bei Verletzungen am unteren Rücken bzw. hohem oder niedrigem Blutdruck sollte die Asana daher modifiziert werden.

⊕ Modifikationen und Hilfsmittel:

Bei Verletzungen am unteren Rücken oder Problemen mit dem Blutdruck können Sie die Arme seitlich am Körper oder wie in der Gebetshaltung vor dem Brustbein lassen.

Die Ausrichtung des Körpers kann ebenfalls modifiziert werden, indem man Wirbelsäule und Bein – statt parallel zum Boden – in eine diagonale Linie bringt. Dadurch wird der Druck auf den unteren Rücken minimal.

⊘ Versuchen Sie:

Versuchen Sie, beim Strecken der Arme über den Kopf den gesamten Körper in die Länge zu ziehen.

Halten Sie diese gerade Körperlinie bei und spannen Sie die Bauchmuskeln an, um die Lendengegend zu stützen.

Das Becken sollte – in der Endposition – parallel zum Boden sein.

Vermeiden Sie:

Heben Sie die Schultern nicht an und achten Sie darauf, die Schulterblätter von den Ohren weg Richtung Becken zu ziehen.

Drehen Sie das Becken nicht, sondern halten Sie die Hüften in einer neutralen Ausrichtung.

Vermeiden Sie, dass sich die Wirbelsäule wölbt, behalten Sie stattdessen eine gerade Linie bei, die Arme neben den Ohren.

Krieger III

So geht's – Schritt für Schritt:

Schritt 1

Beginnen Sie in der Berghaltung (S. 54).

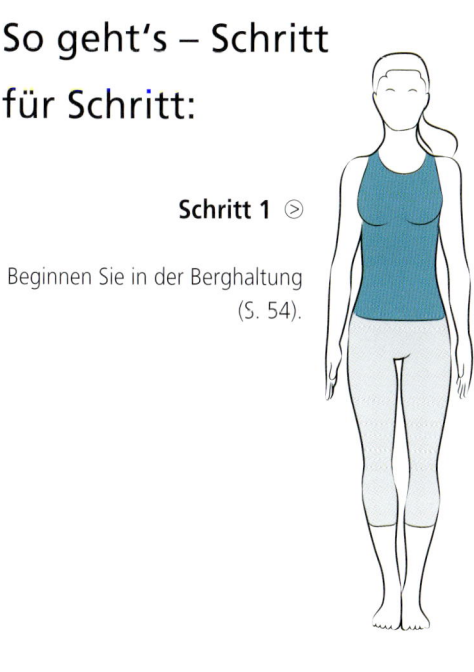

Schritt 2

Strecken Sie die Arme seitlich über den Kopf. Verschränken Sie die Finger, strecken Sie die Zeigefinger aus und pressen Sie die Handballen zusammen. Ziehen Sie die Schultern – von den Ohren weg – nach unten. Drücken Sie nun die Beine fest aneinander und machen Sie den gesamten Körper lang. Das dehnt Rückenmuskeln und Schultern. Ziehen Sie den unteren vorderen Brustkorb nach innen und das Steißbein zum Boden.

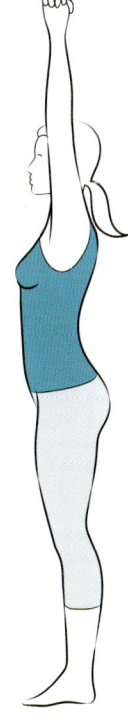

Schritt 3

Machen Sie mit dem rechten Bein einen ca. 60 cm großen Schritt vor und verlagern Sie das Gewicht auf das rechte Bein. Heben Sie nun das ausgestreckte linke Bein vom Boden ab und strecken Sie es nach hinten, Wirbelsäule und Arme dagegen nach vorn. Linkes Bein, Wirbelsäule und Arme bilden nun eine diagonale Linie.

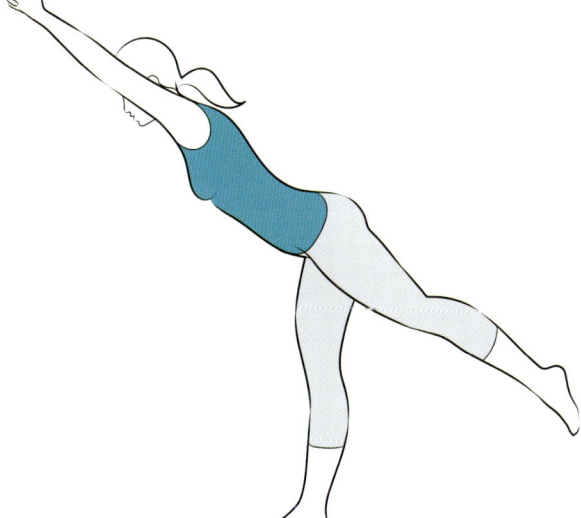

Schritt 4

Lassen Sie die Knie gestreckt und spannen Sie Oberschenkel- und Gesäßmuskeln fest an. Strecken Sie sich – die Zehen nach unten, die Hüfte parallel zum Boden – bis in die linke Ferse. Wirbelsäule und Arme sind nach vorn gestreckt, der Scheitel zeigt auch nach vorn. Dadurch entsteht eine lange gerade Linie von der linken Ferse bis zu den Fingerspitzen. Sehen Sie auf den Boden, ohne den Kopf zu senken.

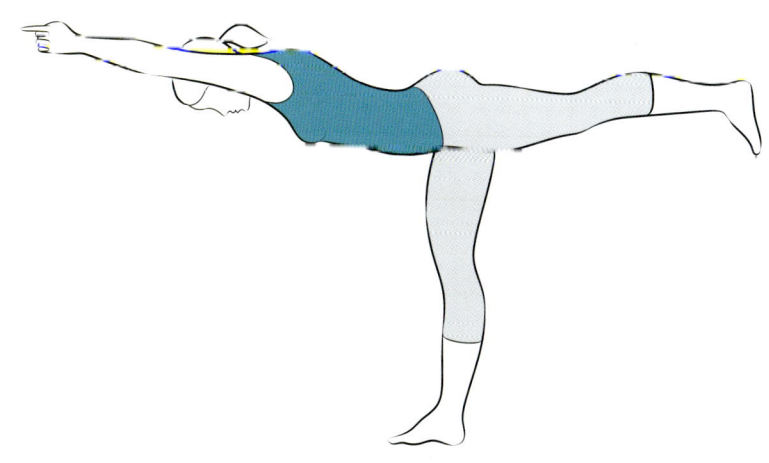

Krieger III
Virabhadrasana III

Beim Krieger III werden die Arme von den Deltamuskeln über Kopf gestreckt, vom großen runden Muskel und den Brustmuskeln einwärts gedreht und vom vorderen Sägemuskel gehalten. Die Trizepse kontrahieren konzentrisch, um die Ellbogengelenke zu strecken. Die Schulterblätter werden erst gedreht und dann vom Trapezmuskel vom Kopf weg nach unten gezogen. Die Wirbelsäule wird gestreckt und von Rückenstrecker, quadratischem Lenden- und großem Rückenmuskel gestützt. Der gerade Bauchmuskel kontrahiert, um die Wirbelsäule zu fixieren. Die rechte Hüfte wird durch konzentrisches Verkürzen der Hüftbeuger gebeugt, die linke Hüfte vom großen Gesäßmuskel gestreckt, die Knie werden von den Quadrizepsen gestreckt. Beide Muskelgruppen werden konzentrisch kontrahiert. Die vorderen Schienbeinmuskeln verkürzen sich, die Schollen- und zweiköpfigen Wadenmuskeln werden verlängert, was zur Dorsalflexion an den Knöcheln führt.

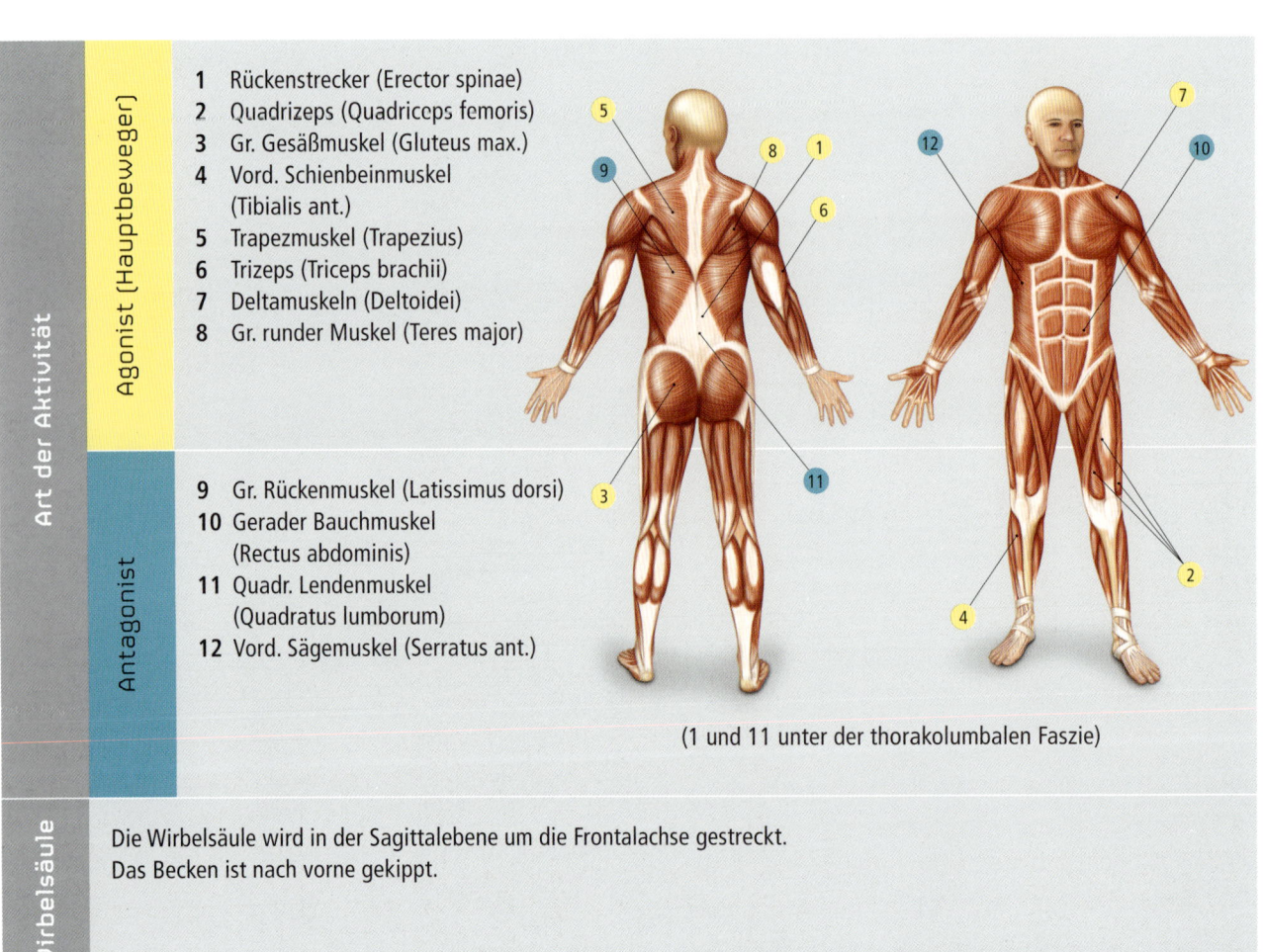

Art der Aktivität

Agonist (Hauptbeweger)
1. Rückenstrecker (Erector spinae)
2. Quadrizeps (Quadriceps femoris)
3. Gr. Gesäßmuskel (Gluteus max.)
4. Vord. Schienbeinmuskel (Tibialis ant.)
5. Trapezmuskel (Trapezius)
6. Trizeps (Triceps brachii)
7. Deltamuskeln (Deltoidei)
8. Gr. runder Muskel (Teres major)

Antagonist
9. Gr. Rückenmuskel (Latissimus dorsi)
10. Gerader Bauchmuskel (Rectus abdominis)
11. Quadr. Lendenmuskel (Quadratus lumborum)
12. Vord. Sägemuskel (Serratus ant.)

(1 und 11 unter der thorakolumbalen Faszie)

Wirbelsäule
Die Wirbelsäule wird in der Sagittalebene um die Frontalachse gestreckt. Das Becken ist nach vorne gekippt.

Anatomie der Haltung

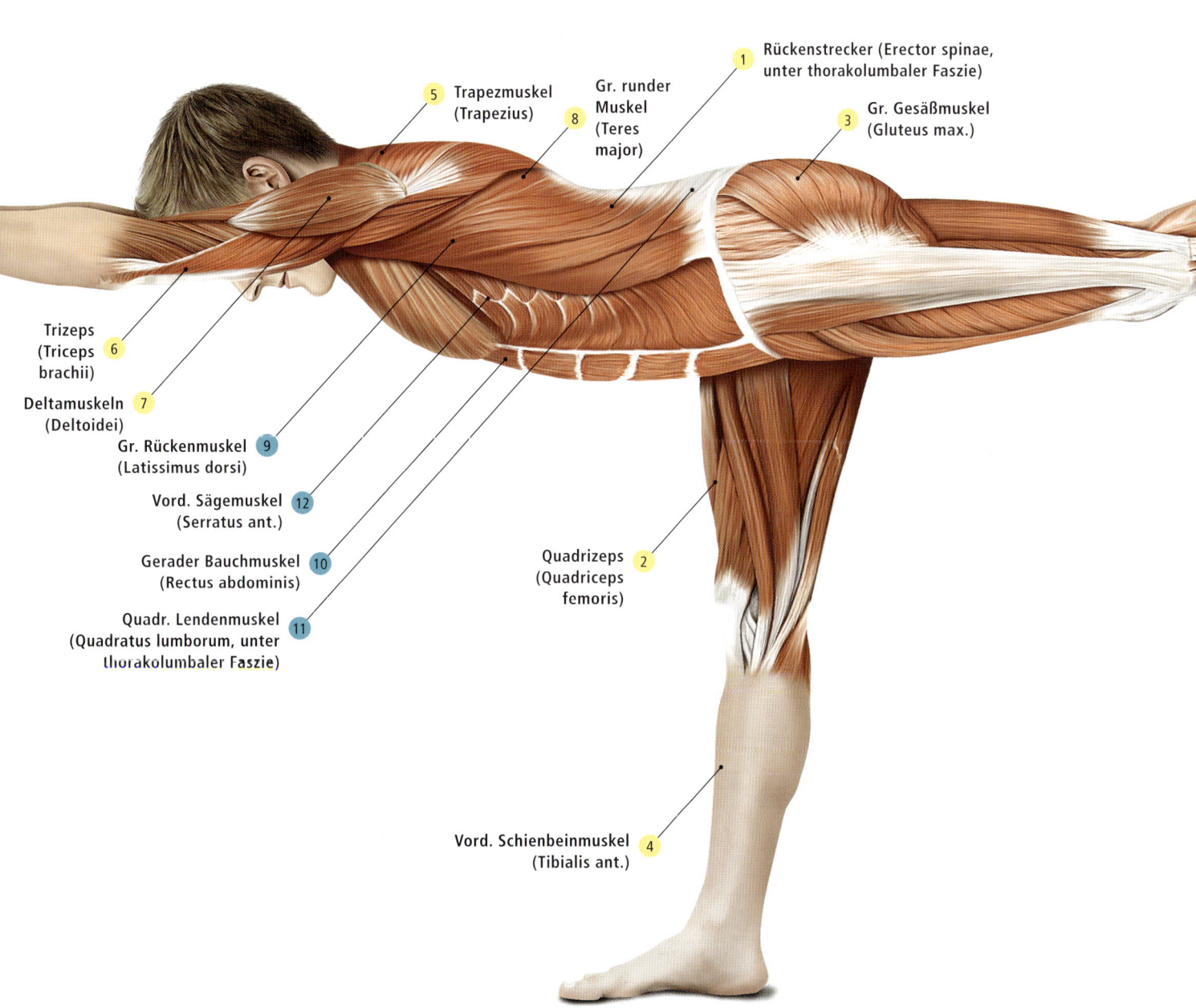

108

Vorbeugen im Stehen

Aus dem Stand ausgeführte Vorbeugen dehnen die gesamte Wirbelsäule, insbesondere aber den unteren Rücken. Da auch die hinteren Hüften, Oberschenkel und Beine gedehnt werden, sind diese Asanas empfehlenswert für Sportler, die diese Bereiche stark beanspruchen, z. B. beim Laufen oder Radfahren. Durch das Verlängern der Muskeln um Wirbelsäule und hinteres Becken verbessern Vorbeugen zudem die Körperhaltung.

Auf mentaler Ebene haben sie eine beruhigende Wirkung und regen zur inneren Reflexion an, was wiederum zur Abnahme von Ängsten und Steigerung des Wohlbefindens beiträgt.

Vorbeuge aus dem Stand	110
Vorbeuge aus der Grätsche	114
Intensive Flankendehnung	118

Vorbeuge aus dem Stand

Uttanasana

Die Vorbeuge aus dem Stand ist eine beruhigende, therapeutische Vorbeugehaltung, die von Anfängern oder Fortgeschrittenen – als Einzelübung oder Teil einer Übungsreihe – gleichermaßen praktiziert werden kann. Die Vorbeuge entsteht durch Verkürzen der Hüftbeuger und Verlängern der Gesäß- und hinteren Oberschenkelmuskeln. Dadurch kann der Oberkörper nach vorn kippen. Bei der Bewegung des Oberkörpers zum Unterkörper senkt sich der Scheitel zum Boden, das Verlängern der Wirbelsäule entspannt Rücken- und Nackenmuskeln und lindert Schmerzen im unteren Rücken. Der Kopf in dieser Position beruhigt den Geist und senkt automatisch die Herzfrequenz, was eine therapeutische Wirkung auf das Nervensystem hat. Die Arme sind entspannt, die Hände werden, um die Wirbelsäule noch mehr zu dehnen, leicht auf den Boden gedrückt. Die oberen Rückenmuskeln, besonders der Trapezmuskel, kontrahieren leicht, um die Schultern vom Kopf wegzuziehen. Die Beine sind gestreckt, das Gewicht gleichmäßig auf beide Füße verteilt. Behält man die Fersen auf dem Boden und verlagert das Gewicht leicht zu den Fußballen hin, dehnt das die Wadenmuskeln noch weiter.

Schwierigkeit:

Mittel

Wirkung:

Die Vorbeuge aus dem Stand ist eine beruhigende Asana, die unteren Rücken und hintere Oberschenkelmuskeln dehnt und die Verdauung verbessert.

Sie kann manche Schmerzen im unteren Rücken lindern und ist gut gegen Stress, Kopfschmerzen und Müdigkeit.

Vorsicht:

Bei niedrigem Blutdruck, Verletzungen an den hinteren Oberschenkeln oder am unteren Rücken sollte man bei dieser Asana vorsichtig sein.

⊕ Modifikationen und Hilfsmittel:

Stellen Sie die Füße für ein besseres Gleichgewicht hüftbreit hin.

Beugen Sie die Knie, um den unteren Rücken zu entlasten, oder bei Verletzungen der hinteren Oberschenkelmuskeln.

Erreichen die Hände nicht den Boden, kann man sie auf Yogaklötze aufsetzen.

Ist die Spannung am Nacken zu groß, kann man zur zusätzlichen Stütze einen Yogaklotz unter den Scheitel des Kopfes legen.

⊙ Versuchen Sie:

Kippen Sie, um ab dem Lendenwirbelbereich lang zu werden, das Becken nach vorn, sodass das Steißbein hochgezogen wird.

Versuchen Sie, den Oberkörper – besonders den Nacken – zu entspannen, sodass er sich Richtung Boden strecken kann.

Verteilen Sie, damit Knie und unterer Rücken nicht belastet werden, das Gewicht stets gleichmäßig auf beide Füße.

Vermeiden Sie:

Lassen Sie das Gewicht nicht auf die Fersen absinken.

Achten Sie darauf, dass die Schultern nicht Richtung Kopf fallen. Das führt zu Verspannungen am Nacken. Ziehen Sie sie stattdessen – vom Kopf weg – nach oben.

Vorbeuge aus dem Stand

So geht's – Schritt für Schritt:

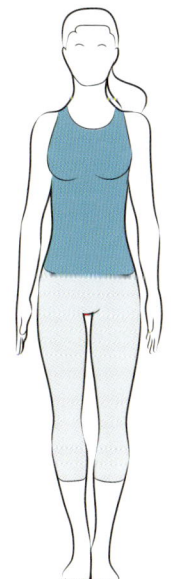

⊙ Schritt 1

Beginnen Sie in der Berghaltung (S. 54).

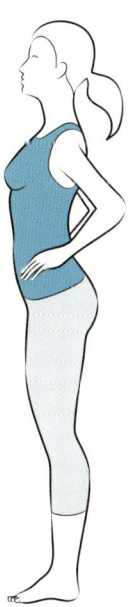

Schritt 2 ⊙

Achten Sie darauf, dass das Gewicht gleichmäßig auf den Füßen verteilt ist, und legen Sie die Hände an die Hüften. Atmen Sie ein und strecken Sie die Wirbelsäule nach oben, sodass Sie das Gefühl haben, der untere Rücken wird lang gezogen und der Scheitel sanft nach oben.

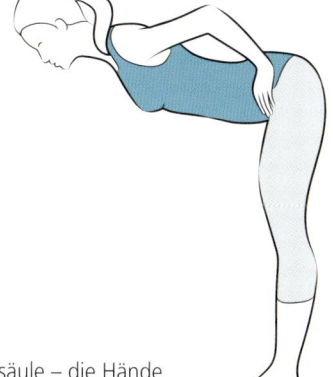

⊙ Schritt 3

Halten Sie die Wirbelsäule – die Hände an den Hüften – gerade. Strecken Sie nun beim Ausatmen die Wirbelsäule ab der Taille vor und ziehen Sie den Oberkörper zu den Beinen. Das Becken kippt nach vorn und die Wirbelsäule wird lang. Lassen Sie die Beine gestreckt, die Zehen entspannt, das Gewicht auf beide Fußsohlen gleichmäßig verteilt.

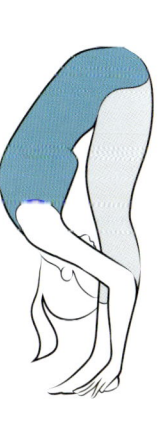

⊙ Schritt 4

Atmen Sie gleichmäßig, drücken Sie den Oberkörper leicht gegen die Beine und legen Sie die Hände auf beiden Seiten der Füße auf dem Boden ab. Die Finger zeigen nach vorn, die Ellbogen nach hinten. Drücken Sie nun die Hände leicht auf den Boden, um die Wirbelsäule noch mehr zu strecken. Entspannen Sie den Nacken und ziehen Sie die Schultern vom Kopf weg nach oben, sodass Raum um den Nacken entsteht.

Vorbeuge aus dem Stand

Uttanasana

Bei der Vorbeuge aus dem Stand wird das Becken nach vorn gekippt, indem die Hüftbeuger – hauptsächlich Lenden-Darmbein- und gerader Oberschenkelmuskel – sich durch konzentrische Kontraktion verkürzen. Damit das Becken vorkippen kann, müssen der große Gesäßmuskel und die hinteren Oberschenkelmuskeln exzentrisch verlängert werden. Mit dem Durchstrecken der Beine wird auch der zweiköpfige Wadenmuskel verlängert. Die Streckmuskeln der Wirbelsäule – insbesondere der Rückenstrecker – entspannen und werden exzentrisch verlängert. Die Bauchmuskeln stützen durch isometrische Kontraktion die Lendengegend, während die konzentrisch kontrahierten Trapezmuskeln die Schulterblätter weg vom Kopf ziehen.

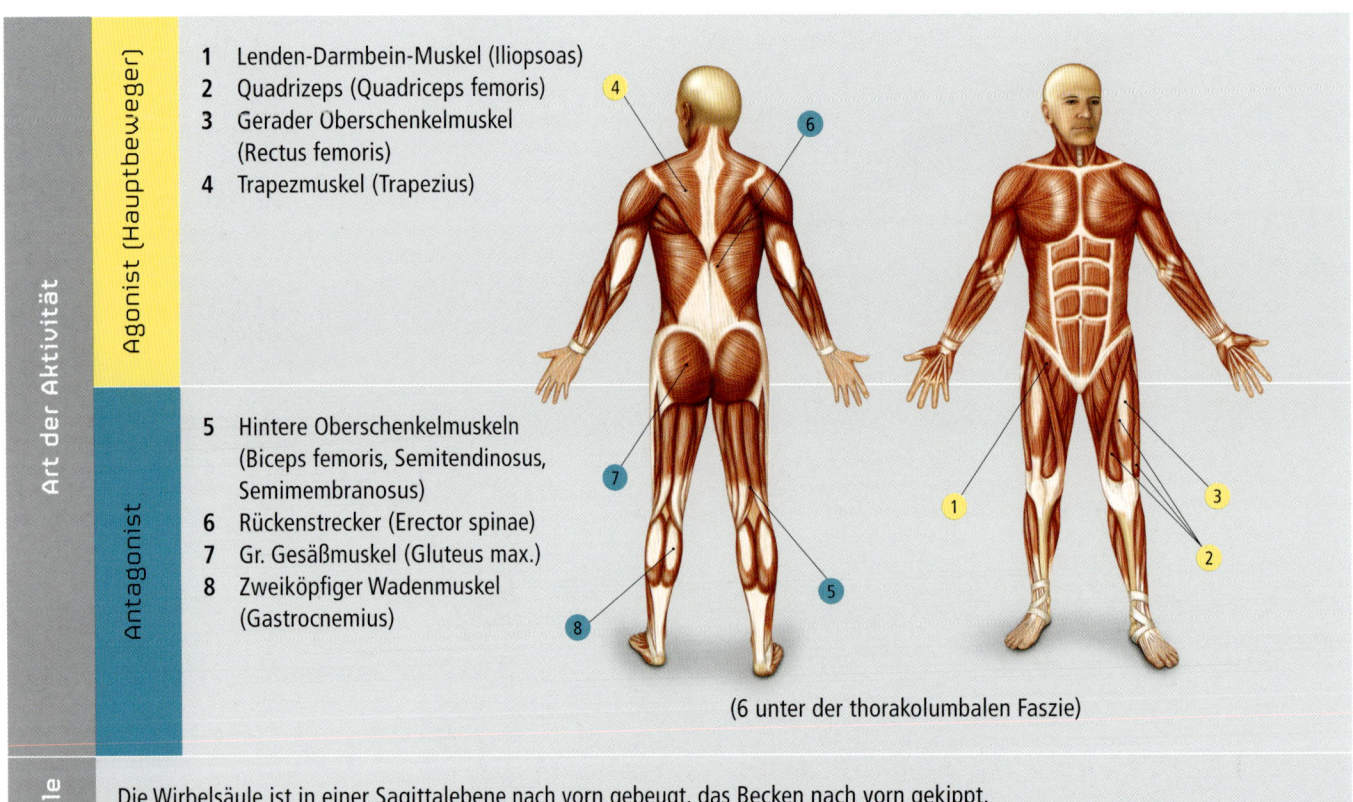

Art der Aktivität		
Agonist (Hauptbeweger)	1 Lenden-Darmbein-Muskel (Iliopsoas) 2 Quadrizeps (Quadriceps femoris) 3 Gerader Oberschenkelmuskel (Rectus femoris) 4 Trapezmuskel (Trapezius)	
Antagonist	5 Hintere Oberschenkelmuskeln (Biceps femoris, Semitendinosus, Semimembranosus) 6 Rückenstrecker (Erector spinae) 7 Gr. Gesäßmuskel (Gluteus max.) 8 Zweiköpfiger Wadenmuskel (Gastrocnemius)	
Wirbelsäule	Die Wirbelsäule ist in einer Sagittalebene nach vorn gebeugt, das Becken nach vorn gekippt.	

(6 unter der thorakolumbalen Faszie)

Vorbeuge aus dem Stand 113

Anatomie der Haltung

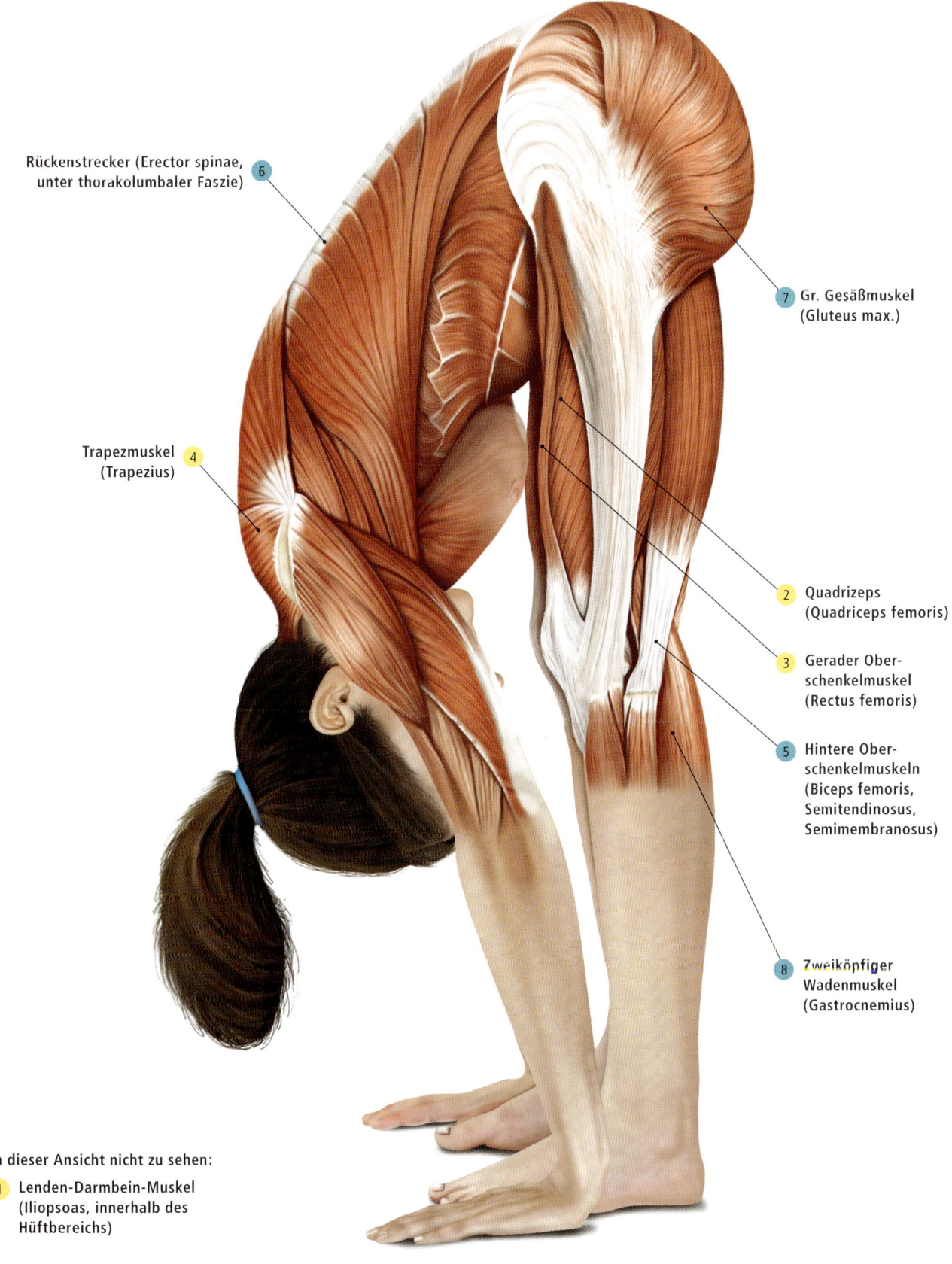

- Rückenstrecker (Erector spinae, unter thorakolumbaler Faszie) ⑥
- Trapezmuskel (Trapezius) ④
- ⑦ Gr. Gesäßmuskel (Gluteus max.)
- ② Quadrizeps (Quadriceps femoris)
- ③ Gerader Oberschenkelmuskel (Rectus femoris)
- ⑤ Hintere Oberschenkelmuskeln (Biceps femoris, Semitendinosus, Semimembranosus)
- ⑧ Zweiköpfiger Wadenmuskel (Gastrocnemius)

In dieser Ansicht nicht zu sehen:
① Lenden-Darmbein-Muskel (Iliopsoas, innerhalb des Hüftbereichs)

Vorbeuge aus der Grätsche
Prasarita Padottanasana

Diese Vorbeuge ist sehr gut zur Verbesserung der Gesamtbeweglichkeit der Beine und des unteren Rückens geeignet, was andere Asanas erleichtert – wie das Dreieck und die gestreckte seitliche Winkelhaltung. Da das Strecken des Oberkörpers die Bandscheiben entlastet und das Dehnen der Rückenmuskeln Verspannungen löst, wirkt die Asana therapeutisch auf die Wirbelsäule. Diese Wirkung entsteht durch ein Vorkippen des Beckens, das durch das Strecken der hinteren Oberschenkel- und großen Gesäßmuskeln und das Verkürzen der Hüftbeuger ausgelöst wird. Das Becken kippt nach vorn und bringt die Wirbelsäule in eine Vorbeugehaltung, die alle unteren Rückenmuskeln streckt. Die Grätsche dehnt zudem die inneren Oberschenkelmuskeln, die Adduktoren und die äußeren Knöchel. Die Hände pressen – mit gebeugten Ellbogen – auf den Boden, was die Wirbelsäule noch länger macht und die Rückenmuskeln noch weiter lockert. Der Kopf ist nun näher am Boden. Die Schulterblätter werden – durch leichtes Kontrahieren der oberen Rückenmuskeln – vom Kopf wegbewegt. Das entlastet den Nacken.

Schwierigkeit:
Mittel

Wirkung:
Schmerzen im unteren Rücken können gelindert werden, die Beweglichkeit der hinteren Oberschenkelmuskeln und Adduktoren wird stark verbessert.

Vorbeugen sind auch gut gegen Müdigkeit und zur Verbesserung des Schlafrhythmus geeignet.

Vorsicht:
Bei Verletzungen des unteren Rückens, der Leiste und der hinteren Oberschenkel sollte man bei dieser Asana vorsichtig sein.

Tiefe Vorbeugen können sich auf den Blutdruck auswirken. Achten Sie bei Problemen mit dem Blutdruck darauf, dass Sie sich nicht überanstrengen.

⊕ Modifikationen und Hilfsmittel:

Beugen Sie bei Verletzungen am unteren Rücken die Knie etwas, um die Lendengegend zu entlasten.

Machen Sie bei Leistenzerrungen die Grätsche kleiner.

Bei niedrigem Blutdruck sollten Sie die Asana nur bis zu zehn Atemzüge halten.

Erreichen die Hände nicht den Boden, kann man Yogaklötze benutzen.

⊘ Versuchen Sie:

Strecken Sie die Wirbelsäule, indem Sie das Steißbein nach oben und den Scheitel nach unten ziehen.

Schaffen Sie ein starkes Fundament, indem Sie die Füße fest auf den Boden drücken. Das trainiert Füße und Beine noch intensiver.

Die Hände sollten mit den Füßen eine Linie bilden.

Vermeiden Sie:

Machen Sie die Grätsche nicht zu breit, dadurch wird die Asana instabil.

Die Schultern sollten nicht nach unten fallen. Pressen Sie die Hände auf den Boden, das drückt die Ellbogen nach hinten zwischen die Beine und bringt die Schulterblätter vom Kopf weg.

Vorbeuge aus der Grätsche

So geht's – Schritt für Schritt:

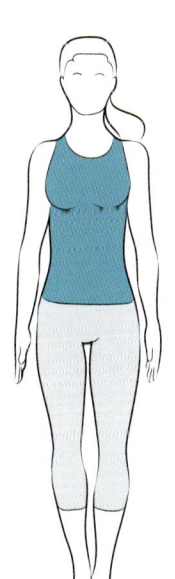

Schritt 1

Beginnen Sie in der Berghaltung (S. 54).

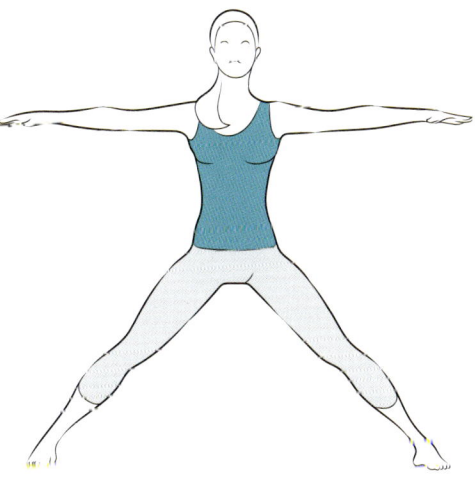

Schritt 2

Machen Sie beim Ausatmen eine breite Grätsche. Spreizen Sie die Arme seitlich ab, bis sich diese parallel zum Boden befinden. Die Füße sind nun direkt unter den Handgelenken, die Zehen zeigen nach vorn.

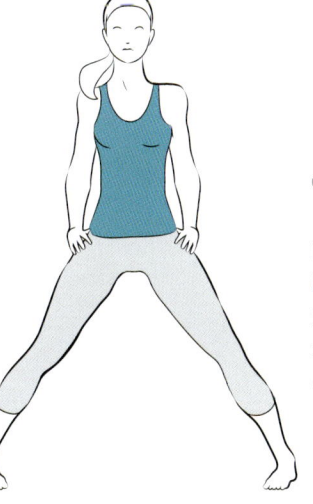

Schritt 3

Drehen Sie die Füße einwärts, heben Sie die Fußbögen an, indem Sie die Außenkanten auf den Boden pressen. Spannen Sie beim Einatmen die Oberschenkelmuskeln an. Strecken Sie nun die Wirbelsäule nach oben, legen Sie die Hände auf die Hüften.

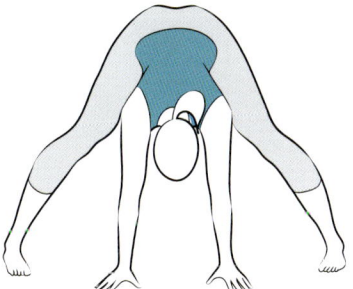

Schritt 4

Atmen Sie langsam aus, während Sie den Oberkörper an der Hüfte vorbeugen. Die Wirbelsäule ist gerade, die Schultern ziehen vom Kopf weg. Halten Sie an, wenn die Wirbelsäule parallel zum Boden ist, und legen Sie die Hände mit gestreckten Armen direkt unter den Schultern auf den Boden. Atmen Sie ein und drücken Sie die Sitzknochen zurück, während Sie die Wirbelsäule vorstrecken. Blicken Sie zum Boden.

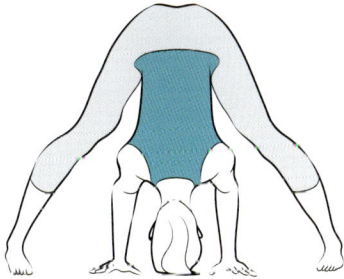

Schritt 5

Atmen Sie aus und beugen Sie am unteren Rücken weiter nach unten, sodass sich der Kopf dem Boden nähert. Legen Sie die Hände auf einer Linie mit den Füßen ab. Die Ellbogen zeigen zwischen den Beinen nach hinten, die Unterarme sind senkrecht, die Oberarme parallel zum Boden. Die Beine bleiben gestreckt, der Nacken locker, die gesamte Wirbelsäule lang.

Vorbeuge aus der Grätsche

Prasarita Padottanasana

In dieser Haltung kontrahieren der kleine und mittlere Gesäßmuskel konzentrisch, die Adduktoren exzentrisch. Dadurch gehen die Beine von der Körpermitte weg in eine weite Grätsche. Indem der lange Wadenbeinmuskel exzentrisch verlängert, pressen die Außenkanten der Füße auf den Boden und die inneren Fußbögen werden leicht angehoben, was vom hinteren und vorderen Schienbeinmuskel gehalten wird. Das Vorbeugen der Wirbelsäule erfolgt durch konzentrisches Verkürzen der Hüftbeuger Lenden-Darmbein-Muskel und gerader Oberschenkelmuskel sowie exzentrisches Verlängern der hinteren Oberschenkelmuskeln, des großen Gesäßmuskels, Rückenstreckers, Schollen- und zweiköpfigen Wadenmuskels. Die Trapezmuskeln ziehen durch konzentrisches Kontrahieren die Schulterblätter von den Ohren weg, die Bizepse verkürzen sich zum Beugen der Ellbogengelenke.

Art der Aktivität	Agonist (Hauptbeweger)	1 Lenden-Darmbein-Muskel (Iliopsoas) 2 Gerader Oberschenkelmuskel (Rectus femoris) 3 Quadrizeps (Quadriceps femoris) 4 Trapezmuskel (Trapezius) 5 Langer Wadenbeinmuskel (Peroneus longus) 6 Mittl. und kl. Gesäßmuskel (Gluteus med. und min.)
	Antagonist	7 Hintere Oberschenkelmuskeln (Biceps femoris, Semitendinosus, Semimembranosus) 8 Rückenstrecker (Erector spinae) 9 Gr. Gesäßmuskel (Gluteus max.) 10 Zweiköpfiger Wadenmuskel (Gastrocnemius) 11 Schollenmuskel (Soleus) 12 Adduktoren
Wirbelsäule		Die Wirbelsäule wird um die Frontalebenenachse in einer Sagittalebene nach vorn gebeugt. Das Becken ist nach anterior gekippt.

(6 unter dem gr. Gesäßmuskel, 8 unter der thorakolumbalen Faszie)

Vorbeuge aus der Grätsche

Anatomie der Haltung

In dieser Ansicht nicht zu sehen:
1. Lenden-Darmbein-Muskel (Iliopsoas, innerhalb des Hüftbereichs, tief liegend)
7. Hintere Oberschenkelmuskeln (Biceps femoris, Semitendinosus, Semimembranosus, Rückseite der Oberschenkel)

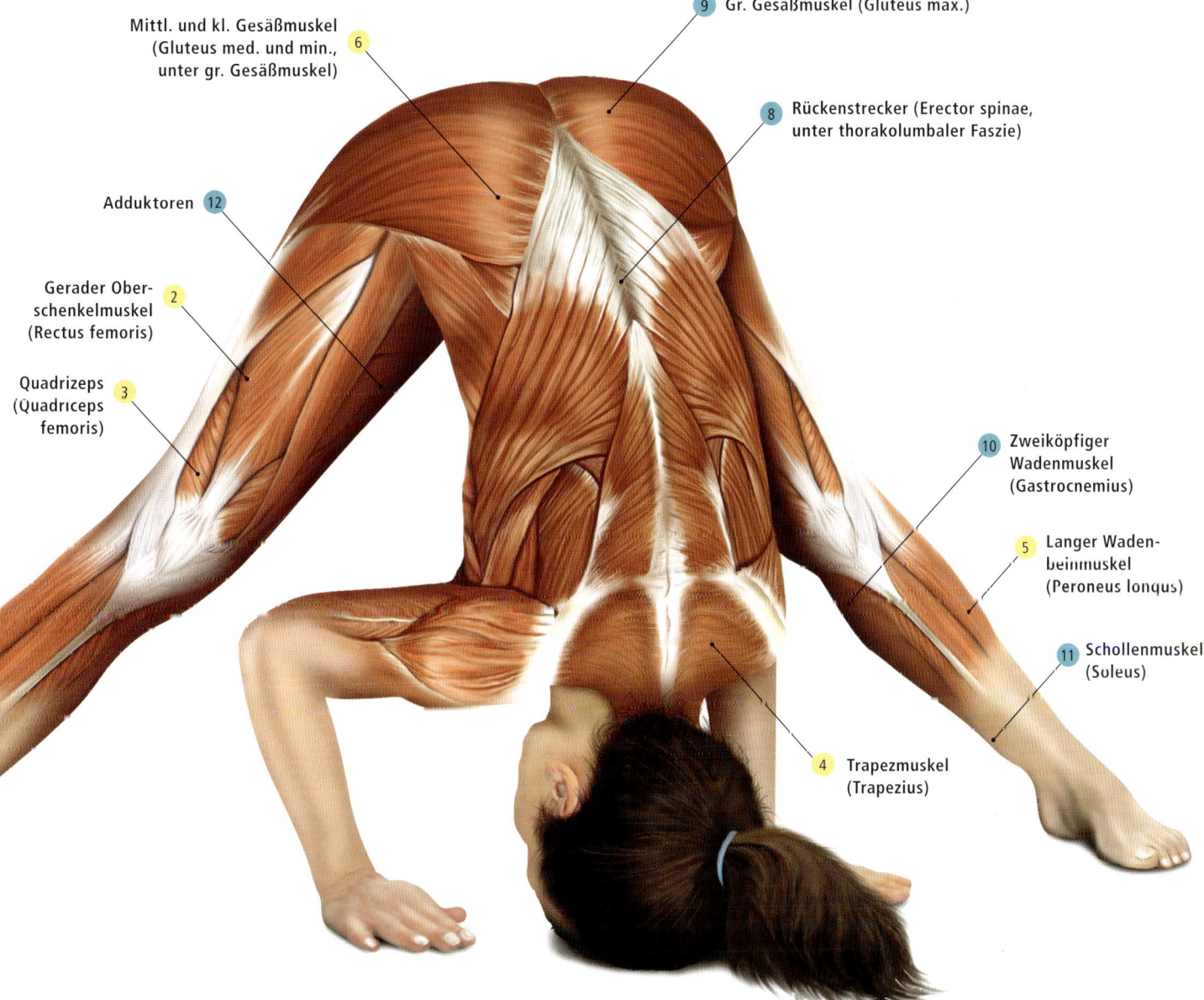

- 6 Mittl. und kl. Gesäßmuskel (Gluteus med. und min., unter gr. Gesäßmuskel)
- 9 Gr. Gesäßmuskel (Gluteus max.)
- 8 Rückenstrecker (Erector spinae, unter thorakolumbaler Faszie)
- 12 Adduktoren
- 2 Gerader Oberschenkelmuskel (Rectus femoris)
- 3 Quadrizeps (Quadriceps femoris)
- 10 Zweiköpfiger Wadenmuskel (Gastrocnemius)
- 5 Langer Wadenbeinmuskel (Peroneus longus)
- 11 Schollenmuskel (Soleus)
- 4 Trapezmuskel (Trapezius)

Intensive Flankendehnung

Parsvottanasana

Diese Asana ist eine intensive Dehnübung für die hinteren Oberschenkel- und die Wadenmuskeln sowie für die hinteren Hüften und den unteren Rücken. Sie soll Raum an Wirbelsäule und Oberkörper schaffen. Die Wirbelsäule wird am Becken zum rechten Bein gebeugt, das Becken kippt dabei nach vorn. Dadurch werden die hinteren Oberschenkel- und Gesäßmuskeln stark gedehnt und verlängert, die Hüftbeuger angespannt und verkürzt. Die Fersen befinden sich auf einer geraden Linie, daher erfordert die Asana ein gutes Gleichgewicht und die volle Aufmerksamkeit des Yogapraktizierenden. Um die Ausrichtung der Knöchel beizubehalten, müssen die kleinen Knöchelstabilisatoren angespannt sein. Die Arme befinden sich in der umgekehrten Gebetshaltung, die Hände hinter dem Rücken. Dies ermöglicht die Öffnung und Dehnung von Brust und vorderen Schultern. Durch das Zusammendrücken der Hände werden die Handgelenksbeuger gedehnt, die oberen Rückenmuskeln angespannt und die Schulterblätter zusammengezogen, was die Schultern noch weiter öffnet.

Schwierigkeit:

Mittel

Wirkung:

Diese Asana dehnt den Unterkörper, besonders die hinteren Oberschenkel-, die Gesäß- und Wadenmuskeln und öffnet Brust und vordere Schultern.

Gleichgewicht, Konzentration sowie Stabilität der Knöchel werden verbessert.

Vorsicht:

Bei Verletzungen an Handgelenken, Knöcheln oder unterem Rücken sollte man die Asana modifizieren.

Vorbeugen können sich bei niedrigem Blutdruck negativ auswirken. Seien Sie also auch in diesem Fall vorsichtig.

⊕ **Modifikationen und Hilfsmittel:**

Können Sie die Hände nicht auf den Rücken legen, verschränken Sie die Arme hinter dem Rücken und halten Sie die Ellbogen fest. Ziehen Sie zum Öffnen der vorderen Schultern die Schulterblätter zusammen.

Beugen Sie bei Problemen am unteren Rücken das vordere Knie etwas.

Stellen Sie bei Knöchelverletzungen die Füße diagonal. So lässt sich die Balance besser halten.

⊙ **Versuchen Sie:**

Bringen Sie vor dem Vorkippen die rechte und linke Seite des Beckens auf gleiche Höhe, also in eine neutrale Position, und strecken Sie die Wirbelsäule nach oben.

Spannen Sie für mehr Gleichgewicht die Oberschenkelmuskeln an und spreizen Sie die Zehen.

 Vermeiden Sie:

Krümmen Sie die Wirbelsäule beim Vorbeugen nicht. Sie sollte vom unteren Rücken bis zum Nacken lang bleiben.

Vermeiden Sie, dass sich die rechte Hüfte vorschiebt. Ziehen Sie sie zurück, sodass sie auf Höhe der linken Hüfte ist.

Heben Sie in der letzten Phase der Asana nicht den Kopf. Lassen Sie den Nacken locker und blicken Sie auf die Unterschenkelmitte.

Intensive Flankendehnung 119

So geht's – Schritt für Schritt:

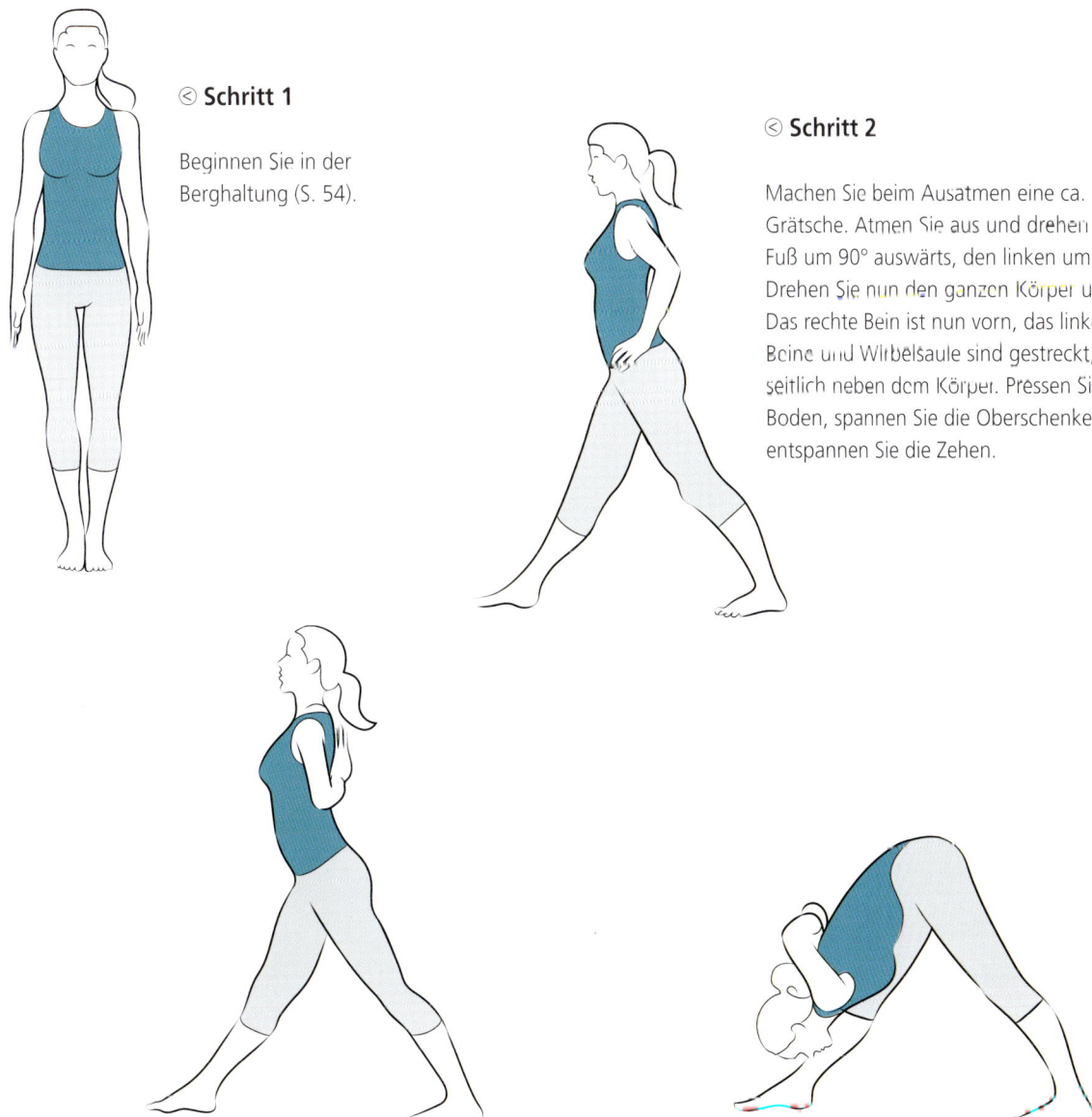

Schritt 1

Beginnen Sie in der Berghaltung (S. 54).

Schritt 2

Machen Sie beim Ausatmen eine ca. 1 m große Grätsche. Atmen Sie aus und drehen Sie den rechten Fuß um 90° auswärts, den linken um 45° einwärts. Drehen Sie nun den ganzen Körper um 90° nach rechts. Das rechte Bein ist nun vorn, das linke Bein hinten. Beine und Wirbelsäule sind gestreckt, die Arme hängen seitlich neben dem Körper. Pressen Sie die Füße auf den Boden, spannen Sie die Oberschenkelmuskeln an und entspannen Sie die Zehen.

Schritt 3

Drehen Sie nun die Arme aus dem Schultergelenk nach innen, sodass die Handflächen nach hinten zeigen. Beugen Sie die Ellbogen und legen Sie die Hände auf die Rückenmitte. Atmen Sie dabei aus. Drücken Sie die Daumen zusammen und bewegen Sie die Ellbogen nach hinten, um den Brustbereich zu dehnen. Diese Position heißt ‚umgekehrte Gebetshaltung'. Heben Sie beim Einatmen das Brustbein an und das Kinn weg von der Brust, um die Wirbelsäule leicht zu strecken.

Schritt 4

Atmen Sie tief aus und beugen Sie sich vor, indem Sie das Becken nach vorn kippen und vom unteren Rücken aus strecken. Halten Sie die Beine gestreckt und die Hände zusammengedrückt, während sich der Oberkörper langsam zum vorderen Bein bewegt. Entspannen Sie den Nacken, sobald der Brustkorb auf dem rechten Bein liegt, und blicken Sie auf die rechte Unterschenkelmitte. Atmen Sie tief weiter.

Intensive Flankendehnung

Parsvottanasana

Für die umgekehrte Gebetshaltung drehen in dieser Asana die Schulterrotatoren die Oberarmknochen einwärts, die Bizepse verkürzen sich und die Trizepse strecken sich zum Beugen der Ellbogen. Dadurch werden die Hände – mit gestreckten Handgelenken und den Handflächen zusammen – hinter die mittlere Wirbelsäule gebracht. Die vorderen Deltamuskeln werden exzentrisch gedehnt, während die hinteren Delta- und die Trapezmuskeln das Zusammenziehen der Schulterblätter unterstützen und dadurch die ganze Brust dehnen. Die konzentrisch angespannten Quadrizepse strecken die Kniegelenke, während der hüftbeugende Schneidermuskel und andere äußere Hüftrotatoren das linke Bein auswärtsdrehen. Die Vorbeuge der Wirbelsäule wird durch konzentrisches Verkürzen des Lenden-Darmbein-Muskels ausgelöst, was zu einem Vorkippen des Beckens führt. Die exzentrische Verlängerung von Rückenstrecker, quadratischem Lendenmuskel und hinteren Oberschenkelmuskeln macht diese Bewegung möglich.

Art der Aktivität		
Agonist (Hauptbeweger)	1	Lenden-Darmbein-Muskel (Iliopsoas)
	2	Schneidermuskel (Sartorius)
	3	Quadrizeps (Quadriceps femoris)
	4	Deltamuskeln (Deltoidei)
	5	Bizeps (Biceps brachii)
	6	Trapezmuskel (Trapezius)
	7	Handgelenksstrecker
Antagonist	8	Rückenstrecker (Erector spinae)
	9	Quadr. Lendenmuskel (Quadratus lumborum)
	10	Hintere Oberschenkelmuskeln (Biceps femoris, Semitendinosus, Semimembranosus)
	11	Gr. und kl. Brustmuskel (Pectoralis major und minor)
	12	Trizeps (Triceps brachii)

(8 und 9 unter der thorakolumbalen Faszie)

Wirbelsäule: Die Wirbelsäule wird in der Sagittalebene um die Frontalachse bewegt und ist nach vorn gebeugt. Das Becken ist nach vorn gekippt.

Intensive Flankendehnung

Anatomie der Haltung

In dieser Ansicht nicht zu sehen:
1. Lenden-Darmbein-Muskel (Iliopsoas, innerhalb des Hüftbereichs, tief liegend)

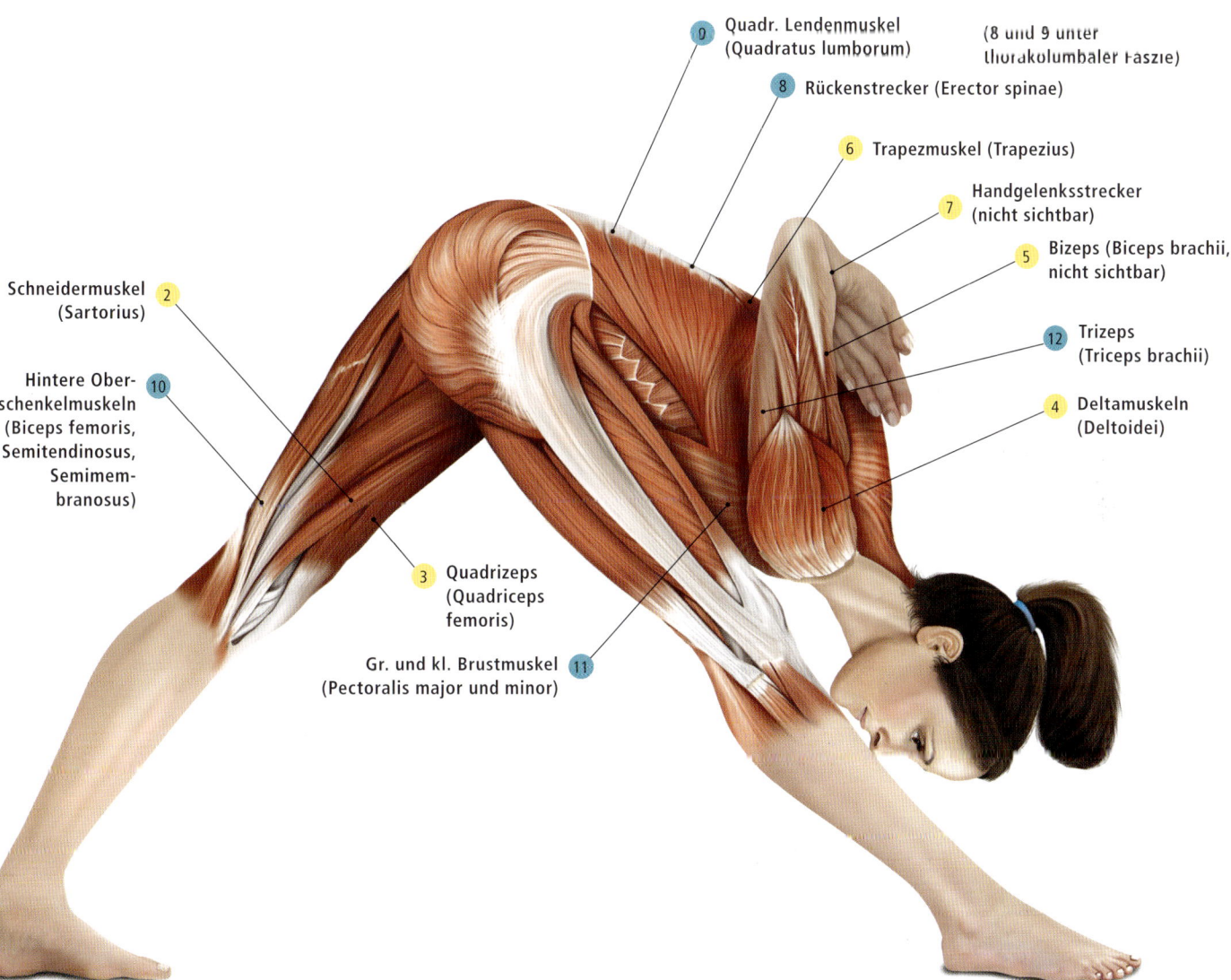

- 9 Quadr. Lendenmuskel (Quadratus lumborum)
- (8 und 9 unter thorakolumbaler Faszie)
- 8 Rückenstrecker (Erector spinae)
- 6 Trapezmuskel (Trapezius)
- 7 Handgelenksstrecker (nicht sichtbar)
- 5 Bizeps (Biceps brachii, nicht sichtbar)
- 12 Trizeps (Triceps brachii)
- 4 Deltamuskeln (Deltoidei)
- 2 Schneidermuskel (Sartorius)
- 10 Hintere Oberschenkelmuskeln (Biceps femoris, Semitendinosus, Semimembranosus)
- 3 Quadrizeps (Quadriceps femoris)
- 11 Gr. und kl. Brustmuskel (Pectoralis major und minor)

122

Sitzhaltungen

Im Sitzen durchgeführte Asanas können Drehungen und Vorbeugen beinhalten oder einfaches Sitzen mit geradem Rücken. Sie werden meist nach Standhaltungen ausgeführt. Da weniger Muskelgruppen beansprucht werden, sind sie nicht so anspruchsvoll wie diese, können aber für manche Yogapraktizierende – durch das Stillsitzen – mental eine Herausforderung darstellen. Daher können sie zur inneren Sammlung dienen und bieten sich auch für Menschen mit eingeschränkter Beweglichkeit an. Sitzhaltungen mit geradem Rücken sind auch für Atemübungen (Pranayama) geeignet, da hier die Lunge nicht zusammengedrückt wird.

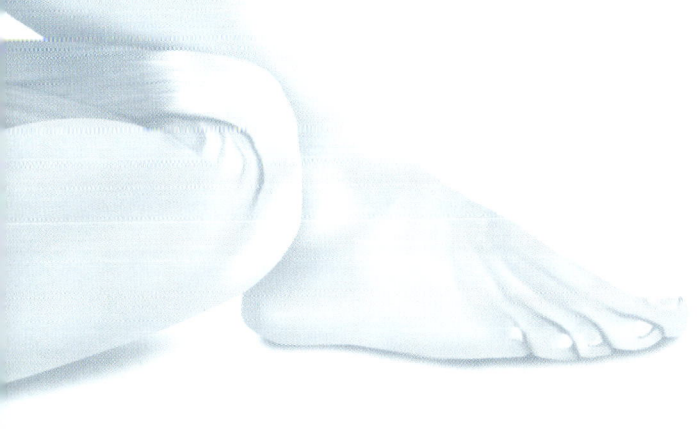

Vorbeuge im Sitzen	124
Das Boot	128
Drehsitz	132
Schustersitz	136

Vorbeuge im Sitzen

Paschimottanasana

Die Vorbeuge im Sitzen ist eine effektive Dehnübung für die hinteren Oberschenkelmuskeln, die Wadenmuskeln und den unteren Rücken. Das Becken kippt nach vorn, die Wirbelsäule wird vorgestreckt. Dadurch verlagert sich das Gewicht auf den vorderen Teil der Sitzknochen, was die Dehnung in den hinteren Oberschenkelmuskeln und dem unteren Rücken noch verstärkt. Die Beine sind im Kniegelenk durchgestreckt, die Quadrizepse sind angespannt und helfen beim Zusammendrücken der Beine. Die Hände umfassen die Außenkanten der Füße, was die Gesäßmuskeln noch mehr dehnt. Durch die Fußstellung werden auch die Achillessehne und die Knöchelbänder gedehnt. Die Schultern ziehen – weg vom Kopf – Richtung Becken. Das schafft in Oberkörper und Nacken ein Gefühl von Länge. Eine solche Dehnung von Wirbelsäule und Beinrückseite verbessert ganz allgemein die Körperhaltung, da so auch im Stehen das Strecken der Wirbelsäule leichter fällt. Durch das Absenken von Oberkörper und Kopf sinkt die Herzfrequenz, das Nervensystem – und damit der Geist – werden beruhigt.

Schwierigkeit:
Anfänger

Wirkung:
Die Vorbeuge im Sitzen dehnt die Rückseiten der Beine und die Lendengegend und schafft im ganzen Körper ein Gefühl von Länge.

Da der Bauch auf den Oberschenkeln aufliegt, stimuliert diese Asana auch die Verdauung.

Vorsicht:
Bei Verletzungen des unteren Rückens – einschließlich der Bandscheiben – sollte man besonders vorsichtig vorgehen.

Bei gezerrten hinteren Oberschenkel- oder Wadenmuskeln sollte man die Knie leicht beugen.

⊕ Modifikationen und Hilfsmittel:

Legen Sie einen Yogablock direkt unter die Sitzknochen, wenn Sie die Wirbelsäule nicht gerade ausstrecken können. Dies verhilft zu einer natürlicheren Ausrichtung.

Beugen Sie bei Verletzungen des unteren Rückens die Knie etwas und legen Sie eine aufgerollte Yogamatte zur Stütze darunter.

Wer die Füße nicht erreicht, kann einen Yogagurt verwenden.

Versuchen Sie:

Halten Sie die Wirbelsäule lang und ziehen Sie die Schultern vom Kopf weg nach unten, damit auch der Nacken gestreckt wird.

Behalten Sie die Kraft im Unterkörper bei, indem Sie die Oberschenkelmuskeln anspannen, fest in die Fersen drücken und die Zehen nach oben zeigen lassen.

⊗ Vermeiden Sie:

Krümmen Sie die Wirbelsäule nicht und heben Sie die Schultern nicht zum Kopf. Strecken Sie die Wirbelsäule vielmehr vom unteren Rücken aus, indem Sie das Becken vorkippen.

Ziehen Sie nicht zu stark an den Füßen, das kann zu Zerrungen führen.

Sehen Sie nicht geradeaus, das kann den Nacken beinträchtigen. Richten Sie den Blick vielmehr auf die Unterschenkel.

So geht's – Schritt für Schritt:

Schritt 1 ⊙

Beginnen Sie in der Stockhaltung (S. 54).

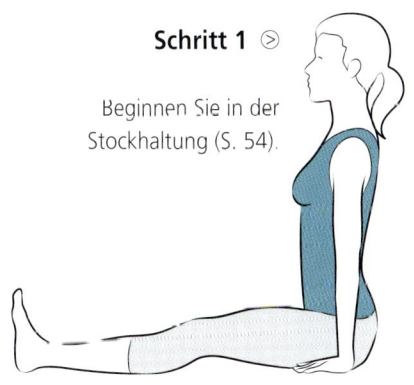

Schritt 2 ⊙

Strecken Sie beim Einatmen die Arme an den Ohren gerade nach oben. Ziehen Sie die Schultern weiterhin vom Kopf weg nach unten. Drücken Sie fest in die Fersen und beugen Sie die Füße, die Zehen zeigen gerade nach oben.

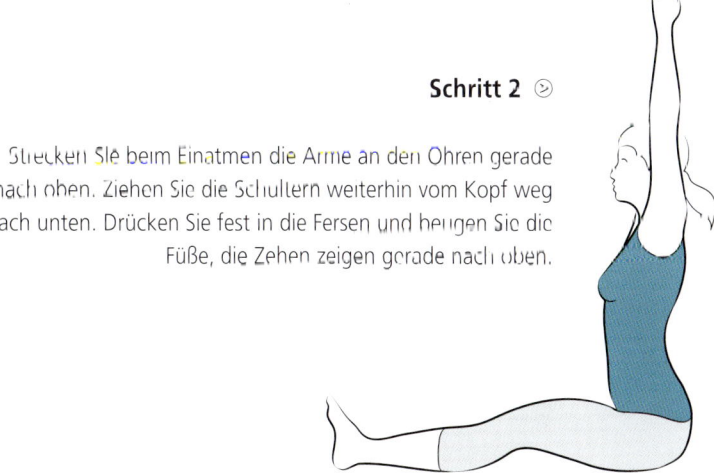

Schritt 3 ⊙

Halten Sie die Arme an den Ohren und atmen Sie aus. Kippen Sie dabei das Becken nach vorn, sodass die Wirbelsäule vorgestreckt wird. Spannen Sie – zur Stütze des unteren Rückens – die Bauchmuskeln an und halten Sie die Kraft in den Beinen.

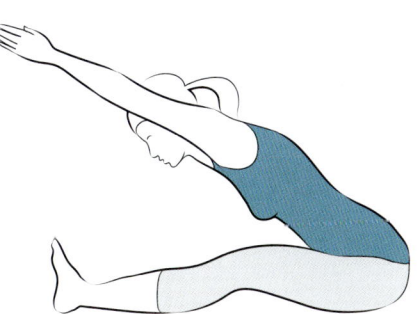

⊙ **Schritt 4**

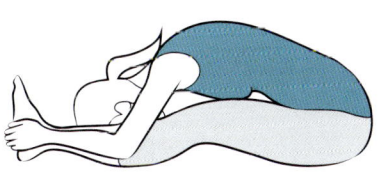

Senken Sie die Hände zur Außenseite der Füße und beugen Sie sich langsam nach vorn. Ziehen Sie beim Ausatmen den Oberkörper nach unten, bis er auf den Oberschenkeln aufliegt. Die Ellbogen zeigen zu den Seiten und die Hände ziehen sanft an den Füßen. Dies streckt die Wirbelsäule und dehnt die Rückseite der Beine. Bewegen Sie den Scheitel Richtung Füße und entspannen Sie den Nacken, indem Sie den Blick auf den Unterschenkeln ruhen lassen. Atmen Sie tief weiter.

Vorbeuge im Sitzen

Paschimottanasana

In dieser Asana werden die Quadrizepse konzentrisch angespannt, die hinteren Oberschenkelmuskeln exzentrisch verlängert. Das streckt die Kniegelenke durch. Durch konzentrisches Kontrahieren der vorderen Schienbeinmuskeln werden die Knöchel nach dorsal gebeugt, was die hinteren Oberschenkel-, Schollen- und zweiköpfigen Wadenmuskeln exzentrisch verlängert. Noch intensiver wird die Dehnung, wenn man ganz in die Asana hineingeht. Durch Verkürzen des Lenden-Darmbein-Muskels kippt das Becken vor, die Lendenwirbelsäule wird nach vorn gebeugt. Der große Gesäßmuskel und der Rückenstrecker werden nun exzentrisch verlängert, sodass die Wirbelsäule nach vorn beugen kann. Die Schulterblätter werden – durch konzentrisches Kontrahieren von Trapez- und vorderem Sägemuskel – vom Kopf weg nach vorn gezogen.

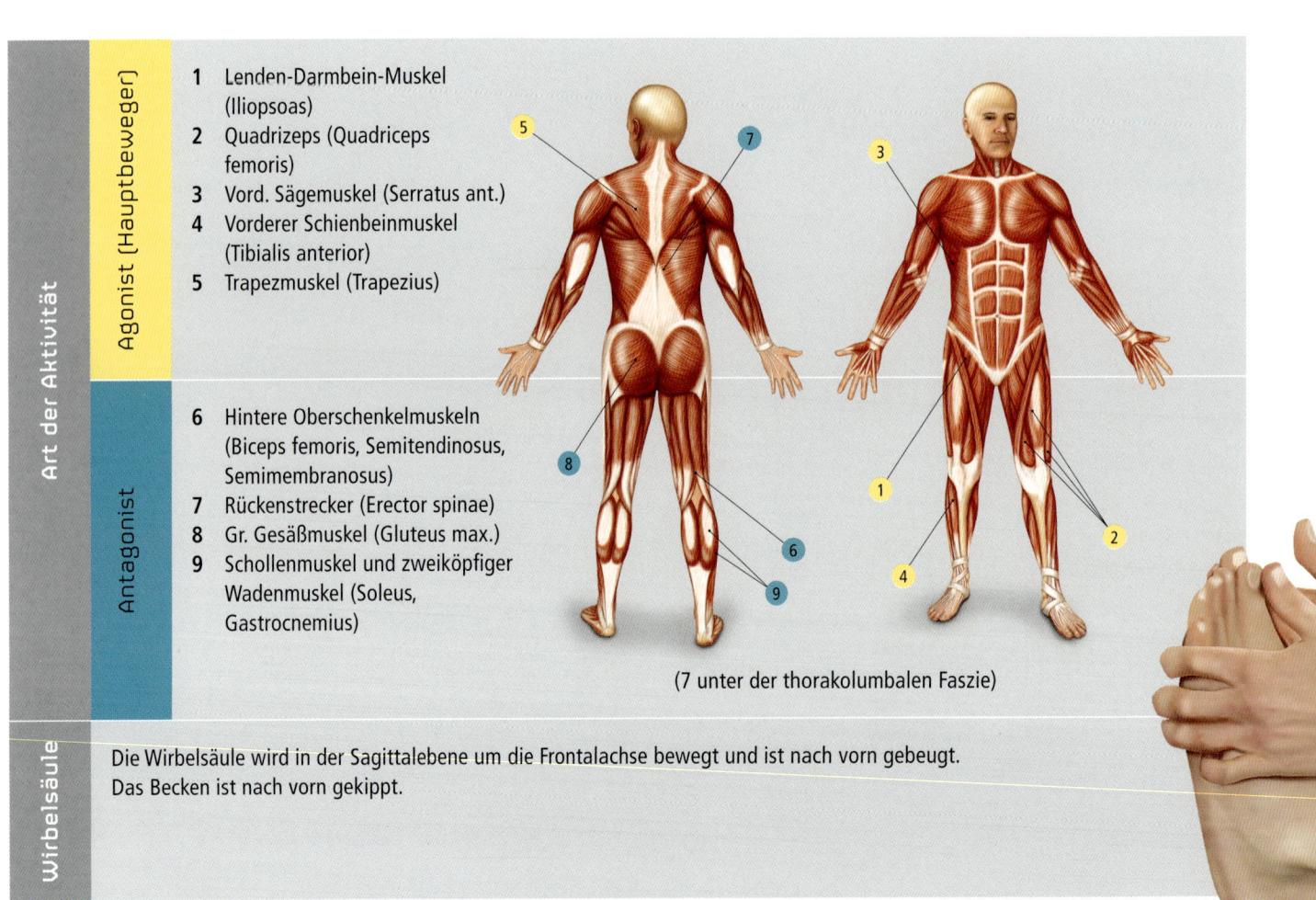

Art der Aktivität		
Agonist (Hauptbeweger)	1	Lenden-Darmbein-Muskel (Iliopsoas)
	2	Quadrizeps (Quadriceps femoris)
	3	Vord. Sägemuskel (Serratus ant.)
	4	Vorderer Schienbeinmuskel (Tibialis anterior)
	5	Trapezmuskel (Trapezius)
Antagonist	6	Hintere Oberschenkelmuskeln (Biceps femoris, Semitendinosus, Semimembranosus)
	7	Rückenstrecker (Erector spinae)
	8	Gr. Gesäßmuskel (Gluteus max.)
	9	Schollenmuskel und zweiköpfiger Wadenmuskel (Soleus, Gastrocnemius)

(7 unter der thorakolumbalen Faszie)

Wirbelsäule: Die Wirbelsäule wird in der Sagittalebene um die Frontalachse bewegt und ist nach vorn gebeugt. Das Becken ist nach vorn gekippt.

Vorbeuge im Sitzen 127

Anatomie der Haltung

In dieser Ansicht nicht zu sehen:
- ① Lenden-Darmbein-Muskel (Iliopsoas, innerhalb des Hüftbereichs, tief liegend)
- ④ Vord. Schienbeinmuskel (Tibialis ant., Unterschenkel)
- ⑨ Schollen- und zweiköpfiger Wadenmuskel (Soleus und Gastrocnemius, Unterschenkel)

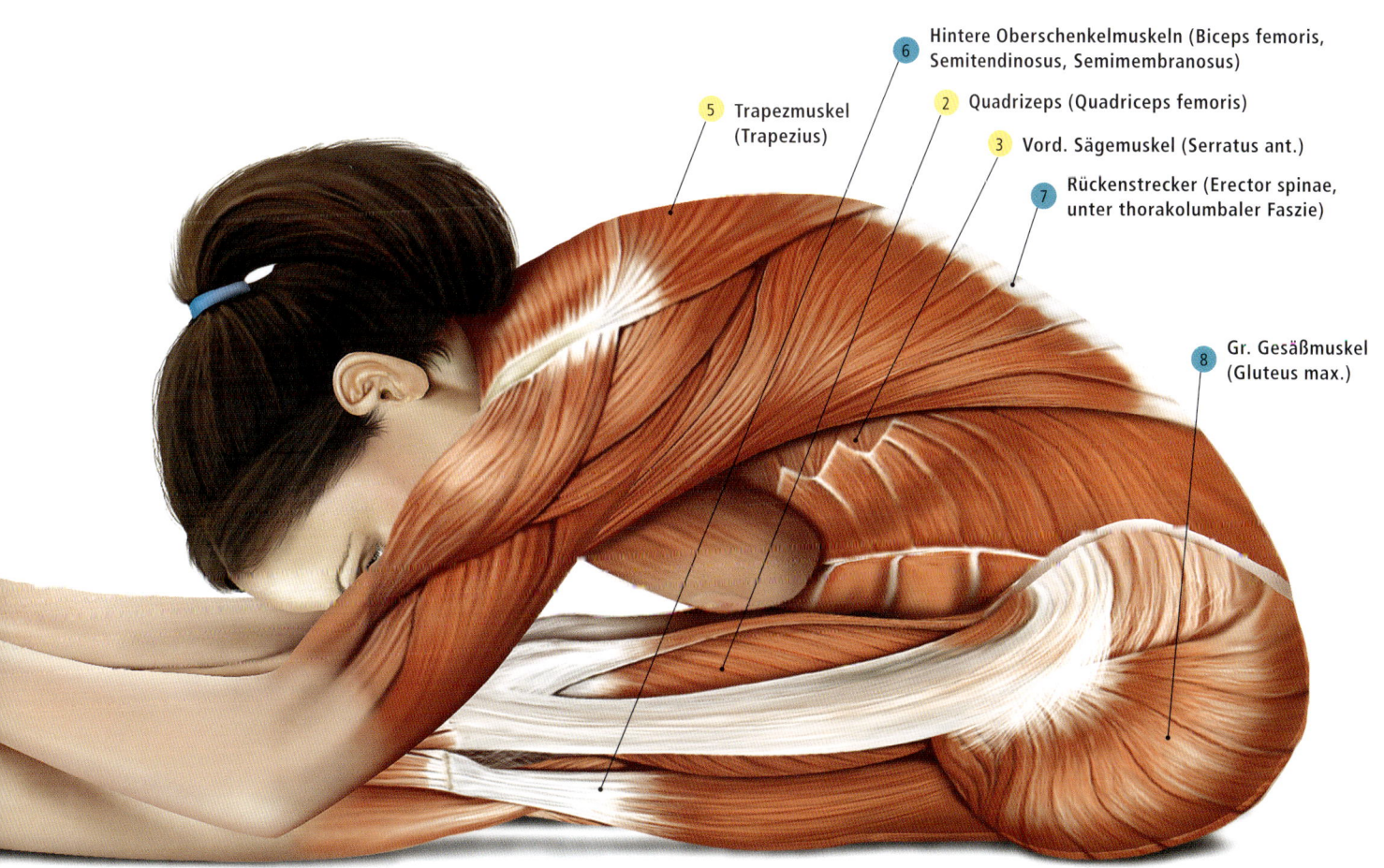

- ⑥ Hintere Oberschenkelmuskeln (Biceps femoris, Semitendinosus, Semimembranosus)
- ⑤ Trapezmuskel (Trapezius)
- ② Quadrizeps (Quadriceps femoris)
- ③ Vord. Sägemuskel (Serratus ant.)
- ⑦ Rückenstrecker (Erector spinae, unter thorakolumbaler Faszie)
- ⑧ Gr. Gesäßmuskel (Gluteus max.)

Das Boot

Navasana

Das Boot ist eine intensive Asana, die erhebliche Stärke der Bauch-, unteren Rückenmuskeln und der Beine erfordert. Um die Position der Wirbelsäule zu halten, werden Bauch- und untere Rückenmuskeln angespannt. Dies stützt die Lendengegend. Die vollständig gestreckten Beine werden durch eine starke Kontraktion der Lenden-Darmbein-Muskeln, Quadrizepse und Hüftbeuger vom Boden angehoben. Die Trizepse verkürzen sich, um die Arme zu strecken und parallel zum Boden zu halten, und die Schulterblätter werden von den Ohren weg nach unten und zueinander gezogen. Dadurch hebt sich das Brustbein leicht, was den Körper vom unteren Rücken an lang macht und nach oben steigen lässt und die Rumpfmuskulatur noch mehr trainiert. Regelmäßiges Praktizieren des Boots baut allgemein Kraft auf und verbessert die Muskelausdauer, besonders im Rumpf. Dies hilft auch bei der Verbesserung anderer Asanas, die eine gute Rumpfstabilität erfordern, wie beim Handstand. Da die Lenden-Darmbein-Muskeln und Hüftbeuger beim Boot verkürzt werden, sollte man, um diese Muskelgruppen wieder zu strecken, danach mit einer hüftöffnenden Übung, wie dem Schustersitz oder der Taube, fortfahren.

Schwierigkeit:

Mittel

Wirkung:

Das Boot baut viel Kraft im unteren Rücken- und Bauchbereich auf. Auch die Muskeln, die das Becken stützen, wie der Lenden-Darmbein-Muskel, werden gestärkt, ziehen diese doch die Beine näher an den Rumpf. Zudem wird die Konzentration besser.

Vorsicht:

Das Boot trainiert sehr intensiv den unteren Rücken. Yogapraktizierende mit Verletzungen dort sollten die Asana modifizieren. Personen mit Hernien sollten sie nicht ausführen.

⊕ **Modifikationen und Hilfsmittel:**

Beugen Sie zum Entlasten des unteren Rückens die Knie, bis die Unterschenkel parallel zum Boden sind. Halten Sie zur weiteren Stütze die hinteren Oberschenkel fest. Das erleichtert das Anheben des Brustbeins und vermeidet ein Krümmen der Wirbelsäule.

⊙ **Versuchen Sie:**

Spannen Sie zur Stütze des unteren Rückens die Bauchmuskeln stark an. Heben Sie auch das Brustbein an und ziehen Sie die Schulterblätter zusammen, sodass sich der untere Rücken nicht krümmt und die Lendenwirbelsäule nicht zu stark belastet wird.

Versuchen Sie, die Beine fest zusammenzudrücken, damit alle Muskeln trainiert werden.

⊗ **Vermeiden Sie:**

Krümmen Sie die Wirbelsäule nicht, da das den unteren Rücken belasten kann.

Senken Sie die Beine nicht so weit, dass die Hüftbeuger gezerrt werden könnten. Achten Sie vielmehr auf eine neutrale Ausrichtung der Wirbelsäule und halten Sie die Füße auf Blickhöhe.

So geht's – Schritt für Schritt:

Schritt 1

Beginnen Sie in der Stockhaltung (S. 54).

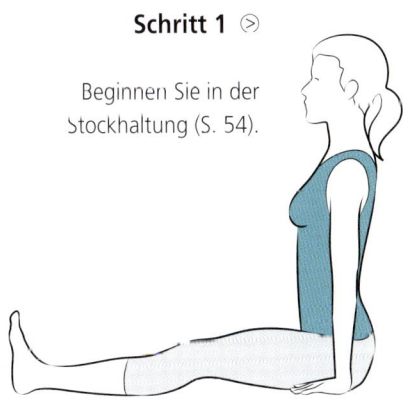

Schritt 2

Beugen Sie die Beine, sodass die Füße flach auf dem Boden stehen, Sitzknochen und Fersen ca. einen halben Meter auseinander. Legen Sie die Hände sanft um die Rückseite der Oberschenkel. Verlagern Sie das Gewicht Richtung hinteres Becken und lehnen Sie die – gerade – Wirbelsäule leicht zurück. Spannen Sie zur Stütze der Wirbelsäule die Bauchmuskeln an. Atmen Sie gleichmäßig.

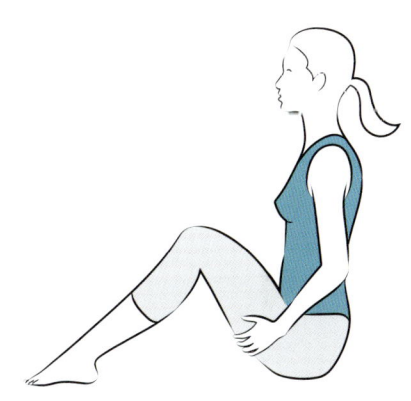

Schritt 3

Atmen Sie ein und heben Sie die Füße dabei so weit an, dass die Unterschenkel parallel zum Boden sind. Pressen Sie die Beine zusammen und strecken Sie die – ebenfalls zum Boden parallelen – Arme vor, dabei schauen die Handflächen zueinander. Atmen Sie gleichmäßig weiter und ziehen Sie die Schulterblätter zusammen, sodass sich die Brust etwas hebt. Das Kinn ist parallel zum Boden.

Schritt 4

Strecken Sie nun beim Ausatmen die Beine vollständig aus, spannen Sie die Beinmuskeln stark an und drücken Sie die Beine noch fester zusammen. Halten Sie die Brust oben, die Arme parallel zum Boden. Die Bauchmuskeln werden nun stärker beansprucht und sollten zur Wirbelsäule gezogen werden. Atmen Sie gleichmäßig weiter.

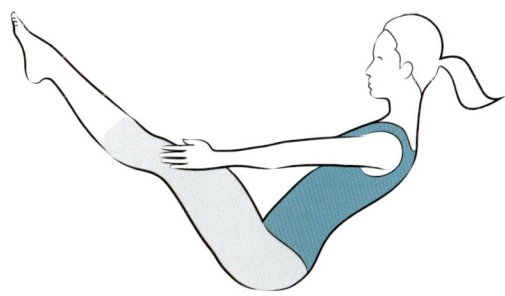

Das Boot

Navasana

Beim Boot werden die Hüftbeuger – besonders der Lenden-Darmbein-Muskel – konzentrisch verkürzt. Dies bewegt die Beine Richtung Rumpf und bewirkt eine partielle Hüftflexion. Der Körper wird nach hinten gekippt, sodass das Gewicht hauptsächlich auf dem Steißbein und den Sitzbeinen liegt. Die Wirbelsäule ist leicht gestreckt, nach hinten geneigt und bildet mit den Beinen ein ‚V'.

Zur Stütze der Position arbeiten der gerade und der querverlaufende Bauchmuskel sowie der Rückenstrecker und der große Rückenmuskel stark als Stabilisatoren. Quadrizepse und Schollenmuskeln kontrahieren konzentrisch, um Beine und Knöchel durchzustrecken, die Trizepse, um die Arme im Ellbogengelenk zu strecken. Die vorderen Deltamuskeln fixieren die Arme, die hinteren halten die Position der Schulterblätter.

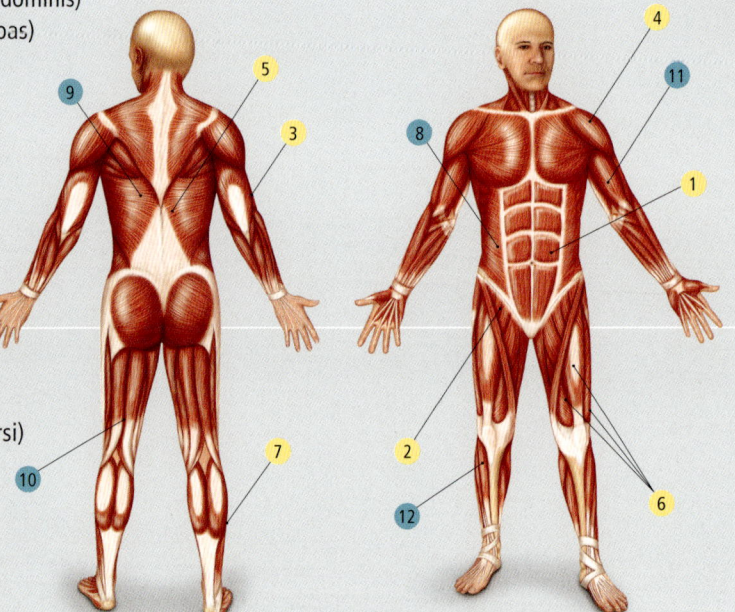

Art der Aktivität			
Agonist (Hauptbeweger)	1	Gerader Bauchmuskel (Rectus abdominis)	
	2	Lenden-Darmbein-Muskel (Iliopsoas)	
	3	Trizeps (Triceps brachii)	
	4	Deltamuskeln (Deltoidei)	
	5	Rückenstrecker (Erector spinae)	
	6	Quadrizeps (Quadriceps femoris)	
	7	Schollenmuskel (Soleus)	
Antagonist	8	Querverlaufender Bauchmuskel (Transversus abdominis)	
	9	Gr. Rückenmuskel (Latissimus dorsi)	
	10	Hintere Oberschenkelmuskeln (Biceps femoris, Semitendinosus, Semimembranosus)	
	11	Bizeps (Biceps brachii)	
	12	Vord. Schienbeinmuskel (Tibialis ant.)	

(5 unter der thorakolumbalen Faszie)

Wirbelsäule: Die Wirbelsäule ist in einer neutralen Position und bewegt sich in der Sagittalebene um die Frontalachse. Das Becken ist nach vorn gekippt.

Anatomie der Haltung

In dieser Ansicht nicht zu sehen:
- (2) Lenden-Darmbein-Muskel (Iliopsoas, innerhalb des Hüftbereichs, tief liegend)

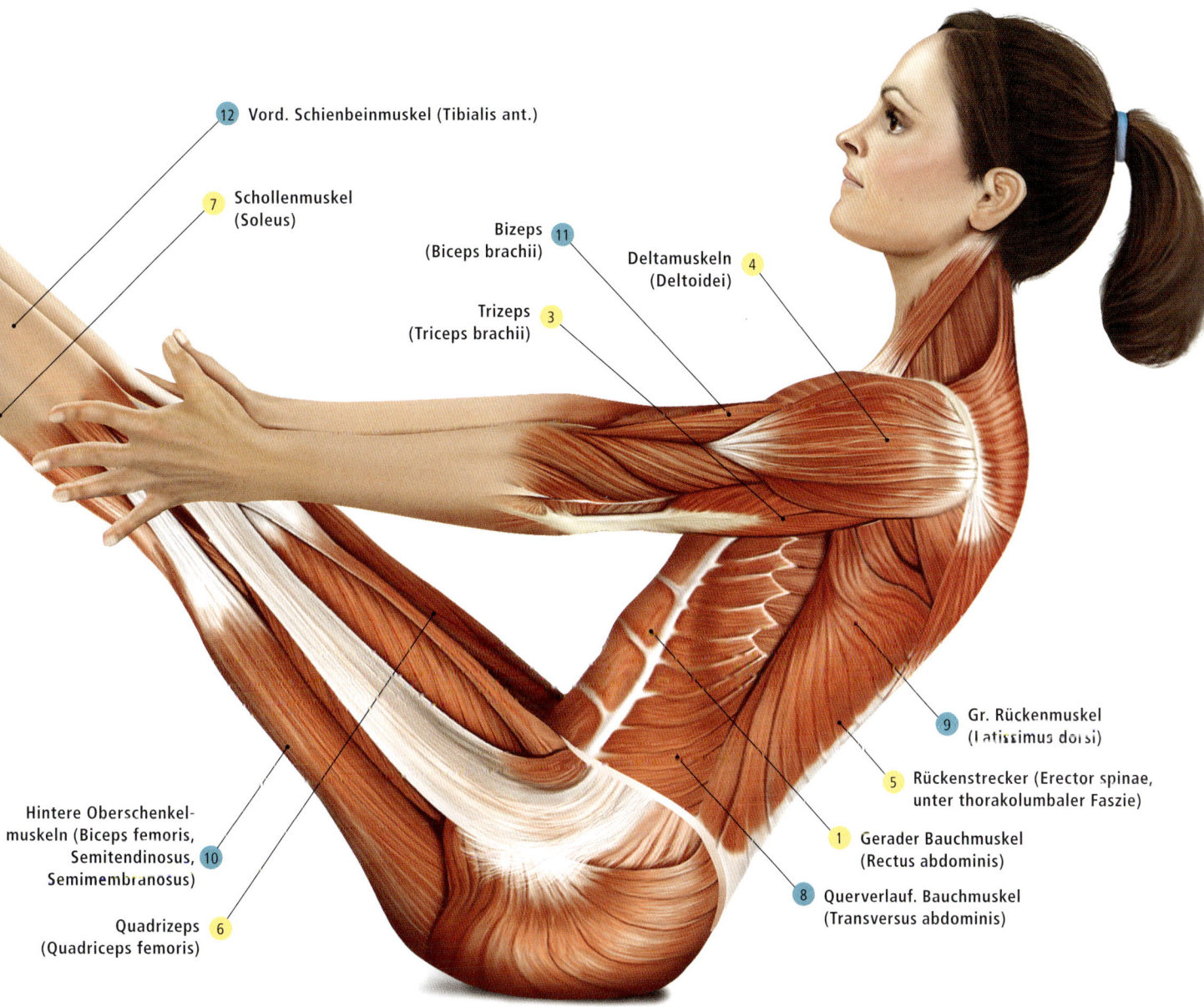

- (12) Vord. Schienbeinmuskel (Tibialis ant.)
- (7) Schollenmuskel (Soleus)
- (11) Bizeps (Biceps brachii)
- (4) Deltamuskeln (Deltoidei)
- (3) Trizeps (Triceps brachii)
- (9) Gr. Rückenmuskel (Latissimus dorsi)
- (5) Rückenstrecker (Erector spinae, unter thorakolumbaler Faszie)
- (1) Gerader Bauchmuskel (Rectus abdominis)
- (8) Querverlauf. Bauchmuskel (Transversus abdominis)
- (10) Hintere Oberschenkelmuskeln (Biceps femoris, Semitendinosus, Semimembranosus)
- (6) Quadrizeps (Quadriceps femoris)

Das Boot 131

Drehsitz

Ardha Matsyendrasana

Der Drehsitz ist eine therapeutische Haltung, die die Wirbelsäule beweglicher macht und damit die allgemeine Flexibilität des Rückens verbessert. Durch die Drehbewegung wird die eine Seite des Oberkörpers gedehnt und die andere zusammengedrückt, was die inneren Organe sanft massiert und – besonders auf den Verdauungsapparat – eine entgiftende Wirkung hat.

Die schrägen Bauchmuskeln werden auf der einen Seite verkürzt und auf der anderen verlängert, ebenso werden die Seiten des Rückens verkürzt bzw. verlängert. Der – ausgestreckte – rechte Arm stützt den Rumpf, der linke fungiert als Hebel gegen das rechte Bein und bringt die Wirbelsäule dazu, sich noch stärker zu drehen. Die Beine sind gebeugt, der rechte Fuß drückt fest auf den Boden, was die Wirbelsäule nach oben strecken lässt. Das linke Bein liegt entspannt auf dem Boden. Die Position der Beine dehnt Hüften und Gesäßmuskeln, was Schmerzen im unteren Rücken lindern kann. Insgesamt bewirkt die Asana eine sanfte Dehnung von Hüften und Schultern und eine starke Dehnung der Rückenmuskeln.

Schwierigkeit:

Mittel

Wirkung:

Die Asana macht die Wirbelsäule – durch Dehnung von Rückenmuskeln und Bindegewebe des Brustkorbes – beweglicher. Auch die Hüfte wird gedehnt.

Die Drehung des Oberkörpers stimuliert sanft die inneren Organe und verbessert damit ihre Funktionsfähigkeit.

Vorsicht:

Diese Drehbewegung ist bei Verletzungen der Bandscheiben oder des Nackens nicht geeignet.

Bei Problemen, die die Kniegelenke betreffen, muss man die Position der Beine eventuell modifizieren.

⊕ Modifikationen und Hilfsmittel:

Legen Sie, wenn sich die Wirbelsäule krümmt, einen Yogablock unter die Hüften. Dies verhilft zu einer neutralen Ausrichtung von Becken und unterem Rücken.

Lassen Sie bei Knieverletzungen das linke Bein gestreckt und schieben Sie den rechten Fuß etwas von den Hüften weg.

⊘ Versuchen Sie:

Strecken Sie vor der Drehung die Wirbelsäule nach oben. Unterstützen Sie diese Bewegung, indem Sie den rechten Fuß auf den Boden pressen.

Drücken Sie für eine tiefere Drehung den linken Arm fester – aber nicht übermäßig – an den rechten äußeren Oberschenkel.

⊗ Vermeiden Sie:

Die Wirbelsäule darf nicht gekrümmt werden, da dies die Bandscheiben zu stark belastet.

Überdrehen Sie auch den Nacken nicht, sondern drehen Sie den Kopf sanft zur rechten Schulter.

Pressen Sie den linken Arm nicht zu stark gegen den rechten Oberschenkel.

So geht's – Schritt für Schritt:

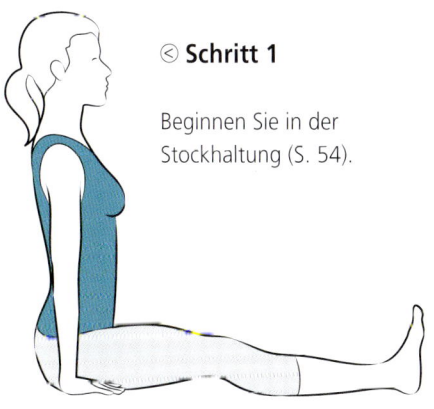

Schritt 1

Beginnen Sie in der Stockhaltung (S. 54).

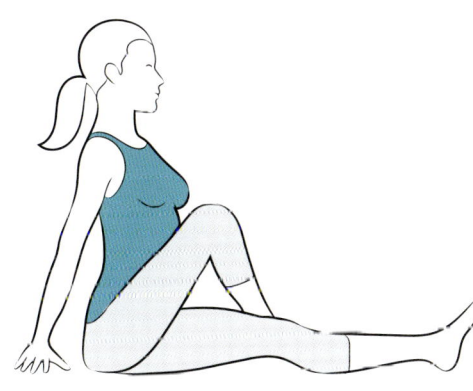

Schritt 2

Beugen Sie das rechte Knie und stellen Sie den rechten Fuß neben die linke äußere Hüfte auf den Boden, das rechte Bein über dem linken Oberschenkel. Die rechte Fußsohle ist auf dem Boden, die Zehen zeigen nach vorn. Die Wirbelsäule ist gerade. Achten Sie auf eine langsame, gleichmäßige Atmung.

Schritt 3

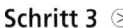

Beugen Sie nun das linke Bein und legen Sie den linken Fuß an die rechte äußere Hüfte. Das linke Bein ist entspannt, äußerer Knöchel, Fuß und Bein liegen auf dem Boden. Beugen Sie den linken Fuß, indem Sie die Zehen zum linken Schienbein ziehen. Das schafft Flexion im Knöchelgelenk. Drücken Sie den rechten Fuß auf den Boden, um den Oberkörper anzuheben.

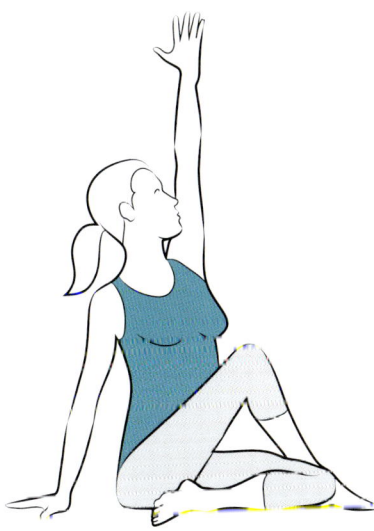

Schritt 4

Stellen Sie die rechte Hand auf einer Linie mit dem Steißbein hinter den Rücken auf den Boden und strecken Sie beim Einatmen den linken Arm gerade nach oben. Spüren Sie, wie Ihre gesamte Wirbelsäule gehoben und gestreckt wird, wenn der Oberkörper sich beim Ausatmen nach rechts dreht. Die linke Schulter bewegt sich nach vorn, die rechte nach hinten.

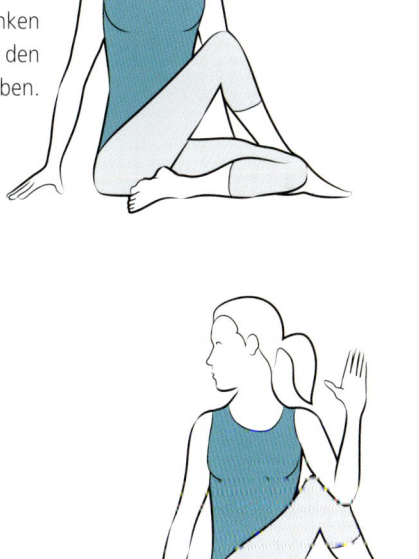

Schritt 5

Beugen Sie beim Ausatmen den linken Ellbogen und legen Sie ihn fest an den rechten äußeren Oberschenkel. Finger und Daumen der linken Hand zeigen gerade nach oben. Pressen Sie für eine intensivere Drehung der Wirbelsäule den linken Arm gegen den rechten äußeren Oberschenkel. Blicken Sie – das Kinn parallel zum Boden – über die rechte Schulter und atmen Sie gleichmäßig.

Drehsitz

Ardha Matsyendrasana

Beim Drehsitz werden zur Beugung der Kniegelenke die Quadrizepse exzentrisch gedehnt. Ausgelöst wird dies durch konzentrisches Kontrahieren der hinteren Oberschenkelmuskeln. Der Lenden-Darmbein-Muskel kontrahiert konzentrisch auf der rechten Seite, um den rechten Oberschenkel zu beugen und zum Oberkörper zu ziehen. Die linke Seite der Hüfte wird nach außen gedreht und der Lenden-Darmbein-Muskel exzentrisch verlängert, um das Bein vom Körper zu spreizen, bis es auf dem Boden zu liegen kommt. Die schrägen Bauchmuskeln arbeiten auf beiden Seiten des Rumpfes, um Brustwirbelsäule und Brustkorb zu drehen. Dabei werden die rechten schrägen Bauchmuskeln konzentrisch verkürzt und die linken exzentrisch verlängert. Die großen Rückenmuskeln werden ebenso verlängert bzw. verkürzt, der gerade Bauchmuskel arbeitet isometrisch, um den Oberkörper zu stützen. Der linke Arm wird durch konzentrisches Verkürzen des Bizeps im Ellbogen gebeugt und der rechte Arm – ebenfalls durch konzentrisches Verkürzen, allerdings des Trizeps – nach außen gedreht und vollständig im Ellbogen ausgestreckt.

Art der Aktivität	Agonist (Hauptbeweger)	1 Inn. und äuß. schräger Bauchmuskel (Obliquus int. und ext. abdominis) 2 Hintere Oberschenkelmuskeln (Biceps femoris, Semitendinosus, Semimembranosus) 3 Gr. Rückenmuskel (Latissimus dorsi) 4 Lenden-Darmbein-Muskel (Iliopsoas)
	Antagonist	5 Quadrizeps (Quadriceps femoris) 6 Gerader Bauchmuskel (Rectus abdominis) 7 Rückenstrecker (Erector spinae) 8 Halbdornmuskel des Brustkorbs (Semispinalis thoracis) 9 Gr. Gesäßmuskel (Gluteus max.)

(7 unter der thorakolumbalen Faszie)

Wirbelsäule	Die Wirbelsäule wird in neutraler Position gedreht und in keiner anderen Ebene bewegt. Das Becken wird nicht gekippt und ist daher ebenfalls in einer neutralen Position.

Anatomie der Haltung

In dieser Ansicht nicht zu sehen:
- ④ Lenden-Darmbein-Muskel (Iliopsoas, innerhalb des Hüftbereichs, tief liegend)
- ⑦ Rückenstrecker (Erector spinae)
- ⑧ Halbdornmuskel des Brustkorbs (Semispinalis thoracis)

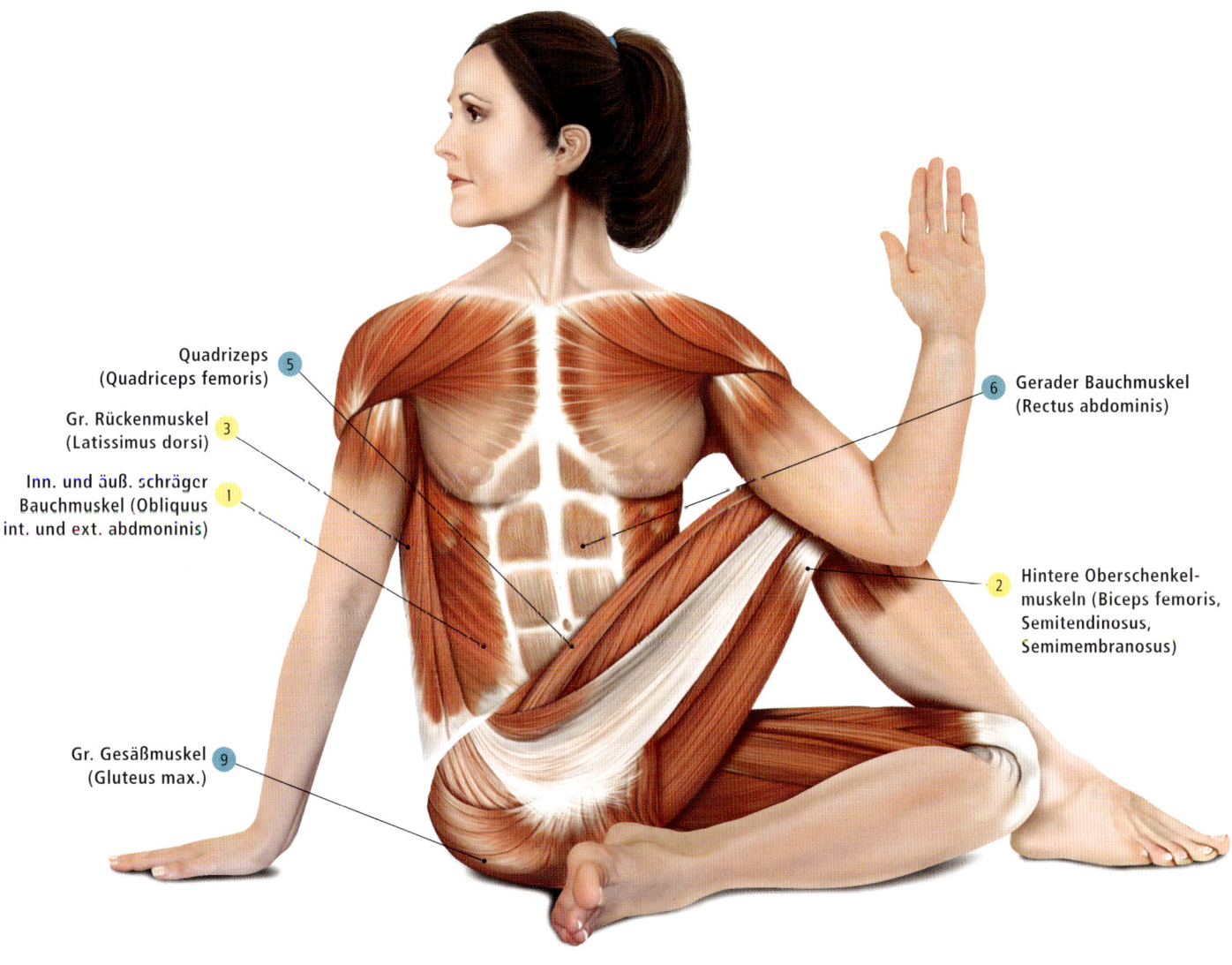

- ⑤ Quadrizeps (Quadriceps femoris)
- ③ Gr. Rückenmuskel (Latissimus dorsi)
- ① Inn. und äuß. schräger Bauchmuskel (Obliquus int. und ext. abdmoninis)
- ⑨ Gr. Gesäßmuskel (Gluteus max.)
- ⑥ Gerader Bauchmuskel (Rectus abdominis)
- ② Hintere Oberschenkelmuskeln (Biceps femoris, Semitendinosus, Semimembranosus)

Schustersitz

Baddha Konasana

Der Schustersitz ist eine hüftöffnende Asana, die die Hüfte beweglicher macht und den unteren Rücken dehnt. Innere Oberschenkelmuskeln und Leiste werden ebenfalls gedehnt. Die Übung ist als Vorbereitung der Hüfte auf andere hüftöffnende Asanas wie die Taube oder den Tänzer geeignet.

Die kleinen Gesäßmuskeln um die äußeren Hüften werden verkürzt, um die Oberschenkelknochen auf beiden Seiten nach außen zu bewegen. Die Fußsohlen liegen nun aneinander. Dies dehnt nicht nur die Knöchel, sondern verlängert auch die inneren Oberschenkelmuskeln und dehnt das Bindegewebe um die Kniegelenke. Das Becken befindet sich zunächst in einer neutralen Position. Zum Vorbeugen der Wirbelsäule über die Knöchel und Füße wird es nach vorn gekippt. Das verstärkt die Dehnung der inneren Oberschenkel und Leiste erheblich, auch der untere Rücken und die Gesäßmuskeln werden nun gedehnt. Die Hände werden um die Füße gelegt, die Arme so gebeugt, dass die Ellbogen auf den Innenseiten der Beine aufliegen, was die Dehnung der inneren Oberschenkel und Hüften weiter verstärkt.

Schwierigkeit:
Mittel

Wirkung:
Der Schustersitz öffnet die Hüften, dehnt die inneren Oberschenkel, kann Schmerzen im unteren Rücken lindern und gilt als Mittel gegen Ischiasprobleme.

Vorsicht:
Bei Leisten- oder Knieverletzungen sollte man beim Ausüben des Schustersitzes vorsichtig sein.

Yogapraktizierende mit Verletzungen am unteren Rücken oder mit einem Bandscheibenvorfall sollten den Teil mit der Vorbeuge nicht ausführen.

⊕ Modifikationen und Hilfsmittel:

Bleiben Sie bei sehr unbeweglichen Hüften aufrecht sitzen und entspannen Sie die Beine, ohne sich nach vorn zu beugen.

Zum Entlasten der Knie können Sie die Füße weiter vom Becken wegschieben.

Kippt das Becken nach hinten, können Sie einen Yogablock darunter legen, um es neutral auszurichten.

⊙ Versuchen Sie:

Strecken Sie die Wirbelsäule nach oben. Lassen Sie die Beine langsam zu Boden sinken, so öffnen sich die vorderen Hüften allmählich.

Beim Vorbeugen des Oberkörpers sollte die Wirbelsäule gestreckt bleiben.

Ein Pressen der Ellbogen gegen die inneren Oberschenkel dehnt die Hüften noch stärker. Vermeiden Sie dies aber bei sehr unbeweglichen Hüften.

⊗ Vermeiden Sie:

Krümmen Sie die Wirbelsäule nicht, sondern strecken Sie sie nach oben und heben Sie das Brustbein etwas an. Behalten Sie diese Länge im Oberkörper beim Vorbeugen bei.

Ziehen Sie, um Schultern und Nackenbereich nicht zu verspannen, die Schultern vom Kopf weg nach unten.

So geht's – Schritt für Schritt:

Schritt 1 ⊘

Beginnen Sie in der Stockhaltung (S. 54).

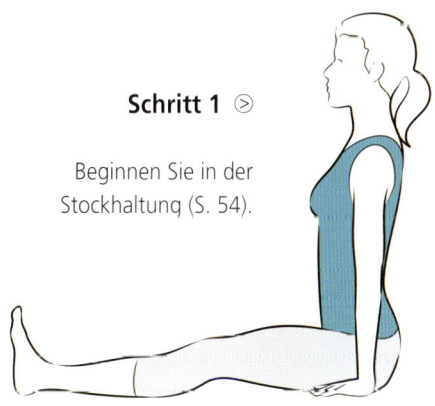

Schritt 2 ⊘

Beugen Sie die Knie, bis die Fersen wenige Zentimeter vom Becken entfernt sind, und führen Sie die Fußsohlen zusammen. Lassen Sie beim Ausatmen die Beine auf beiden Seiten Richtung Boden fallen. Schieben Sie die Fersen nun, ohne die Knie zu belasten, so nah wie möglich zum Becken und legen Sie die Hände – mit verschränkten Fingern – um die Füße. Die Wirbelsäule ist aufrecht und gerade. Atmen Sie ein, heben Sie dabei das Brustbein etwas an und ziehen Sie die Schultern vom Kopf weg nach unten. Pressen Sie die Füße zusammen und lassen Sie die Beine – durch Entspannen der Hüften – weiter zu Boden sinken.

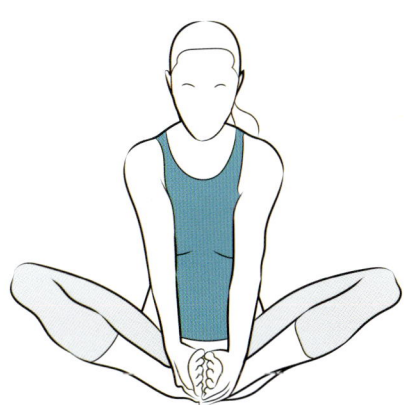

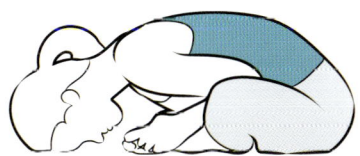

⊙ **Schritt 3**

Atmen Sie langsam aus, während das Becken vorkippt und sich der Oberkörper vorstreckt. Die Brust bewegt sich Richtung Füße, die Dehnung an den inneren Oberschenkeln nimmt zu. Die Ellbogen ruhen auf den Beininnenseiten. Atmen Sie tief weiter, entspannen Sie Kopf und Nacken und blicken Sie auf die Zehen.

Schustersitz

Baddha Konasana

Die Quadrizepse werden exzentrisch verlängert, die hinteren Oberschenkelmuskeln konzentrisch angespannt. Dadurch werden die Knie vollständig gebeugt. Der birnenförmige, der Schneider- sowie der mittlere und der kleine Gesäßmuskel arbeiten alle zusammen und kontrahieren konzentrisch, um die Oberschenkel nach außen zu drehen. So können die Fußsohlen aneinandergepresst werden, der Rest der Beine liegt auf dem Boden. In dieser Haltung werden die Adduktoren exzentrisch gedehnt. Das Becken ist nach vorn gekippt und der quadratische Lendenmuskel und der Rückenstrecker werden exzentrisch gedehnt. Dadurch kann die Wirbelsäule – über Knöchel und Füße hinweg – nach vorn gebeugt werden. Die Trapezmuskeln ziehen die Schulterblätter vom Kopf weg und die Bizepse beugen durch konzentrisches Verkürzen die Ellbogen.

Art der Aktivität

Agonist (Hauptbeweger)
1. Mittl. und kl. Gesäßmuskel (Gluteus med. und min.)
2. Schneidermuskel (Sartorius)
3. Trapezmuskel (Trapezius)
4. Birnenförmiger Muskel (Piriformis)
5. Hintere Oberschenkelmuskeln (Biceps femoris, Semitendinosus, Semimembranosus)
6. Bizeps (Biceps brachii)

Antagonist
7. Adduktoren
8. Rückenstrecker (Erector spinae)
9. Quadr. Lendenmuskel (Quadratus lumborum)

(1 und 4 unter dem Gr. Gesäßmuskel, 8 und 9 unter der thorakolumbalen Faszie)

Wirbelsäule

Die Wirbelsäule wird in einer Sagittalebene um die Frontalachse nach vorn gebeugt. Das Becken ist nach vorn gekippt.

Schustersitz 139

Anatomie der Haltung

In dieser Ansicht nicht zu sehen:
1. Birnenförm. Muskel (Piriformis, unter gr. Gesäßmuskel)
4. Mittl. und kl. Gesäßmuskel (Gluteus med. und min., unter gr. Gesäßmuskel)
6. Rückenstrecker (Erector spinae, am Rücken)
8. Bizeps (Biceps brachii)

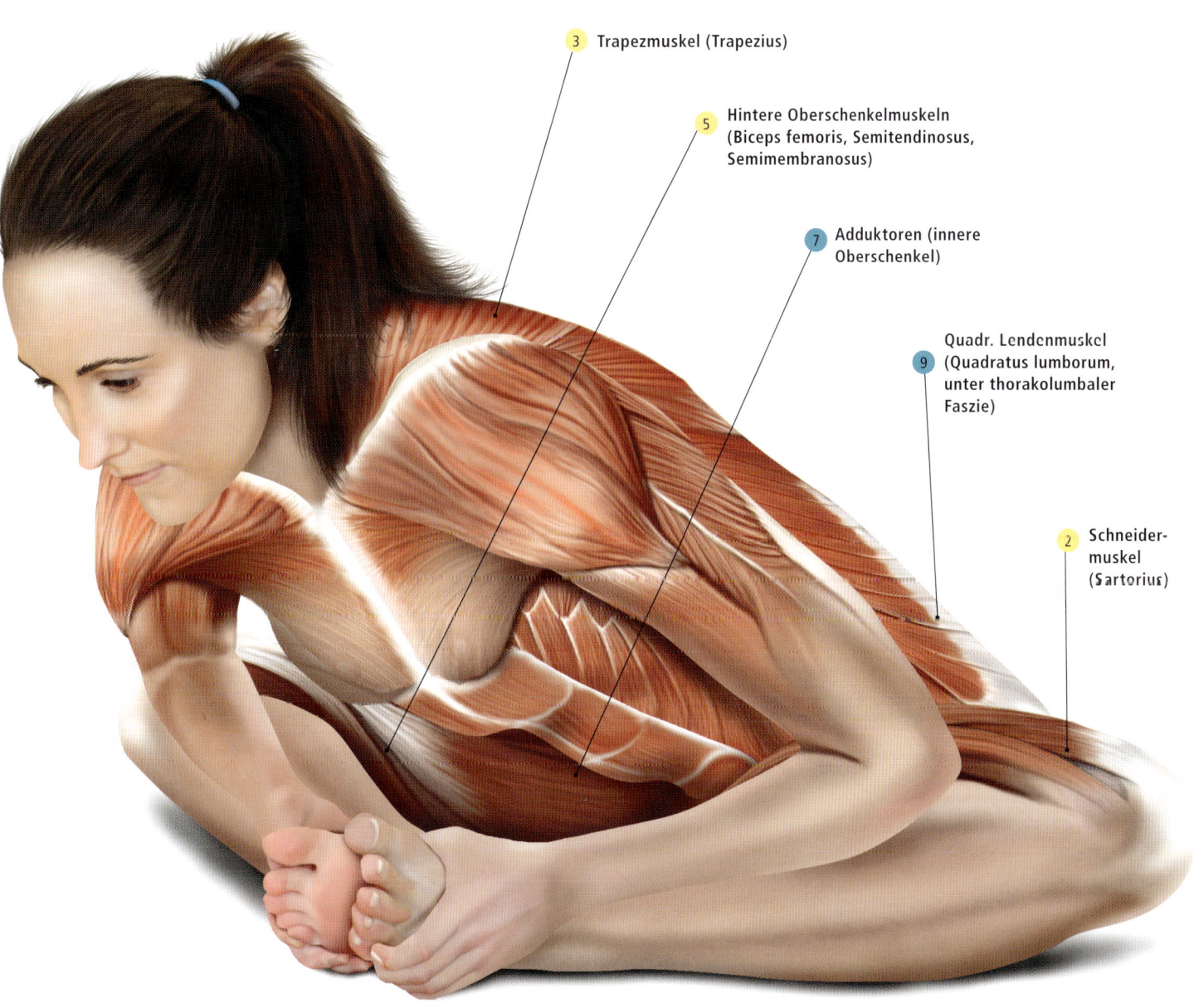

3. Trapezmuskel (Trapezius)
5. Hintere Oberschenkelmuskeln (Biceps femoris, Semitendinosus, Semimembranosus)
7. Adduktoren (innere Oberschenkel)
9. Quadr. Lendenmuskel (Quadratus lumborum, unter thorakolumbaler Faszie)
2. Schneidermuskel (Sartorius)

140

Rückbeugen

Rückbeugen strecken die Wirbelsäule nach hinten statt sie nach vorne zu beugen und werden im Hatha-Yoga zumeist gegen Ende einer Übungsreihe ausgeführt, wenn der Körper aufgewärmt und beweglicher ist. Sie sind gut zur Dehnung der Bauchmuskeln und Hüftbeuger geeignet. In fortgeschritteneren Rückbeugen wie dem Rad wird die gesamte Körpervorderseite – einschließlich Schultern und Brust – intensiv gedehnt, was sich ausgesprochen positiv auf die allgemeine Beweglichkeit auswirkt.

Auf mentaler Ebene sind Rückbeugen belebend und verhelfen zu geistiger Klarheit und mehr körperlicher Energie.

Die Kobra	142
Nach oben schauender Hund	146
Die Taube	150
Das Rad	154
Katze und Kuh	158

Die Kobra
Bhujangasana

Die Kobra ist eine der sanfteren rückbeugenden Asanas, die die gesamte Wirbelsäule stärkt. Die Arme sind gebeugt, die Hände drücken leicht auf den Boden und die Brust wird vom Boden angehoben. Dadurch verkürzen sich die Streckmuskeln der Wirbelsäule und führen zu einer lang gezogenen Rückbeuge, die besonders die Beweglichkeit der Brustwirbelsäule verbessert.

Die obere Rückenmuskulatur – einschließlich des Trapezmuskels – zieht die Schulterblätter vom Kopf weg. Dadurch wird der Nacken gestreckt und der gesamte Oberkörper fühlt sich lang an. Die Füße werden vom Körper weggestreckt und auf den Boden gedrückt, was zum Anspannen der Oberschenkel- und Gesäßmuskeln führt. Gleichzeitig werden die Bauchmuskeln verlängert und gedehnt. Der leichte Druck auf den unteren Bauch hat eine therapeutische Wirkung auf den Verdauungsapparat.

Schwierigkeit:

Anfänger

Wirkung:

Die Kobra stärkt die Beine und die Streckmuskeln der Wirbelsäule. Zudem werden Bauch- und Brustmuskulatur gedehnt.

Vorsicht:

Yogapraktizierende mit verletzten Bandscheiben oder Handgelenken sollten die Kobra vorsichtig ausführen.

⊕ Modifikationen und Hilfsmittel:

Heben Sie bei Rückenverletzungen nur den oberen Brustabschnitt vom Boden, das hält die Rückbeuge der Wirbelsäule minimal. Drücken Sie die Hände fester auf den Boden, damit die Arme die Wirbelsäule mehr stützen.

Legen Sie bei Verletzungen am unteren Rücken die Füße hüftbreit auseinander.

Pressen Sie bei verletzten Handgelenken die Hände nicht so stark auf den Boden.

⊘ Versuchen Sie:

Behalten Sie das Gefühl der Länge in Wirbelsäule und Beinen bei.

Benutzen Sie hauptsächlich die Rückenmuskeln, statt in die Hände zu pressen und den Oberkörper nur mit den Armen anzuheben.

Ziehen Sie die Schultern aktiv weg von den Ohren, dies schafft Raum um den Nacken.

Vermeiden Sie:

Heben Sie das Kinn nicht höher als parallel zum Boden und drücken Sie den Nacken nicht zusammen, sondern machen Sie ihn lang.

Überanstrengen Sie die Gesäßmuskeln nicht durch zu starkes Anspannen, dies kann den unteren Rücken verspannen.

So geht's – Schritt für Schritt:

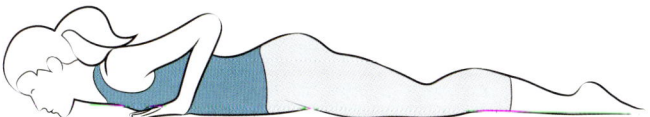

ⓐ Schritt 1

Sie liegen auf dem Bauch, die Hände auf beiden Seiten neben der Brust. Finger und Daumen zeigen nach vorn. Die Beine sind zusammengedrückt und die Füße ausgestreckt. Pressen Sie die Fußrücken auf den Boden und ziehen Sie die Fersen zueinander. Spannen Sie Gesäß- und Oberschenkelmuskeln an. Behalten Sie eine gleichmäßige Atmung bei.

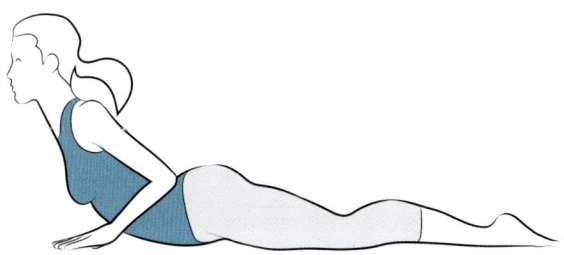

Schritt 2 ⓑ

Drücken Sie nun die Arme gegen den Brustkorb und die Hände leicht auf den Boden. Atmen Sie ein und heben Sie dabei die Brust an, indem Sie das Brustbein langsam vom Boden lösen. Dehnen Sie die Brust und ziehen Sie die Schultern von den Ohren weg. Das Kinn ist parallel zum Boden, der Blick leicht angehoben. Dadurch wird die Länge im Nacken beibehalten.

Die Kobra

Bhujangasana

Bei der Kobra wird die Brustwirbelsäule durch konzentrisches Kontrahieren der Muskelgruppen Rückenstrecker und großer Rückenmuskel gestreckt. Die Ellbogen sind gebeugt, wobei die Trizepse exzentrisch verlängert, die Bizepse konzentrisch verkürzt werden. Die Trizepse fixieren dann die Position der Arme durch isometrische Kontraktion. Die Schulterblätter werden von den Trapez- und den rautenförmigen Muskeln vom Kopf weg zur Wirbelsäule gezogen. Hüft- und Kniegelenke sind durchgestreckt, die Beine werden vom Rumpf ab in die Länge gestreckt. Die Fußrücken pressen auf den Boden. Die Quadrizepse werden konzentrisch, der große Gesäßmuskel isometrisch angespannt, was den Darmbein- und Beckenbereich stützt. Beim Anheben der Brust werden die Brust- und geraden Bauchmuskeln exzentrisch verlängert. Dadurch kann die Wirbelsäule noch weiter vom Boden weg gestreckt und gedehnt werden.

Anatomie der Haltung

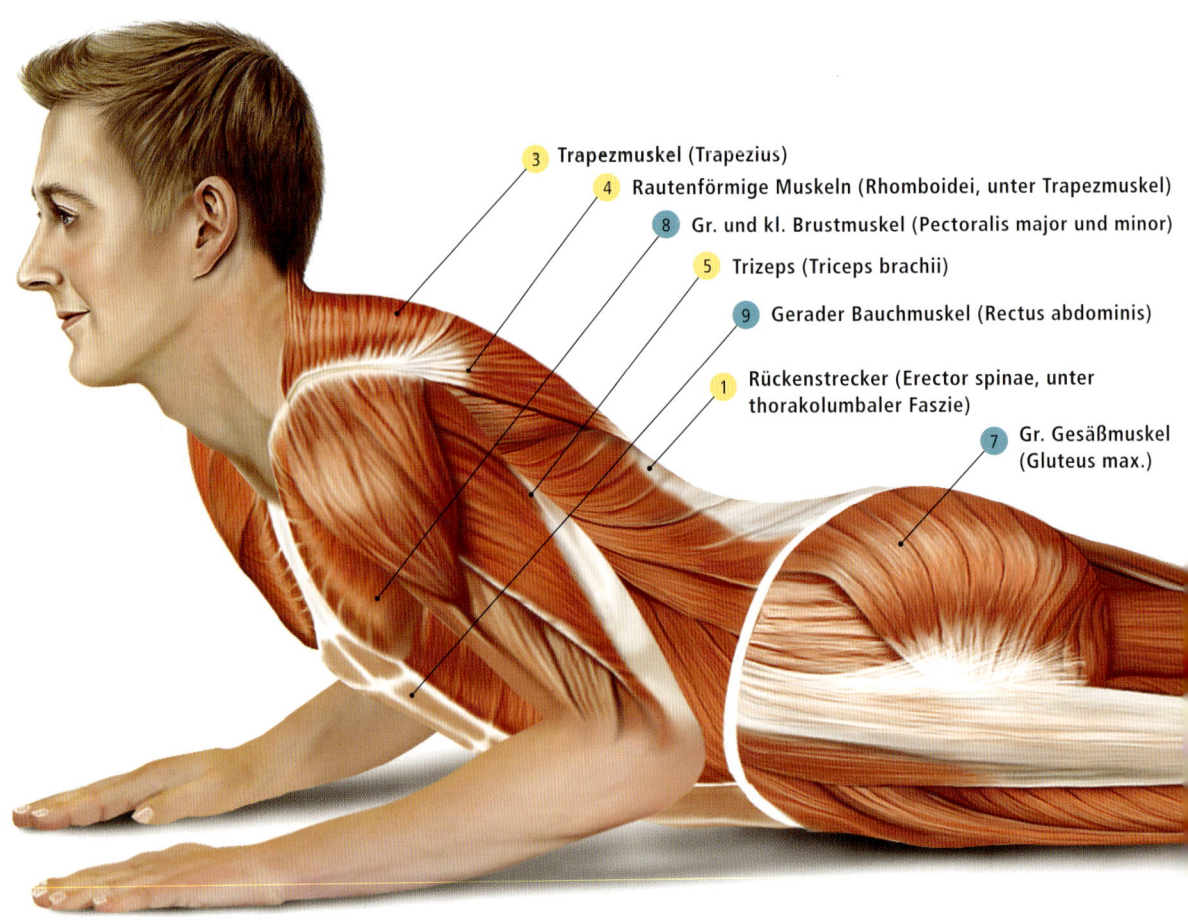

Die Kobra 145

Art der Aktivität

Agonist (Hauptbeweger)
1. Rückenstrecker (Erector spinae)
2. Quadrizeps (Quadriceps femoris)
3. Trapezmuskel (Trapezius)
4. Rautenförmige Muskeln (Rhomboidei)
5. Trizeps (Triceps brachii)

Antagonist
6. Hintere Oberschenkelmuskeln (Biceps femoris, Semitendinosus, Semimembranosus)
7. Gr. Gesäßmuskel (Gluteus max.)
8. Gr. und kl. Brustmuskel (Pectoralis major und minor)
9. Gerader Bauchmuskel (Rectus abdominis)

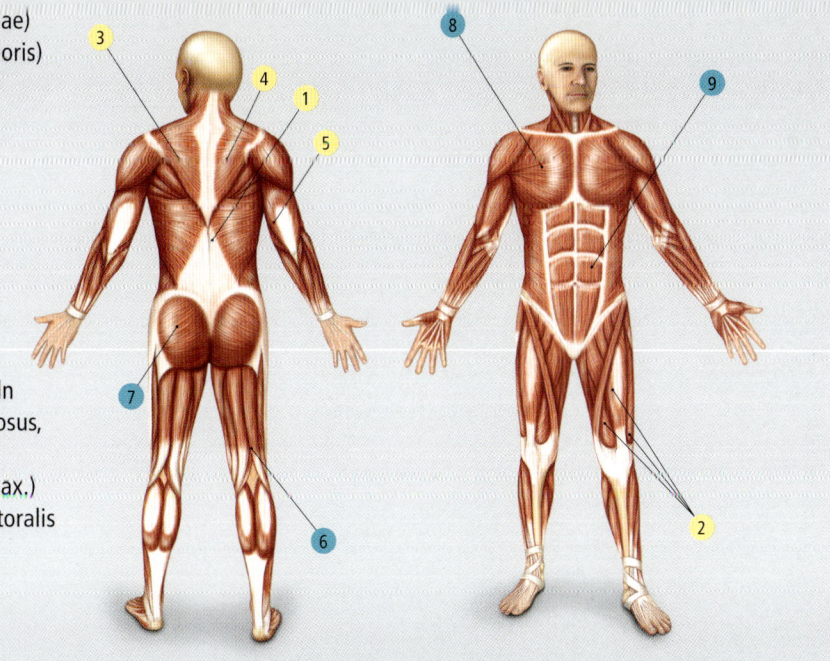

(1 unter der thorakolumbalen Faszie, 4 unter dem Trapezmuskel)

Wirbelsäule
Die in die Rückbeuge gestreckte Wirbelsäule wird in der Sagittalebene um die Frontalachse bewegt. Das Becken ist in einer neutralen Position.

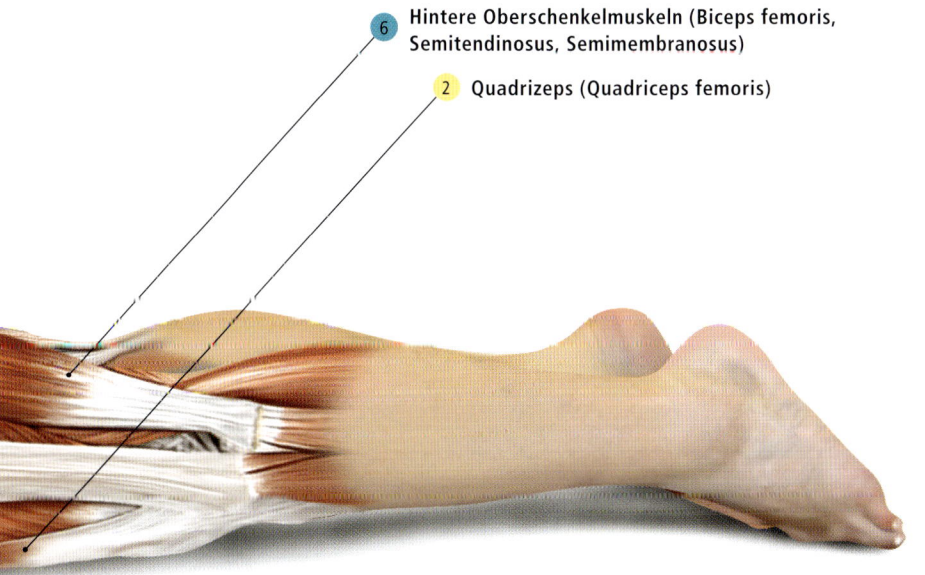

6 Hintere Oberschenkelmuskeln (Biceps femoris, Semitendinosus, Semimembranosus)
2 Quadrizeps (Quadriceps femoris)

Nach oben schauender Hund
Urdhva Mukha Svanasana

Diese Asana ist eine Rückbeuge und erfordert viel Kraft in Armen und Beinen. Die Wirbelsäule ist über die Länge nach hinten gebeugt, was die Muskeln der Körpervorderseite, besonders die Hüftbeuger und Bauchmuskeln, verlängert. Die Beine sind – die Füße hüftbreit auseinander – nach hinten gestreckt und die Oberschenkel- und Gesäßmuskeln müssen intensiv arbeiten, um den unteren Rücken zu stützen. Die Bauchmuskeln werden gedehnt und gleichzeitig zur Stützung des unteren Rückens angespannt. Die Arme sind ausgestreckt, die Trizepse dabei stark angespannt, um beim Anheben des Oberkörpers mitzuhelfen. Brust und vordere Schultern werden gedehnt, während die oberen Rückenmuskeln arbeiten, um die Schulterblätter nach unten zu ziehen. Dies öffnet die ganze Vorderseite des Oberkörpers, was wiederum die Körperhaltung verbessert. Das Kinn ist etwas höher als parallel zum Boden, der Blick nach oben gerichtet. Dadurch wird der Scheitel weiter nach oben gezogen.

Schwierigkeit:
Mittel

Wirkung:
Diese Asana verbessert durch Dehnen von Brust, Schultern, Bauch und vorderen Hüften die Körperhaltung.

Die gesamte Wirbelsäule wird beweglicher, der Körper energetisiert, Müdigkeit verringert.

Vorsicht:
Personen mit Rückenverletzungen sollten diese Asana vorsichtig ausführen.

Bei Bandscheibenvorfällen oder Verletzungen am Handgelenk sollte diese Asana nicht praktiziert werden. Die Kobra ist hier besser geeignet.

⊕ Modifikationen und Hilfsmittel:
Ist das Halten von Hüften und Beinen über dem Boden zu anspruchsvoll, kann eine zusammengerollte Decke unter die oberen Oberschenkel gelegt werden. Dies stützt den unteren Rücken zusätzlich.

⊙ Versuchen Sie:
Strecken Sie die gesamte Wirbelsäule in die Länge und versuchen Sie, Raum im Oberkörper zu schaffen.

Pressen Sie die Füße fest auf den Boden, damit die Beine intensiv arbeiten und so den unteren Rücken entlasten.

Bewegen Sie, um den Nackenbereich nicht zu verspannen, die Schultern vom Kopf weg und lassen Sie den oberen Rücken arbeiten, damit er die Schulterblätter nach unten zieht.

⊗ Vermeiden Sie:
Lassen Sie sich nicht in den Schultern ‚hängen'. Achten Sie darauf, dass die Arme arbeiten und der Oberkörper geöffnet ist.

Entspannen Sie die Beine nicht, sondern spannen Sie zur Stütze der Wirbelsäule Bein- und Gesäßmuskeln fest an.

Stellen Sie die Füße nicht weiter als hüftbreit auseinander, um den unteren Rücken nicht zu belasten.

So geht's – Schritt für Schritt:

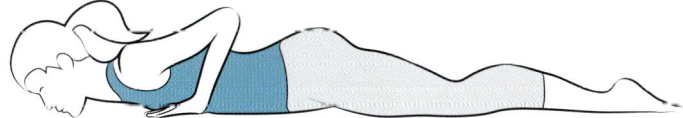

Schritt 1

Legen Sie sich mit dem Bauch auf den Boden und strecken Sie die Beine – die Fußrücken auf dem Boden – gerade nach hinten. Achten Sie darauf, dass Sie gleichmäßig atmen und die Füße nicht weiter als hüftbreit auseinander liegen. Beugen Sie die Ellbogen und stellen Sie die Handflächen seitlich vom Oberkörper etwa in der Mitte des Brustkorbs auf. Die Unterarme sind fast senkrecht zum Boden. Spreizen Sie Finger und Daumen, sodass die Hände gedehnt werden.

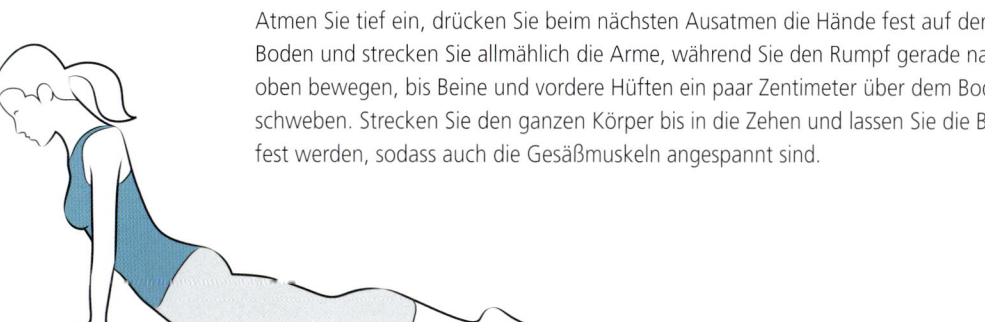

Schritt 2

Atmen Sie tief ein, drücken Sie beim nächsten Ausatmen die Hände fest auf den Boden und strecken Sie allmählich die Arme, während Sie den Rumpf gerade nach oben bewegen, bis Beine und vordere Hüften ein paar Zentimeter über dem Boden schweben. Strecken Sie den ganzen Körper bis in die Zehen und lassen Sie die Beine fest werden, sodass auch die Gesäßmuskeln angespannt sind.

Schritt 3

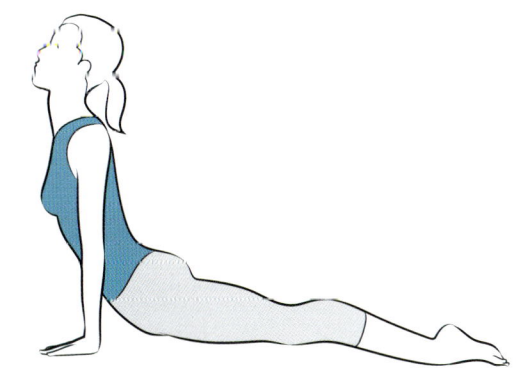

Atmen Sie gleichmäßig und konzentrieren Sie sich darauf, die Brust etwas vorzuschieben und die Schultern nach unten zu ziehen, bis sich die Brust offener anfühlt. Durch das Dehnen der vorderen Schultern zeigen die Ellbogeninnenseiten nach vorn. Heben Sie das Kinn etwas höher als parallel zum Boden an, lassen Sie den Nacken lang und heben Sie den Blick.

Nach oben schauender Hund

Urdhva Mukha Svanasana

Anatomie der Haltung

In dieser Asana sind die Trizepse konzentrisch angespannt und die Bizepse verlängert, was Ellbogen und Arme durchstreckt. Die Hände befinden sich direkt unter den Schultern. Die gesamte Wirbelsäule nimmt dann – durch konzentrische Kontraktion von Rückenstrecker und großem Rückenmuskel – eine lang gestreckte Rückbeuge ein. Die geraden und querverlaufenden Bauchmuskeln kontrahieren dabei exzentrisch und die vorderen Schultern und inneren Ellbogen drehen sich nach außen, während der Trapezmuskel die Schulterblätter nach unten zieht und dadurch die Brustmuskeln exzentrisch verlängert. Durch konzentrisches Kontrahieren der Quadrizepse werden Knie und Beine gestreckt. Die hinteren Oberschenkelmuskeln – sowie die großen Gesäßmuskeln – unterstützen dies durch isometrisches Kontrahieren. Dies stützt die Lendenwirbelsäule und den Kreuz-Darmbein-Bereich.

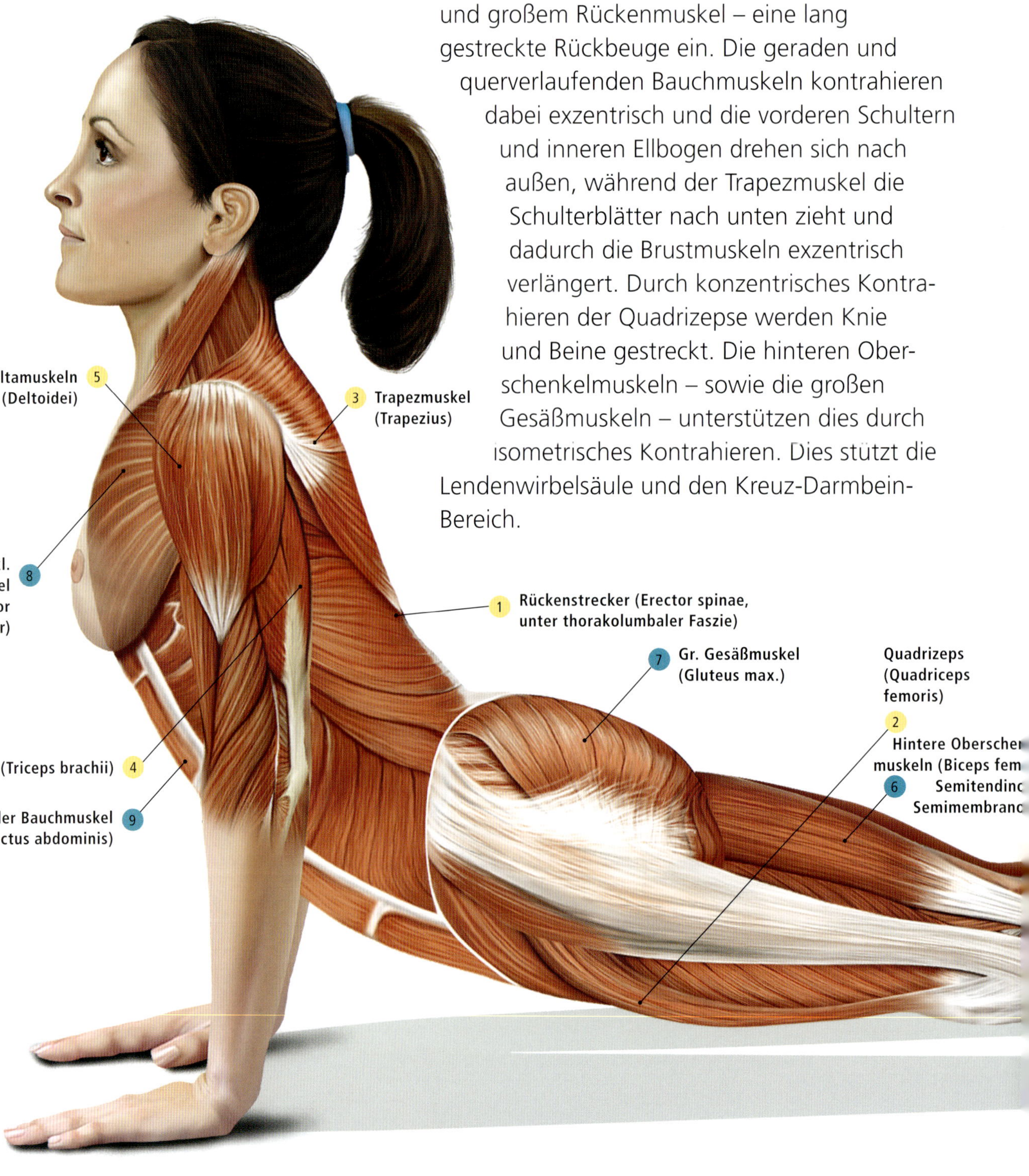

Deltamuskeln (Deltoidei) 5

3 Trapezmuskel (Trapezius)

Gr. und kl. Brustmuskel (Pectoralis major und minor) 8

1 Rückenstrecker (Erector spinae, unter thorakolumbaler Faszie)

7 Gr. Gesäßmuskel (Gluteus max.)

Quadriceps (Quadriceps femoris)

2

Hintere Oberschenkelmuskeln (Biceps fem Semitendino Semimembrano

6

Trizeps (Triceps brachii) 4

Gerader Bauchmuskel (Rectus abdominis) 9

Nach oben schauender Hund 149

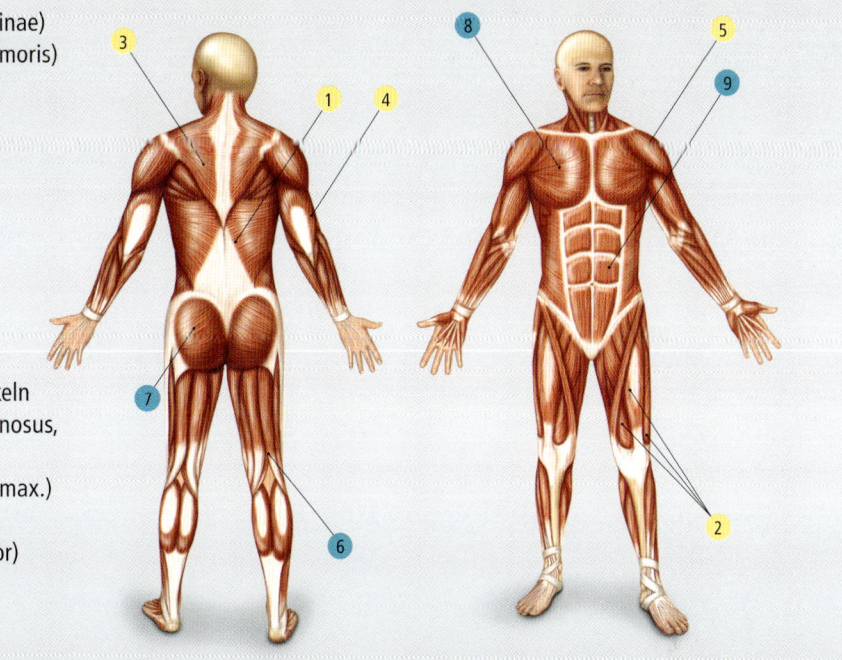

Art der Aktivität

Agonist (Hauptbeweger)
1 Rückenstrecker (Erector spinae)
2 Quadrizeps (Quadriceps femoris)
3 Trapezmuskel (Trapezius)
4 Trizeps (Triceps brachii)
5 Deltamuskeln (Deltoidei)

Antagonist
6 Hintere Oberschenkelmuskeln (Biceps femoris, Semitendinosus, Semimembranosus)
7 Gr. Gesäßmuskel (Gluteus max.)
8 Gr. und kl. Brustmuskel (Pectoralis major und minor)
9 Gerader Bauchmuskel (Rectus abdominis)

(1 unter der thorakolumbalen Faszie)

Wirbelsäule
Die über die Länge zurückgebeugte Wirbelsäule wird in der Sagittalebene um die Frontalachse bewegt. Das Becken ist nach hinten gekippt.

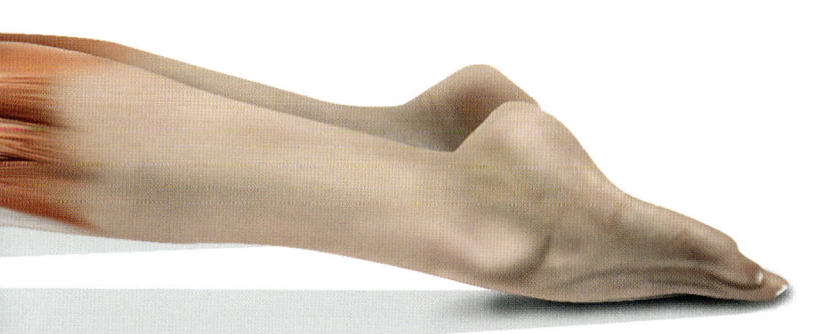

Rückbeugen

Die Taube
Eka Pada Kapotasana

Die Taube ist eine hüftöffnende Haltung, die die Beckenmuskeln dehnt und die Hüfte auf viele andere Asanas vorbereitet. Das vordere Bein ist gebeugt und durch diesen zwischen Oberschenkel und Knie entstehenden Winkel werden alle Gesäßmuskeln der rechten Hüfte gedehnt. Dies hat eine therapeutische Wirkung auf die Lendengegend. Da sie die Muskeln am hinteren Becken dehnt, kann die Taube bei regelmäßiger Praxis Schmerzen an unterem Rücken und Ischias lindern.

Das linke Bein ist – mit gedehnten und verlängerten Hüftbeugern – hinter dem Körper ausgestreckt. Durch das Strecken des linken Fußes weg vom Körper wird auch das Knöchelgelenk gedehnt. Die Wirbelsäule ist über das rechten Bein nach vorn gebeugt, die Arme ruhen auf dem Boden, was die Dehnung des Oberkörpers unterstützt. Ein solches Öffnen der Hüften macht die Hüftgelenke, Knöchel und Knie allgemein beweglicher und dehnbarer. Für Athleten wie Läufer oder Radfahrer ist die Taube besonders geeignet, da sie den gesunden Bewegungsradius der Hüften erhält. Regelmäßiges Praktizieren fördert zudem eine schnellere Erholung vom Training und senkt die Verletzungsgefahr.

Schwierigkeit:
Mittel

Wirkung:
Diese Asana dehnt die Muskeln des Beckenbereichs, insbesondere Gesäßmuskeln und Hüftbeuger. Das führt zu einer besseren Körperhaltung und ermöglicht die Ausführung anderer Yoga-Asanas, die einen großen Bewegungsradius der Hüften erfordern, ohne dass Zerrungen auftreten.

Vorsicht:
Bei Knieverletzungen oder geschädigten Sehnen oder Bändern sollte die Taube mit Vorsicht ausgeübt werden.

Bei Verletzungen des unteren Rückens – wie Ischiasproblemen oder Bandscheibenvorfällen – sollte man die Taube modifizieren.

⊕ Modifikationen und Hilfsmittel:

Gehen Sie bei Verletzungen am unteren Rücken sehr langsam in die Asana und stützen Sie den Körper mit einem Yogablock oder einer gefalteten Decke unter der rechten Hüfte.

Ist das Knie verletzt, ziehen Sie den rechten Fuß näher an die Hüfte, so wird das gebeugte Knie nicht so stark beansprucht. Legen Sie einen Yogablock oder eine gefaltete Decke als Stütze unter die rechte Hüfte.

⊙ Versuchen Sie:

Machen Sie das linke Bein lang, sodass Sie die Dehnung in den Hüftbeugern des hinteren Beins spüren.

Halten Sie das Körpergewicht in der Mitte, damit entlasten Sie die Gelenke.

Halten Sie das rechte Knie auf einer Linie mit der rechten Seite des Beckens. Dies garantiert eine starke Dehnung der Gesäßmuskeln.

Vermeiden Sie:

Lassen Sie die Ferse des hinteren Fußes nicht seitlich abknicken, ziehen Sie vielmehr die Zehen nach hinten, bis Sie die Dehnung an der Vorderseite des Knöchels spüren.

Bringen Sie den rechten Fuß nicht so weit nach vorn, dass dies für das rechte Knie unangenehm wäre.

So geht's – Schritt für Schritt:

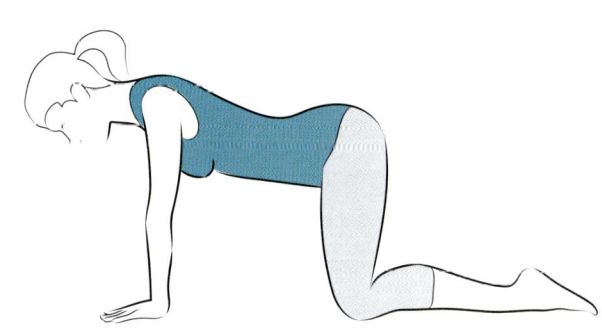

Schritt 1

Beginnen Sie im Vierfüßlerstand (S. 55).

Schritt 2

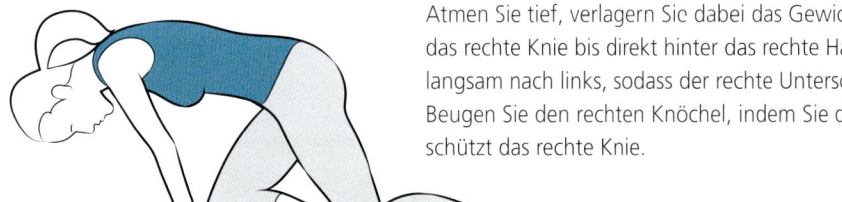

Atmen Sie tief, verlagern Sie dabei das Gewicht Richtung Arme und schieben Sie das rechte Knie bis direkt hinter das rechte Handgelenk. Ziehen Sie den rechten Fuß langsam nach links, sodass der rechte Unterschenkel diagonal auf dem Boden liegt. Beugen Sie den rechten Knöchel, indem Sie die Zehen zum Schienbein ziehen. Das schützt das rechte Knie.

Schritt 3

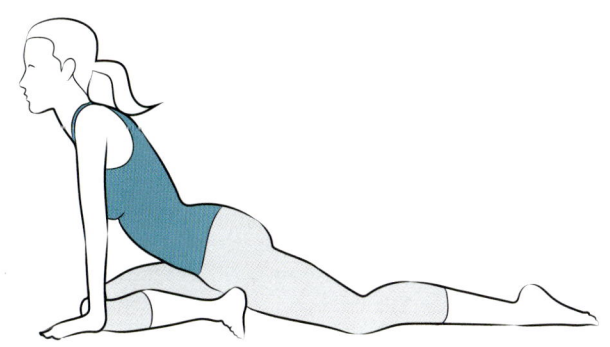

Strecken Sie beim Ausatmen das linke Bein zurück, sodass sich das linke Knie streckt und die Hüften zu Boden sinken. Atmen Sie ein, stellen Sie dabei die Hände zu beiden Seiten des rechten Beins ab und strecken Sie die Wirbelsäule nach oben. Ziehen Sie die Schultern von den Ohren weg nach unten, das Kinn ist parallel zum Boden.

Schritt 4

Beugen Sie beim Ausatmen den Oberkörper vor, sodass er über dem vorderen Bein ist. Legen Sie die Unterarme vor dem rechten Bein auf dem Boden ab. Atmen Sie tief weiter, während sich das linke Bein nach hinten streckt und die Hüften tiefer zum Boden sinken. Lassen Sie die Schultern entspannt und blicken Sie auf den Boden vor den Händen.

Die Taube

Eka Pada Kapotasana

Bei der Taube wird der rechte Oberschenkelknochen auswärts zur Seite gedreht, das rechte Knie ist gebeugt, der Unterschenkel liegt auf dem Boden. Dies verlängert Quadrizeps, kleinen, mittleren und großen Gesäßmuskel exzentrisch und kontrahiert die hinteren Oberschenkelmuskeln konzentrisch. Der vordere Schienbeinmuskel wird konzentrisch verkürzt, was den Knöchel nach dorsal beugt, während der Schollenmuskel verlängert wird. Das linke Bein ist ausgestreckt und die Quadrizepse verkürzen sich konzentrisch. Die Hüftbeuger, besonders der gerade Oberschenkelmuskel, werden verlängert und gestreckt, was die Hüftbewegung ermöglicht. Der große Gesäßmuskel wird auf der linken Seite ebenfalls konzentrisch kontrahiert und unterstützt die Streckung des Hüftgelenks. Die Wirbelsäule ist nach vorn gebeugt, der quadratische Lendenmuskel wird exzentrisch verlängert und das Becken kippt nach vorn. Auch der Lenden-Darmbein-Muskel ist beteiligt und wird, wenn sich der Oberkörper zum Oberschenkel bewegt, rechts konzentrisch verkürzt und links exzentrisch verlängert.

Anatomie der Haltung

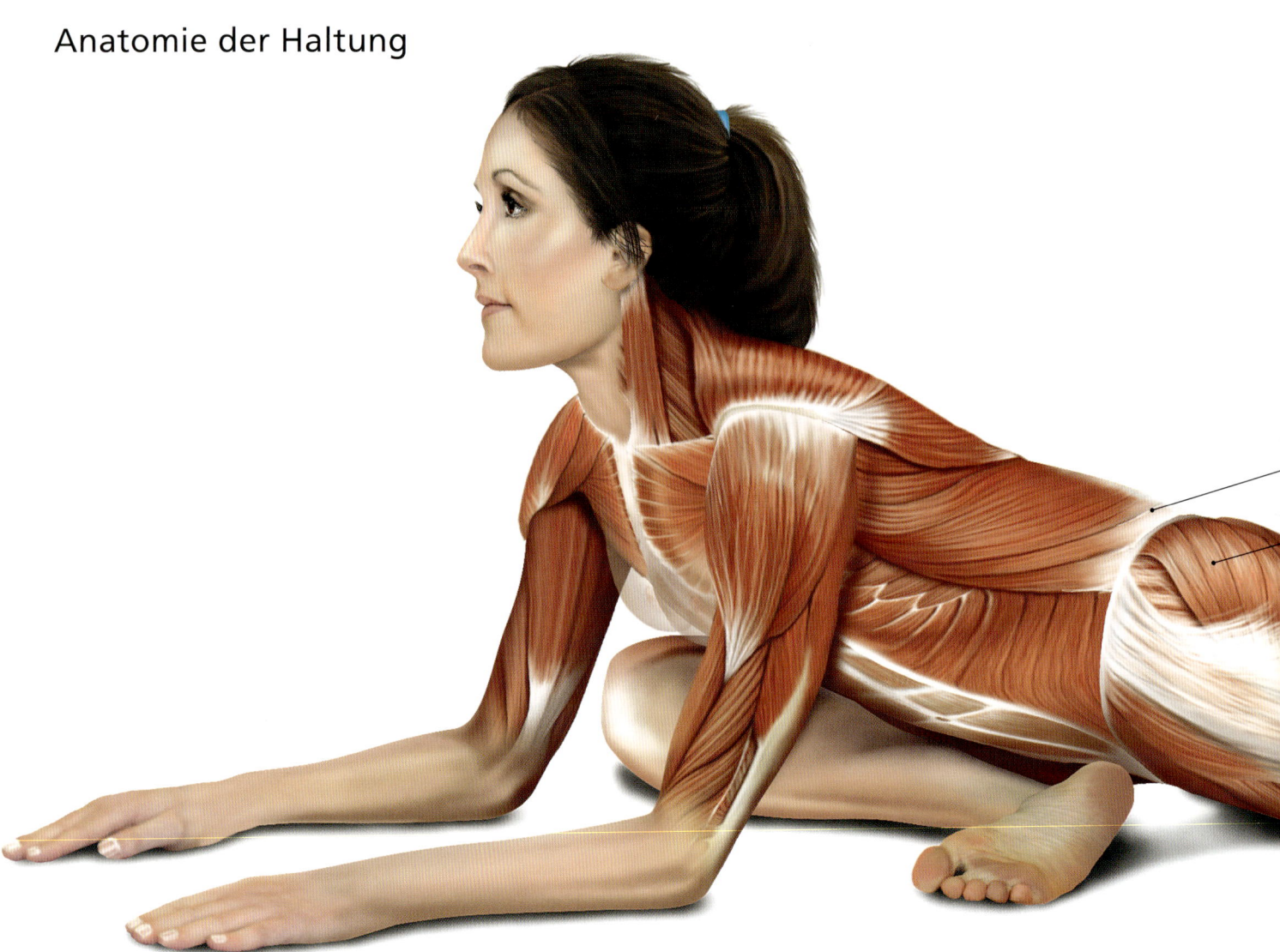

Die Taube 153

Art der Aktivität	Agonist (Hauptbeweger)	1 Quadrizeps (Quadriceps femoris) (linkes Bein) 2 Vord. Schienbeinmuskel (Tibialis ant.) (rechtes Bein) 3 Hintere Oberschenkelmuskeln (Biceps femoris, Semitendinosus, Semimembranosus)
	Antagonist	4 Gr., kl. und mittl. Gesäßmuskel (Gluteus max., min. und med.) 5 Gerader Oberschenkelmuskel (Rectus femoris) 6 Lenden-Darmbein-Muskel (Iliopsoas) 7 Quadr. Lendenmuskel (Quadratus lumborum)
Wirbelsäule		Die Wirbelsäule ist in der Sagittalebene nach vorn gebeugt und wird um die Frontalachse bewegt. Das Becken ist nach vorn gekippt.

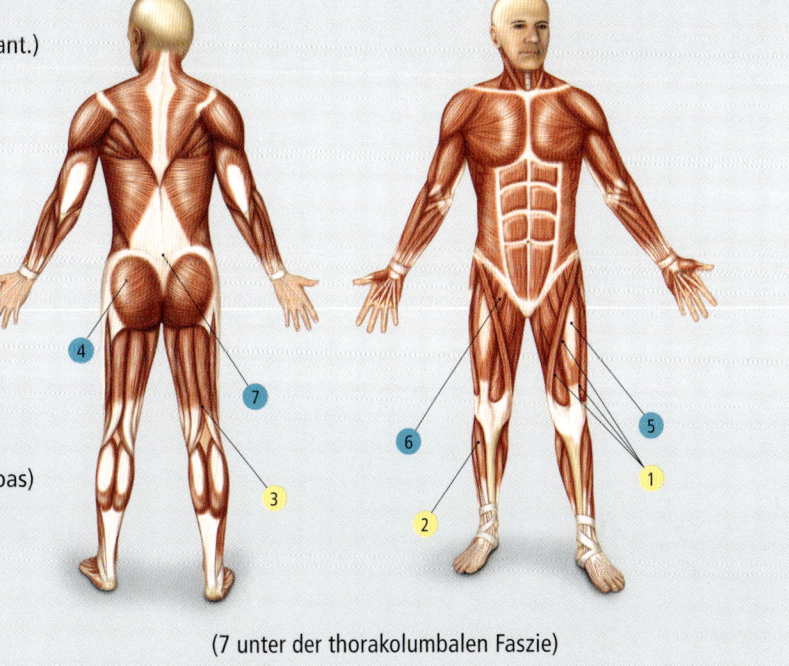

(7 unter der thorakolumbalen Faszie)

7 Quadr. Lendenmuskel (Quadratus lumborum, unter thorakolumbaler Faszie)

4 Gr., kl. und mittl. Gesäßmuskel (Gluteus max., min. und med.)

3 Hintere Oberschenkelmuskeln (Biceps femoris, Semitendinosus, Semimembranosus)

1 Quadrizeps (Quadriceps femoris)

In dieser Ansicht nicht zu sehen:
6 Lenden-Darmbein-Muskel (Iliopsoas, innerhalb des Hüftbereichs, tief liegend)
2 Vord. Schienbeinmuskel (Tibialis ant., Unterschenkel)

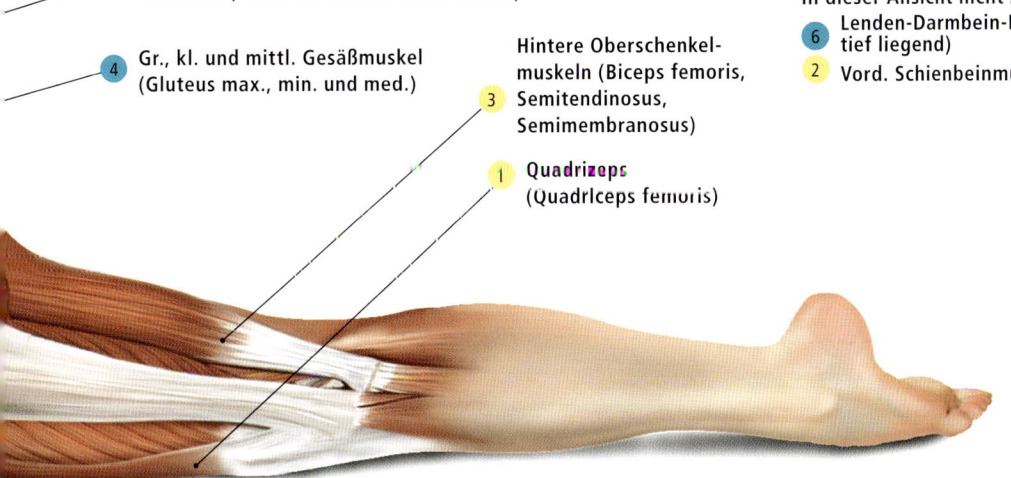

Das Rad
Urdhva Dhanurasana

Das Rad ist eine Asana für Fortgeschrittene, der Höhepunkt an Können unter den elementaren Asanas. Zum Ausführen des Rads müssen Schultern, Hüften und Wirbelsäule eine gewisse Flexibilität aufweisen. Durch regelmäßige Praxis wird die Beweglichkeit all dieser Gelenke jedoch um einiges verbessert. Die meisten Bewegungen werden aus der Brustwirbelsäule ausgeführt. Diese streckt sich in eine tiefe Rückbeuge, bei der die Rückenmuskeln stark angespannt und verkürzt werden. Das dehnt die Bauchmuskeln stark und der gesamte Oberkörper, einschließlich des vorderen Brustkorbs, öffnet sich. Die Arme sind durchgestreckt, was eine tiefe Dehnung der Schultergelenke und Weitung des Brustbereichs ermöglicht. Das wiederum streckt die Wirbelsäule intensiv. Die Füße stehen hüftbreit auseinander, die Beine sind ebenfalls gestreckt, was die vorderen Hüften dehnt, die Hüftbeuger streckt und die Quadrizeps stärkt. Die Gesäßmuskeln sind angespannt, um Becken und unteren Rücken zu stützen. Insgesamt verbessert diese Asana Beweglichkeit und Stabilität von Schultern, Hüften und Wirbelsäule.

Schwierigkeit:
Fortgeschrittene

Wirkung:
Das Rad dehnt den ganzen Oberkörper und erweitert den Bewegungsradius von Wirbelsäule, Schultern und Hüften.

Arme und Beine werden gestärkt, der ganze Körper energetisiert und der Geist beflügelt.

Vorsicht:
Yogapraktizierende mit Rücken- bzw. Schulterverletzungen oder hohem Blutdruck sollten das Rad vorsichtig ausführen.

⊕ Modifikationen und Hilfsmittel:

Bei hohem Blutdruck und schwereren Rückenverletzungen ist die Schulterbrücke besser geeignet.

Bei Schulterverletzungen stellen Sie sich mit dem Rücken zur Wand. Der Abstand zwischen Fersen und Wand sollte ca. 0,5 m betragen. Strecken Sie die Arme über den Kopf und dann nach hinten, bis die Hände die Wand erreichen und sich die Wirbelsäule leicht über die Länge zurückbeugt. Praktizieren Sie diese Modifikation, bis die Verletzung verheilt ist, und gehen Sie dann zum Rad über.

⊙ Versuchen Sie:

Öffnen Sie den Brustbereich, indem Sie die Hände auf den Boden pressen, die Ellbogen strecken und den Nacken entspannen.

Spannen Sie die Gesäßmuskeln an, ohne sie jedoch zu fest zusammenzuziehen, um das untere Wirbelsäulenende nicht übermäßig zu belasten.

Halten Sie für eine maximale Stütze durch den Trizeps die Ellbogen auf einer Linie mit den Schultern.

Vermeiden Sie:

Vermeiden Sie ein Zusammendrücken des unteren Rückens, halten Sie die Beine angespannt, die Wirbelsäule lang.

Achten Sie auf das Öffnen der Brust. Pressen Sie hierzu die Hände auf den Boden und drücken Sie die Brust sanft nach vorn. Dies schafft eine gleichmäßigere Rückbeuge in der Wirbelsäule, die nicht nur den unteren Rücken beansprucht.

So geht's – Schritt für Schritt:

Schritt 1

Beginnen Sie auf dem Rücken liegend. Die Beine sind gebeugt, die Füße flach auf dem Boden. Die Arme ruhen neben dem Körper. Die Atmung ist langsam und gleichmäßig.

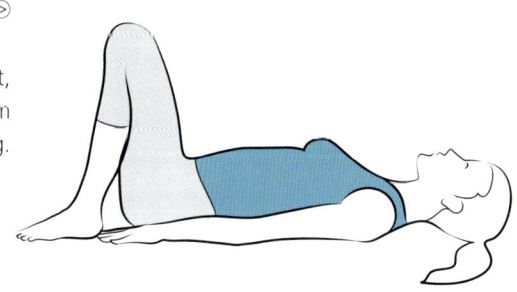

Schritt 2

Atmen Sie ein und legen Sie die Hände auf beiden Seiten des Nackens auf den Boden, die Finger zeigen zu den Schultern. Die Ellbogen sind gebeugt und die ganzen Hände (Handflächen und -ballen) berühren den Boden. Spreizen Sie Finger und Daumen, entspannen Sie die Zehen.

Schritt 3

Atmen Sie nun tief aus und drücken Sie Hände und Füße dabei fest auf den Boden, sodass Beine und Arme sich strecken und Wirbelsäule und Hüften sich vom Boden lösen. Durch das Anheben des vorderen Brustkorbs entsteht ein Bogen in der Wirbelsäule. Knie und Ellbogen sind noch teilweise gebeugt, der Kopf schwebt knapp über dem Boden.

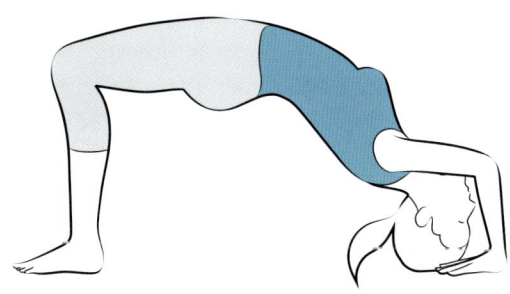

Schritt 4

Atmen Sie gleichmäßig und strecken Sie Arme und Beine ganz aus, ohne den unteren Rücken zusammenzudrücken. Halten Sie Ellbogen und Schultern auf einer Linie, die Knie auf Höhe der Knöchel. Drücken Sie die Füße fest auf den Boden und heben Sie die Hüften an. Lockern Sie die Gesäßmuskeln und den Oberkörper. Dadurch kann sich die Brust öffnen und dehnen. Entspannen Sie Nacken und Kopf und halten Sie den Blick parallel zum Boden, nicht auf dem Boden.

Das Rad

Urdhva Dhanurasana

Das Rad ist eine intensive Rückbeuge, die Brust und Bauchbereich stark dehnt und alle Muskeln um die Wirbelsäule stärkt. Die Arme sind im Schulter- und Ellbogengelenk durchgestreckt. Die Trizepse werden konzentrisch angespannt, die Deltamuskeln exzentrisch verlängert, damit sich das Schultergelenk öffnen kann. Die Rückenmuskeln – einschließlich des Rückenstreckers und des großen Rückenmuskels – kontrahieren sehr stark konzentrisch, um die Wirbelsäule zu strecken. Die entgegengesetzten Muskelgruppen – einschließlich der Brust- sowie der geraden und querverlaufenden Bauchmuskeln – werden alle exzentrisch verlängert, was den Oberkörper weitet und dehnt. Die Hüftbeuger werden exzentrisch verlängert, die großen Gesäßmuskeln kontrahieren konzentrisch und strecken damit das Hüftgelenk. Die Knie sind – durch die konzentrische Kontraktion der Quadrizepse – teilweise gebeugt, wobei letztere arbeiten, um das Kniegelenk zu stabilisieren.

Art der Aktivität		
Agonist (Hauptbeweger)	1	Rückenstrecker (Erector spinae)
	2	Gr. Rückenmuskel (Latissimus dorsi)
	3	Gr. Gesäßmuskel (Gluteus max.)
	4	Quadrizeps (Quadriceps femoris)
	5	Deltamuskeln (Deltoidei)
Antagonist	6	Gerader Bauchmuskel (Rectus abdominis)
	7	Querverlaufender Bauchmuskel (Transversus abdominis)
	8	Hüftbeuger
	9	Gr. und kl. Brustmuskel (Pectoralis major und minor)

(1 unter der thorakolumbalen Faszie)

Wirbelsäule: Die in die Rückbeuge gestreckte Wirbelsäule wird in der Sagittalebene um die Frontalachse bewegt. Das Becken ist nach hinten gekippt.

Das Rad 157

Anatomie der Haltung

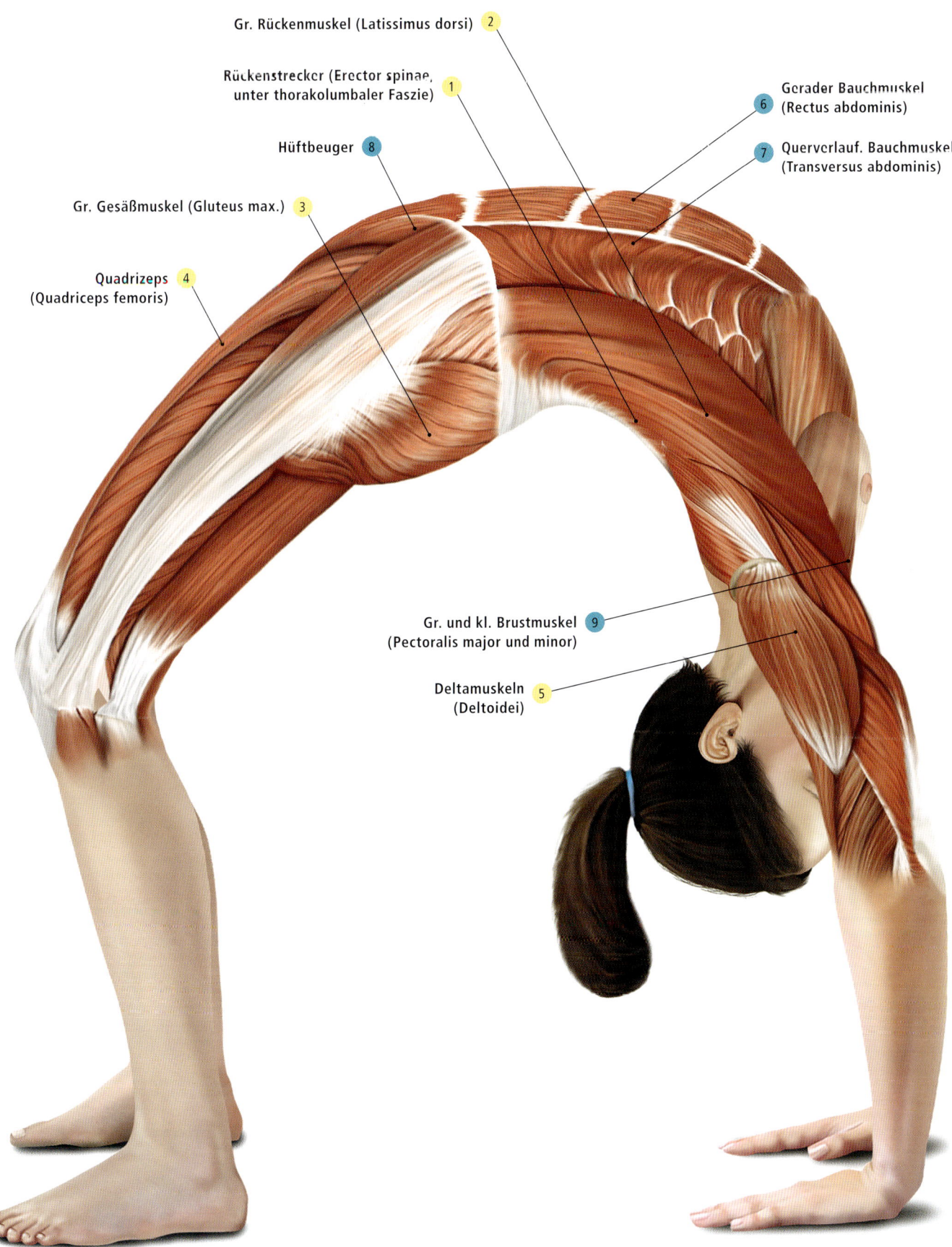

- Gr. Rückenmuskel (Latissimus dorsi) 2
- Rückenstrecker (Erector spinae, unter thorakolumbaler Faszie) 1
- Hüftbeuger 8
- Gr. Gesäßmuskel (Gluteus max.) 3
- Quadrizeps (Quadriceps femoris) 4
- Gerader Bauchmuskel (Rectus abdominis) 6
- Quervcrlauf. Bauchmuskel (Transversus abdominis) 7
- Gr. und kl. Brustmuskel (Pectoralis major und minor) 9
- Deltamuskeln (Deltoidei) 5

Katze und Kuh
Marjariasana und Bitilasana

Katze und Kuh sind zwei (wie hier) oft zusammen ausgeführte sanfte Asanas, die die Beweglichkeit der gesamten Wirbelsäule – besonders aber der Brustwirbelsäule – verbessern. Bei der Katze werden die Rückenmuskeln gedehnt, die Bauchmuskeln dagegen angespannt, was ein sanfte Massage der Bauchorgane bewirkt. Bei der Kuh sind die Rückenmuskeln angespannt, die Bauchmuskeln verlängert und gedehnt. Durch eine solche Steigerung der Wirbelsäulenbeweglichkeit werden nicht nur die vorderen und hinteren Rumpfmuskeln gedehnt und gestärkt, sondern auch Gelenkflüssigkeit freigesetzt, die dann um die Wirbel fließt, wodurch die Durchblutung der Muskeln und Bandscheiben verbessert wird.

Bei Katze und Kuh liegen die Hände mit den Handflächen nach unten flach auf dem Boden, was die Handgelenksbeuger dehnt. Diese Belastung erhöht allmählich die Knochendichte und stärkt dadurch die Handgelenke. Sie werden zudem beweglicher, was andere Asanas – wie das Rad – leichter ausführbar macht.

Schwierigkeit:
Anfänger

Wirkung:
Katze und Kuh machen Wirbelsäule, umliegende Muskeln und Bindegewebe beweglicher und beugen dadurch Rückenschmerzen vor.

Auch die Handgelenke werden beweglicher und stärker.

Vorsicht:
Bei Verletzungen an Handgelenken oder Knien muss man diese Asana eventuell modifizieren.

Bei Nackenverletzungen – einschließlich Schleudertrauma – sollten Sie bei der Kuh den Nacken durchwegs neutral ausrichten.

⊕ Modifikationen und Hilfsmittel:
Bei Knieverletzungen können Sie als Polster eine gefaltete Decke unter diese legen. Ist das Abknicken der Handgelenke nicht möglich, können Sie die Arme – auf Rückenhöhe ausgestreckt – auf einen Stuhl vor dem Kopf legen.

⊙ Versuchen Sie:
Weiten Sie, wenn Sie in die Katzenhaltung gehen, den mittleren Rücken, indem Sie diesen aus der mittleren Wirbelsäule heraus wölben, Scheitel und Steißbein nach unten ziehen.

Bei der Kuhhaltung sollten Sie sich vom unteren Rücken bis zum Nacken in die Rückbeuge strecken und den vorderen Brustkorb dehnen, während Sie die Schultern von den Ohren weg unten halten.

⊗ Vermeiden Sie:
Verlagern Sie bei der Katzenhaltung nicht zu viel Gewicht auf die Handgelenke. Spannen Sie vielmehr die Rumpfmuskeln an, damit der ganze Körper arbeitet.

Bei der Kuhhaltung sollten Sie Nacken und unteren Rücken nicht so weit überstrecken, dass Sie dort Druck spüren. Versuchen Sie vielmehr, Nacken und Lendenwirbelsäule lang zu machen und nur so weit zu beugen, wie es angenehm ist.

Katze und Kuh

So geht's – Schritt für Schritt:

Schritt 1 ⊗

Beginnen Sie im Vierfüßlerstand (S. 55).

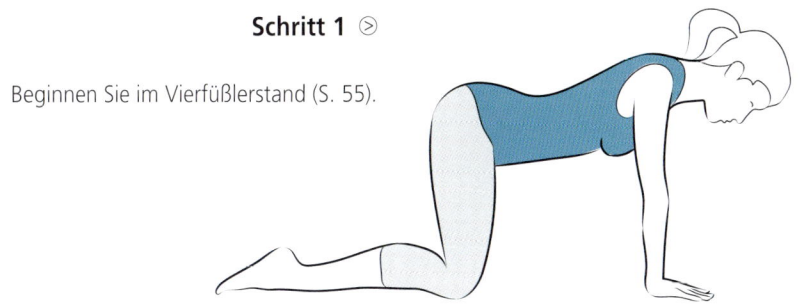

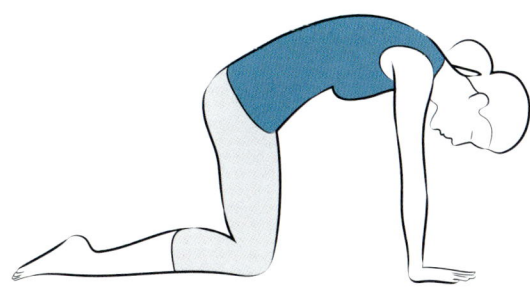

⊗ **Schritt 2**

Atmen Sie tief aus, wenn Sie die Katzenhaltung einnehmen. Runden Sie hierfür – von der Mitte des Rückens beginnend – die Wirbelsäule. Steißbein und Scheitel zeigen zum Boden, das Kinn bewegt sich Richtung Brust. Die Schulterblätter werden auseinandergezogen, die Bauchmuskeln angespannt und zur Wirbelsäule gezogen. Der ganze Rücken wird in die Länge gestreckt und gedehnt und ist nun nach oben gewölbt.

Schritt 3 ⊗

Halten Sie inne, bevor Sie in die Kuhhaltung gehen. Atmen Sie ein und senken Sie die Brustwirbelsäule. Steißbein und Scheitel steigen nach oben. Ziehen Sie die Schultern von den Ohren weg nach unten und strecken Sie die Rumpfvorderseite vom Kinn bis zum Nabel. Die Rückenmuskeln sind angespannt, die vorderen Rumpfmuskeln gestreckt und gedehnt. Die Wirbelsäule ist nach unten gewölbt.

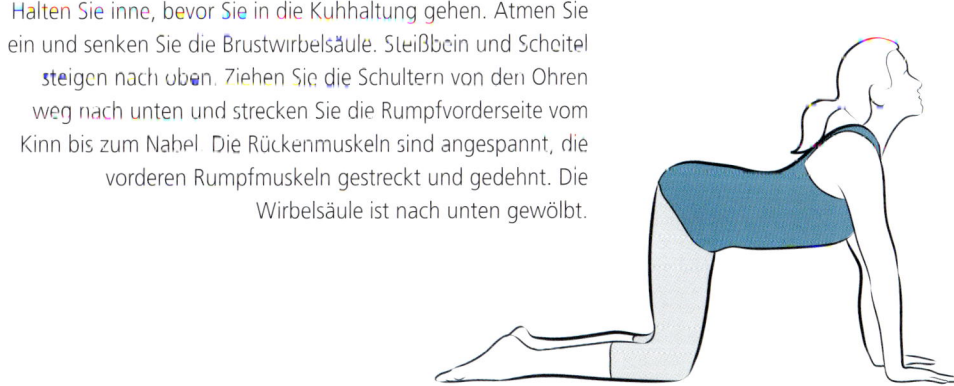

Katze und Kuh

Marjariasana und Bitilasana

In der Ausgangsposition der Katze sind die Arme – durch konzentrische Kontraktion der Trizepse – gestreckt. Die Lenden-Darmbein-Muskeln beugen durch Verkürzung die Hüften so weit, dass die Oberschenkel senkrecht zum Boden stehen. Während der Katzenhaltung wird die Wirbelsäule – durch konzentrisches Kontrahieren der geraden und querverlaufenden Bauchmuskeln – nach oben gewölbt. Die dadurch in der Brustwirbelsäule entstehende Rundung wird von den schrägen Bauchmuskeln unterstützt. Brust- und vordere Deltamuskeln werden ebenfalls durch konzentrische Kontraktion verkürzt und unterstützen die Rundung des oberen Rückens. Für diese Bewegung der Wirbelsäule werden die Rückenstrecker exzentrisch verlängert, die Trapezmuskeln gedehnt, sodass die Schulterblätter voneinander weg nach unten gezogen werden. Andere exzentrisch verlängerte Muskeln sind der Riemenmuskel des Kopfes und des Halses und der große Rückenmuskel.

Beim Wechseln in die Kuhhaltung erfolgt die Verlängerung oder Verkürzung der Hauptmuskelgruppen genau umgekehrt, was die Wirbelsäule sich nach unten wölben lässt.

Anm.: Die Agonisten in der Katzenhaltung werden zu den Antagonisten der Kuhhaltung und umgekehrt.

Art der Aktivität		A: DIE KATZE	B: DIE KUH
	Agonist (Hauptbeweger)	1 Gerader Bauchmuskel (Rectus abdominis) 2 Querverlaufender Bauchmuskel (Transversus abdominis) 3 Inn. und äuß. schräger Bauchmuskel (Obliquus int. und ext. abdominis) 4 Vord. Deltamuskel (Deltoideus ant.)	1 Rückenstrecker (Erector spinae) 2 Gr. Rückenmuskel (Latissimus dorsi) 3 Trapezmuskel (Trapezius) 4 Kopfriemenmuskel (Splenius capitis) 5 Halsriemenmuskel (Splenius cervicis) 6 Längster Brustmuskel (Longissimus thoracis)
	Antagonist	5 Rückenstrecker (Erector spinae) 6 Gr. Rückenmuskel (Latissimus dorsi) 7 Trapezmuskel (Trapezius) 8 Kopfriemenmuskel (Splenius capitis) 9 Halsriemenmuskel (Splenius cervicis) 10 Längster Brustmuskel (Longissimus thoracis)	7 Gerader Bauchmuskel (Rectus abdominis) 8 Querverlaufender Bauchmuskel (Transversus abdominis) 9 Inn. und äuß. schräger Bauchmuskel (Obliquus int. und ext. abdominis) 10 Vord. Deltamuskel (Deltoideus ant.)
Wirbelsäule		Die Bewegung der Wirbelsäule erfolgt in der Sagittalebene und entspringt in der Frontalachse. Bei der Katze ist die Wirbelsäule nach vorn gebeugt und das Becken nach hinten gekippt. In der Kuhhaltung ist die Wirbelsäule in die Rückbeuge gestreckt und das Becken nach vorn gekippt.	

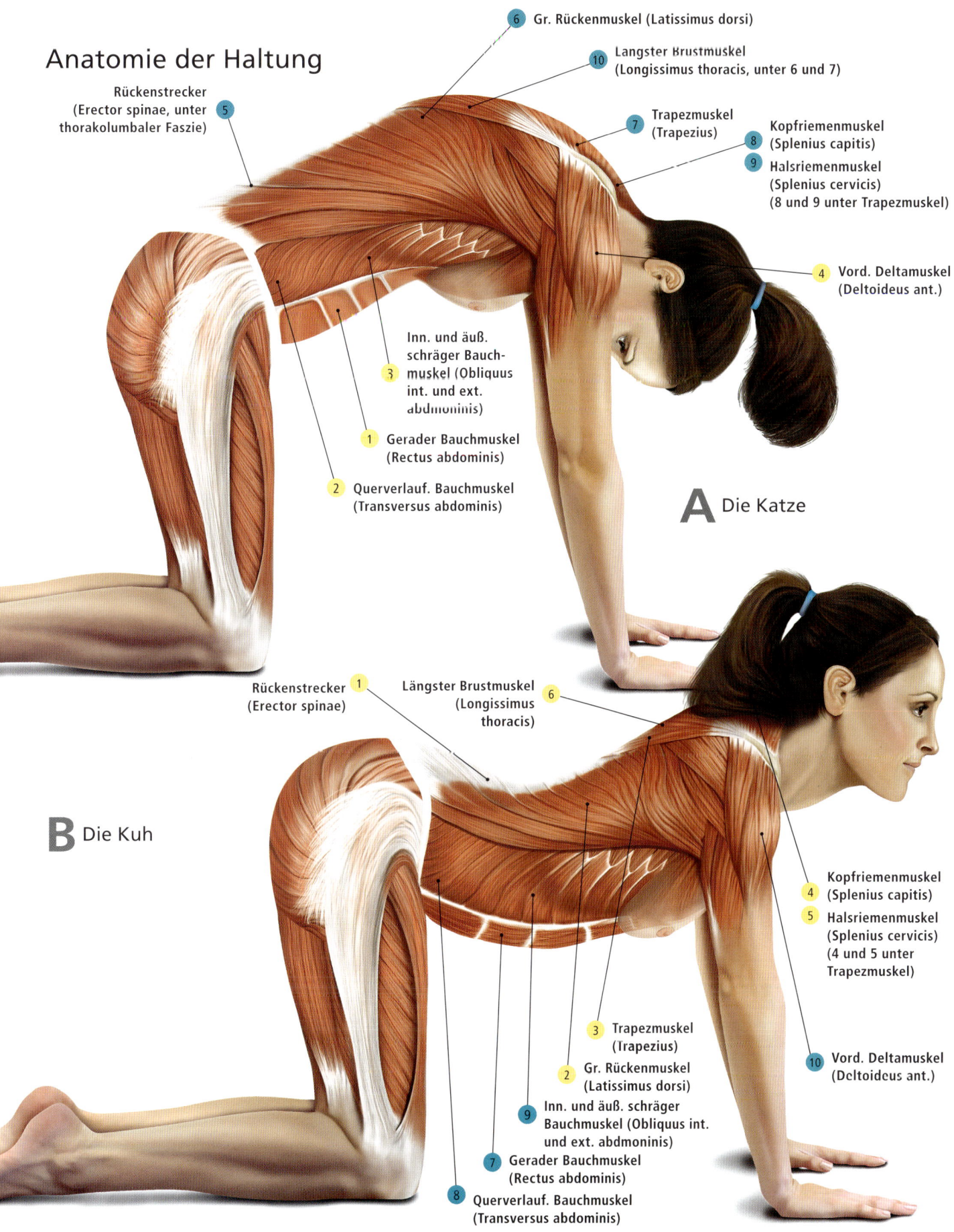

162

Umkehrhaltungen

Bei Umkehrhaltungen ist der Kopf unterhalb des Herzens. Sie lassen sich in zwei Gruppen einteilen: Die erste, eher beruhigend, umfasst den Schulterstand und den Nach unten schauenden Hund. Zur zweiten, eher stimulierend, gehört der Kopfstand. Asanas der zweiten Gruppe können dem Yogapraktizierenden beim Lösen emotionaler Blockaden sowie bei mangelndem Selbstbewusstsein helfen. Allgemein verbessern Umkehrhaltungen die Durchblutung und die Versorgung des Gehirns mit Sauerstoff, was zu mehr Konzentrationsfähigkeit und einem besseren Gedächtnis führt.

Nach unten schauender Hund	164
Schulterbrücke	168
Schulterstand	172
Der Pflug	176
Kopfstand	180

Nach unten schauender Hund
Adho Mukha Svanasana

Der Nach unten schauende Hund ist eine der grundlegenden Asanas, die manchmal auch als Ruhehaltung zwischen anspruchsvolleren Asanas verwendet wird. Die Arme sind gestreckt, die Hände fest auf den Boden gedrückt. Finger und Daumen sind gespreizt, die Mittelfinger zeigen direkt nach vorn, was den Druck von den Handgelenken nimmt. Die Haltung stärkt auch die Arme und dehnt Schultergelenke und Brust. Die oberen Rückenmuskeln sind dagegen angespannt, um die Schulterblätter korrekt ausgerichtet zu halten.

Die Wirbelsäule nimmt eine neutrale Position ein. Wichtig ist hierbei, die gesamte Wirbelsäule – von Kreuzbein bis Nacken – lang zu machen sowie den Brustkorb zu weiten. Die Beine sind ausgestreckt, die Oberschenkel fest. Die Wadenmuskeln werden durch das Absenken der Fersen gestreckt, was auch die Knöchel beweglicher macht. Das Becken ist leicht nach vorn gekippt, dadurch werden Sitzknochen und Steißbein angehoben und die hinteren Oberschenkel noch mehr gedehnt. Dies ermöglicht auch die Dehnung von unterem Rücken und Gesäßmuskeln, was Schmerzen im unteren Rücken lindert.

Schwierigkeit:
Anfänger

Wirkung:
Diese Asana öffnet die Schultern und streckt die Muskeln an der Wirbelsäule.

Die hinteren Oberschenkel- und Wadenmuskeln werden gedehnt, die Schultern geöffnet, was die allgemeine Körperhaltung verbessert.

Vorsicht:
Wird die Asana über längere Zeit gehalten, kann sich das negativ auf Praktizierende mit niedrigem Blutdruck auswirken.

Personen mit Verletzungen am Handgelenk sollten die Asana vorsichtig ausführen.

⊕ Modifikationen und Hilfsmittel:

Als Alternative bleiben Sie mit den Knien auf dem Boden, die Hüften senkrecht über den Knien. Strecken Sie die Arme so weit vor, dass Sie die Brust nach unten sinken lassen und die Stirn auf den Boden legen können.

Bei Nackenverletzungen kann der Nach unten schauende Hund, um den Nacken zu schonen, mit einem Yogablock oder Kissen unter dem Kopf ausgeführt werden.

⊙ Versuchen Sie:

Machen Sie die Wirbelsäule lang, indem Sie die Hände auf den Boden pressen und die Hüften anheben, bevor Sie die Fersen auf den Boden absenken und die Hüften etwas zurückschieben.

Entspannen Sie den Nacken und ziehen Sie die Schultern weg vom Kopf, damit der Nacken frei bleibt.

Vermeiden Sie:

Senken Sie die Fersen nicht mit Gewalt zum Boden, das kann die Achillessehne zerren. Dehnen Sie dagegen sanft die Schultergelenke, indem Sie die Hände auf den Boden drücken, und lassen Sie die Fersen langsam Richtung Boden sinken.

Nach unten schauender Hund

So geht's – Schritt für Schritt:

Schritt 1

Beginnen Sie im Vierfüßlerstand (S. 55).

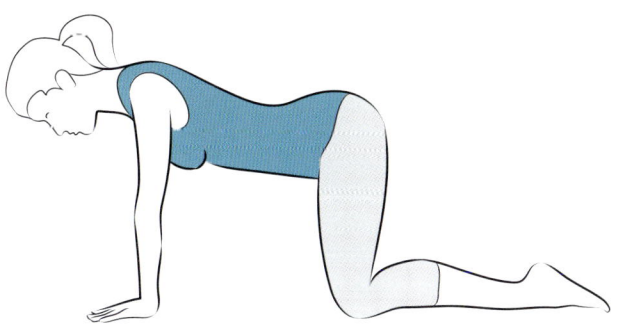

Schritt 2

Bewegen Sie die Hände etwa eine Handlänge vor. Spreizen Sie die Finger. Achten Sie dabei darauf, dass die Mittelfinger nach vorn zeigen. Stellen Sie die Zehen auf.

Schritt 3

Pressen Sie beim Einatmen die Hände auf den Boden. Heben Sie die Knie vom Boden, sodass sich das Becken allmählich nach oben bewegt. Die Knie sind noch leicht gebeugt, die Fersen nicht auf dem Boden. Strecken Sie die Wirbelsäule und ziehen Sie die Sitzknochen hoch. Pressen Sie die Hände weiterhin auf den Boden und atmen Sie tief aus.

Schritt 4

Lassen Sie die Fersen auf den Boden sinken. Die Kniegelenke sind nun ausgestreckt, Arme, Wirbelsäule und Beine gerade. Spannen Sie die Bauchmuskeln leicht an und ziehen Sie die Schulterblätter vom Kopf weg. Der Nacken bleibt entspannt. Blicken Sie auf die Unterschenkel. Atmen Sie gleichmäßig.

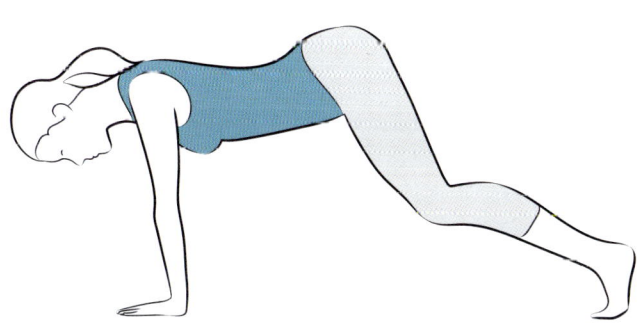
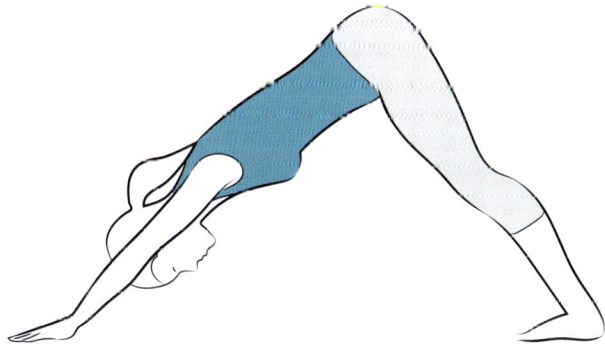

Nach unten schauender Hund
Adho Mukha Svanasana

In dieser Asana sind Arme und Beine ausgestreckt und dehnen dadurch mehrere große Muskelgruppen, während sich die Quadrizepse zum Strecken des Knies verkürzen. Die Deltamuskeln strecken durch exzentrische Verlängerung die Arme im Schultergelenk und drehen dann die Oberarme einwärts, was zur Pronation der Unterarme führt. Diese Einwärtsdrehung stabilisiert den Schultergürtel. Durch konzentrisches Anspannen der Trizepse können die Bizepse exzentrisch verlängert und das Ellbogengelenk durchgestreckt werden. Die Trapezmuskeln kontrahieren dann konzentrisch, um die Schulterblätter weg vom Kopf zu ziehen. Der Rückenstrecker wird exzentrisch gedehnt, während der Lenden-Darmbein-Muskel durch konzentrisches Verkürzen das Hüftgelenk teilweise beugt. Bei dieser Beckenstellung werden große Gesäß-, hintere Oberschenkel-, Schollen- und zweiköpfige Wadenmuskeln alle exzentrisch verlängert. Die Knöchel sind – teilweise aufgrund der konzentrischen Kontraktion des vorderen Schienbeinmuskels – nach dorsal gebeugt.

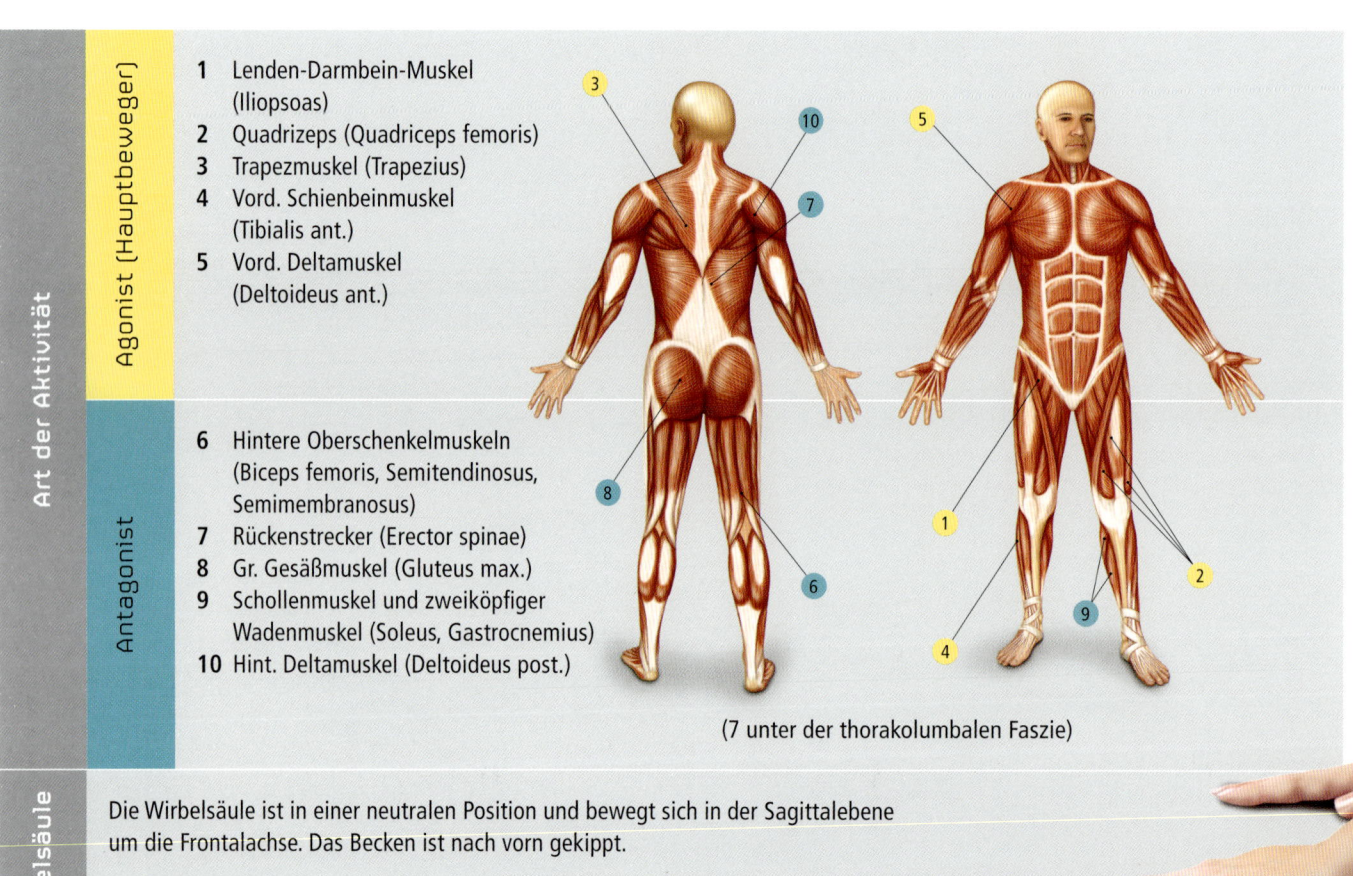

Art der Aktivität		
Agonist (Hauptbeweger)	1	Lenden-Darmbein-Muskel (Iliopsoas)
	2	Quadrizeps (Quadriceps femoris)
	3	Trapezmuskel (Trapezius)
	4	Vord. Schienbeinmuskel (Tibialis ant.)
	5	Vord. Deltamuskel (Deltoideus ant.)
Antagonist	6	Hintere Oberschenkelmuskeln (Biceps femoris, Semitendinosus, Semimembranosus)
	7	Rückenstrecker (Erector spinae)
	8	Gr. Gesäßmuskel (Gluteus max.)
	9	Schollenmuskel und zweiköpfiger Wadenmuskel (Soleus, Gastrocnemius)
	10	Hint. Deltamuskel (Deltoideus post.)

(7 unter der thorakolumbalen Faszie)

Wirbelsäule: Die Wirbelsäule ist in einer neutralen Position und bewegt sich in der Sagittalebene um die Frontalachse. Das Becken ist nach vorn gekippt.

Nach unten schauender Hund 167

Anatomie der Haltung

In dieser Ansicht nicht zu sehen:

1. Lenden-Darmbein-Muskel (Iliopsoas, innerhalb des Hüftbereichs, tief liegend)
3. Trapezmuskel (Trapezius)
7. Rückenstrecker (Erector spinae, unter thorakolumbaler Faszie)
8. Gr. Gesäßmuskel (Gluteus max.)
2. Quadrizeps (Quadriceps femoris)
6. Hintere Oberschenkelmuskeln (Biceps femoris, Semitendinosus, Semimembranosus)
4. Vord. Schienbeinmuskel (Tibialis ant.)
9. Schollen- und zweiköpfiger Wadenmuskel (Soleus, Gastrocnemius)
5. Vord. Deltamuskel (Deltoideus ant.)
10. Hint. Deltamuskel (Deltoideus post.)

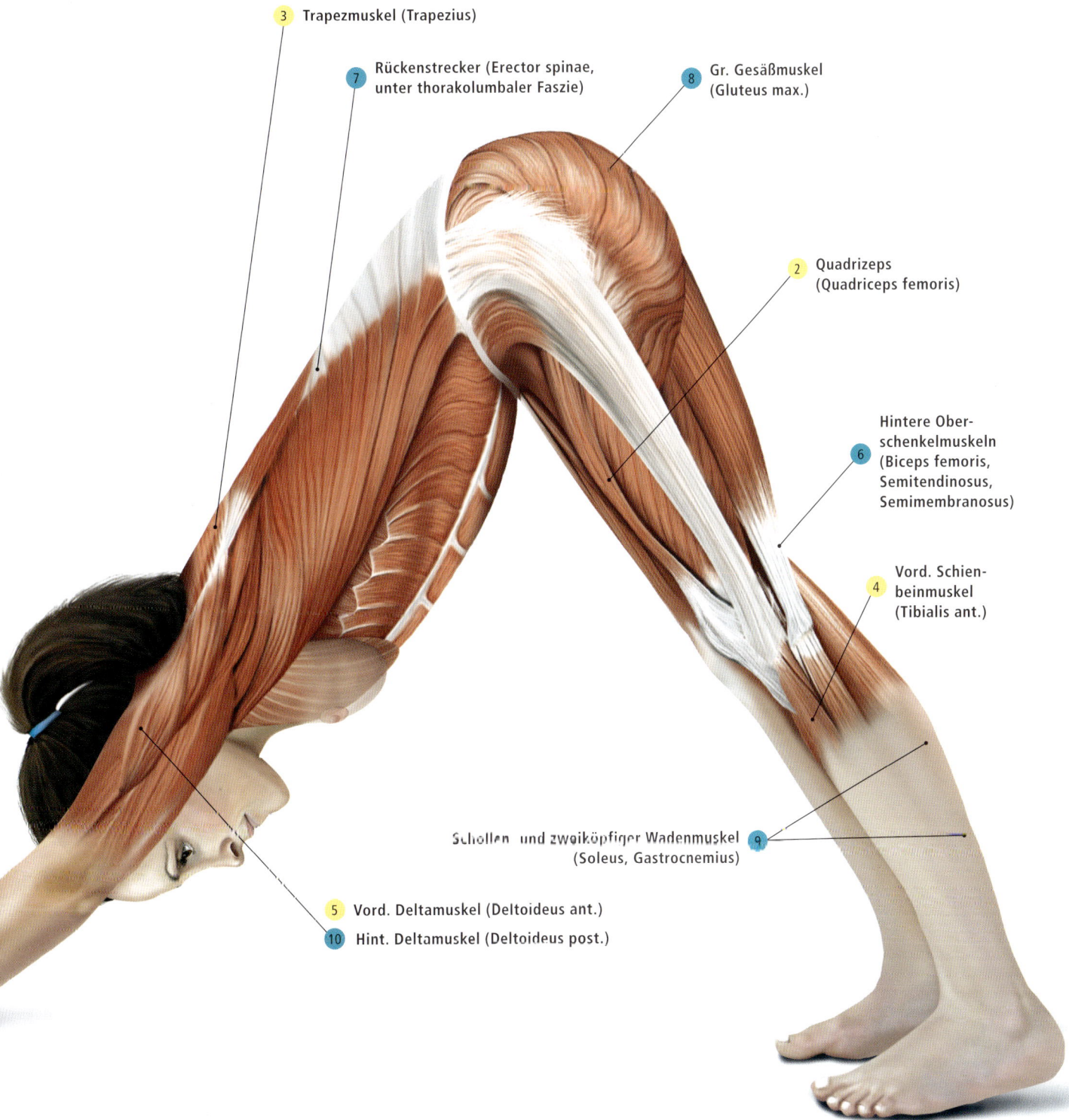

Schulterbrücke

Setu Bandhasana Sarvangasana

Die Schulterbrücke ist eine der sanfteren Rückbeugen, die Beine und Rückenmuskeln stärkt sowie die Beweglichkeit von Wirbelsäule und Schultern verbessert. Die Asana ist gut als Vorbereitung für anspruchsvollere Haltungen – wie das Rad – geeignet, dehnt sie doch Brust und Schultern und macht die Wirbelsäule beweglicher.

Die Knie sind gebeugt, die Knöchel befinden sich direkt unter den Kniegelenken, die Füße sind hüftbreit auseinander. Dies vermeidet Zerrungen der Kniesehnen und unnötige Spannungen in den Gesäßmuskeln. Hüfte und Wirbelsäule werden so weit vom Boden angehoben, bis die gesamte Wirbelsäule einen Bogen bildet. Die Arme liegen – mit verschränkten Händen – auf dem Boden unter der Wirbelsäule, die Schulterblätter werden zueinander gezogen, das Kinn zur Brust gedrückt. Dies dehnt die Brust und die vorderen Schultern und stärkt die Streckmuskeln der Wirbelsäule. Die Beine arbeiten stark, um die Knie auf einer Linie mit den Hüften zu halten. Dazu werden hintere Oberschenkel- und Gesäßmuskeln angespannt. Die Quadrizepse sind gestreckt, sodass die Knie gebeugt werden können.

Schwierigkeit:
Mittel

Wirkung:
Diese Asana stärkt die Muskeln an Wirbelsäule, Beinen und Hüften.

Sie steigert die Beweglichkeit von Brust, Schultern und Wirbelsäule und belebt den ganzen Körper, was für mehr Energie sorgt.

Vorsicht:
Bei hohem Blutdruck oder Verletzungen an Nacken oder unterem Rücken sollte man bei dieser Asana vorsichtig sein.

⊕ Modifikationen und Hilfsmittel:

Für Modifikationen aufgrund von hohem Blutdruck oder Rückenproblemen kann man die Wirbelsäule mit einem Yogaklotz oder Polster unter dem unteren Rücken stützen.

Um Nackenprobleme nicht zu verschlimmern, verschränken Sie die Finger unter dem Rücken nicht, sondern lassen Sie die Hände flach auf dem Boden, die Arme sind ausgestreckt.

⊘ Versuchen Sie:

Halten Sie die Knie auf einer Linie mit den vorderen Hüftknochen und ziehen Sie die Schulterblätter zusammen, um Brust und Wirbelsäule noch weiter anzuheben.

Vermeiden Sie:

Heben Sie die Hüfte nicht so weit an, dass dies die Wirbelsäule belastet.

Bewegen Sie die Knie nicht weiter als knöchelbreit auseinander, dies kann zu Zerrungen im Kniegelenk führen.

Pressen Sie, um den unteren Rücken zu entlasten, die Fersen nicht auf den Boden und heben Sie die Zehen nicht an, sondern entspannen Sie sie.

Schulterbrücke

So geht's – Schritt für Schritt:

Schritt 1

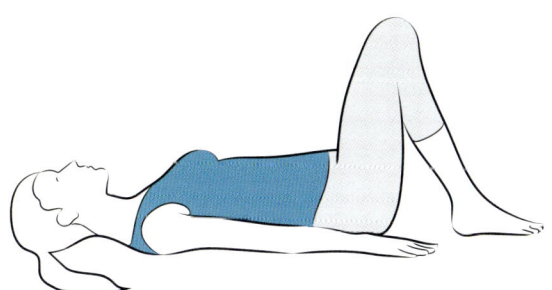

Sie liegen mit gebeugten Beinen auf dem Rücken, die Füße stehen – hüftbreit auseinander – flach auf dem Boden.

Schritt 2

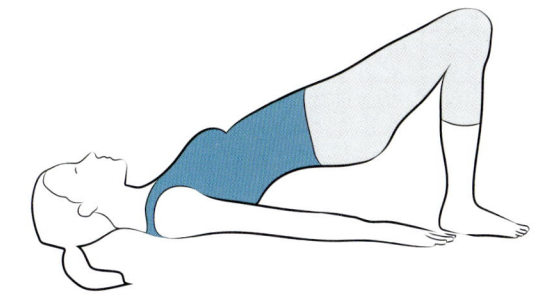

Die Knie befinden sich direkt über den Knöcheln, die Arme liegen – mit den Handflächen nach unten – neben dem Oberkörper auf dem Boden. Ohne Kopf und Nacken zu bewegen, heben Sie mit den Füßen flach auf dem Boden beim Ausatmen Becken und Wirbelsäule vom Boden, sodass eine gerade diagonale Linie von den Knien zu den Schultern entsteht. Die Wirbelsäule ist in einer neutralen Position.

Schritt 3

Heben Sie das Becken nun beim Ausatmen etwas höher. Die Brust wird zum Kinn bewegt und die Wirbelsäule ist in einer leichten Rückbeuge, wodurch ein kleiner Bogen im mittleren Rücken entsteht. Atmen Sie gleichmäßig weiter, ziehen Sie die Schulterblätter zusammen und schieben Sie die Arme unter dem Rücken zueinander. Verschränken Sie die Finger unter dem Rücken. Spannen Sie die Muskeln des Unterkörpers – einschließlich Gesäß-, hinterer Oberschenkel- und unterer Bauchmuskeln – an.

Schulterbrücke

Setu Bandhasana Sarvangasana

Bei der Schulterbrücke beugen die hinteren Oberschenkelmuskeln durch konzentrische Kontraktion die Knie. Dies verlängert Quadrizepse und Hüftbeuger exzentrisch, die dann als Stabilisatoren dienen und die Oberschenkelknochen halten. Die großen Gesäßmuskeln werden ebenfalls konzentrisch kontrahiert und stützen Becken sowie Kreuz-Darmbein-Gelenk. Die Wirbelsäule ist hauptsächlich im Brustbereich gestreckt, und zwar durch konzentrisches Anspannen von quadratischem Lendenmuskel und Rückenstrecker. Durch Anheben der Hüfte in die vollständige Schulterbrücke werden Brust- und vordere Deltamuskeln exzentrisch verlängert. Die Trapezmuskeln kontrahieren konzentrisch, um die Schulterblätter zur Wirbelsäule zu ziehen und Brustbein und Kinn näher aneinanderzurücken. Die Knöchelgelenke befinden sich – die Füße fest auf dem Boden – in neutraler Position.

Anatomie der Haltung

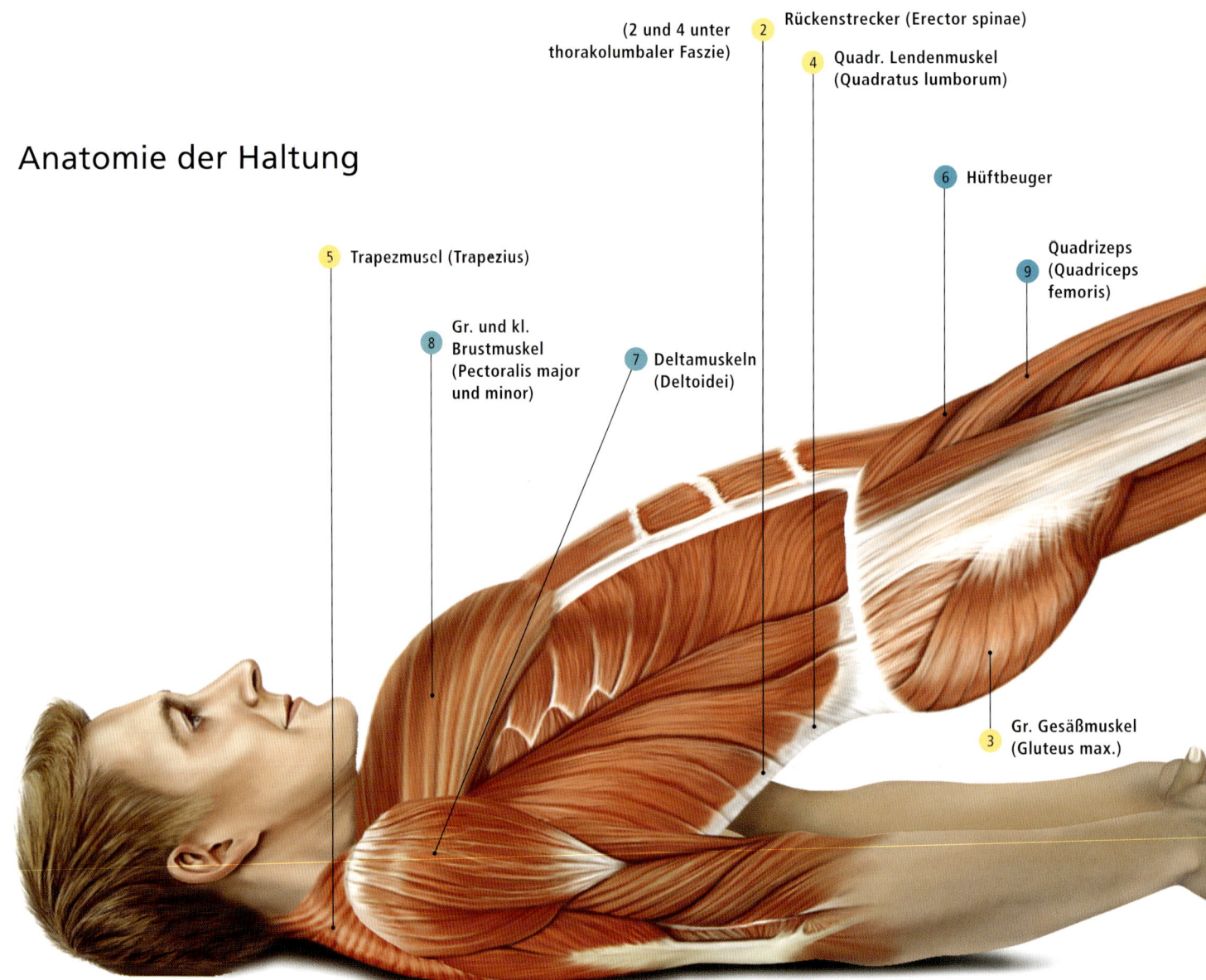

- 2 Rückenstrecker (Erector spinae)
- (2 und 4 unter thorakolumbaler Faszie)
- 4 Quadr. Lendenmuskel (Quadratus lumborum)
- 6 Hüftbeuger
- 9 Quadrizeps (Quadriceps femoris)
- 5 Trapezmuskel (Trapezius)
- 8 Gr. und kl. Brustmuskel (Pectoralis major und minor)
- 7 Deltamuskeln (Deltoidei)
- 3 Gr. Gesäßmuskel (Gluteus max.)

Schulterbrücke 171

Art der Aktivität	Agonist (Hauptbeweger)	1 Hintere Oberschenkelmuskeln (Biceps femoris, Semitendinosus, Semimembranosus) 2 Rückenstrecker (Erector spinae) 3 Gr. Gesäßmuskel (Gluteus max.) 4 Quadr. Lendenmuskel (Quadratus lumborum) 5 Trapezmuskel (Trapezius)
	Antagonist	6 Hüftbeuger 7 Deltamuskeln (Deltoidei) 8 Gr. und kl. Brustmuskel (Pectoralis major und minor) 9 Quadrizeps (Quadriceps femoris)
Wirbelsäule		Die in die Rückbeuge gestreckte Wirbelsäule wird in der Sagittalebene um die Frontalachse bewegt. Das Becken ist nach vorn gekippt.

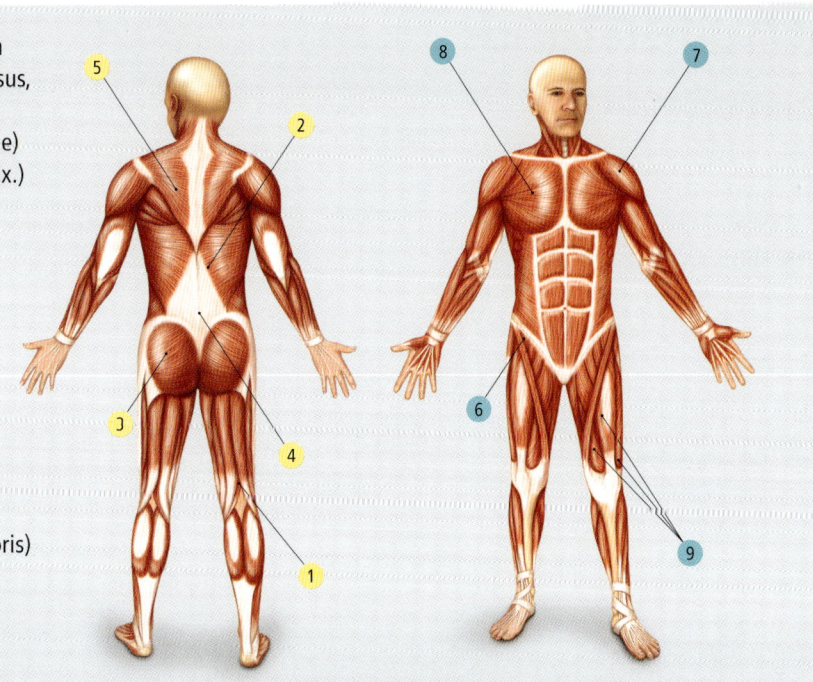

(2 und 4 unter der thorakolumbalen Faszie)

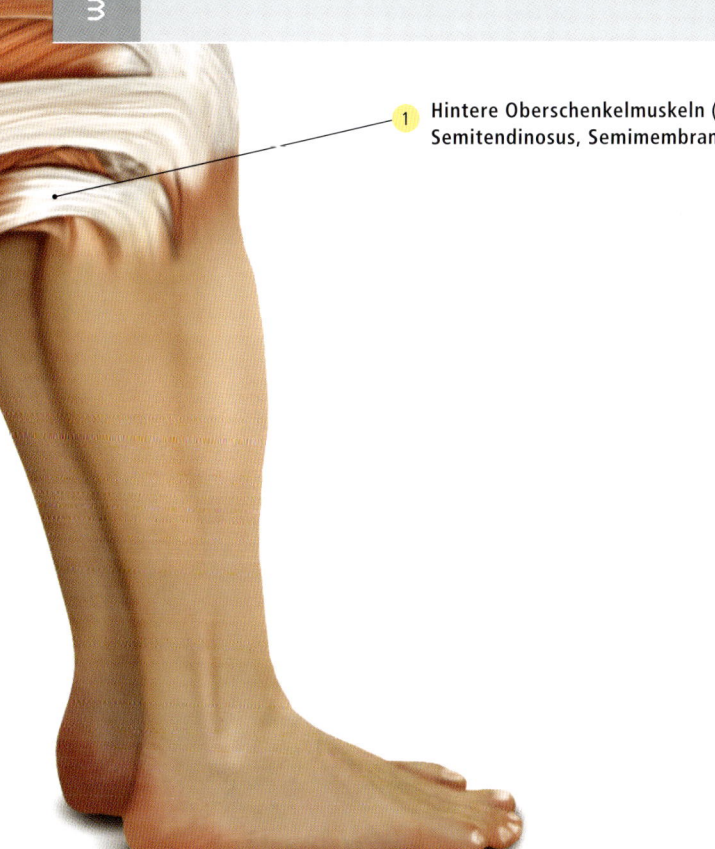

1 Hintere Oberschenkelmuskeln (Biceps femoris, Semitendinosus, Semimembranosus)

Schulterstand

Sarvangasana

Da diese mittelschwere Asana Kraft und Beweglichkeit in allen wichtigen Gelenken erfordert, braucht ein Yogapraktizierender vielleicht etwas Übung, bis er für den Schulterstand bereit ist. Diese Umkehrhaltung, das heißt der Kopf liegt tiefer als das Herz, stärkt den ganzen Körper und verbessert die Atemfunktion.

Das Körpergewicht liegt hauptsächlich auf den Schultern. Das Kinn ist zur Brust eingeknickt, was die Nackenmuskeln dehnt. Die Ellbogen sind gebeugt und die Hände liegen – zur Stütze des Oberkörpers – leicht auf dem mittleren Rücken auf. Die Wirbelsäule wird in einer geraden Linie nach oben gestreckt. Um die Position zu halten, müssen die Streckmuskeln der Wirbelsäule sowie die Bauchmuskeln angespannt sein. Die Beine und Füße werden ebenso nach oben gestreckt und fest zusammengedrückt. Brust und vordere Schultern werden gedehnt, der obere Rücken und die hinteren Schultern dagegen angespannt, um die Schulterblätter zusammenzuziehen. Dadurch kann das Gewicht mehr auf die Schulterdächer verlagert und die Wirbelsäule noch effektiver gestreckt werden.

Schwierigkeit:

Mittel

Wirkung:

Der Schulterstand stärkt Rücken- und Bauchmuskeln und macht Schultern und Wirbelsäule beweglicher.

Schilddrüse und Bauchorgane werden stimuliert, was den Stoffwechsel verbessert. Die Asana stärkt zudem Herz und Lungen und verbessert damit die Atemfunktion.

Vorsicht:

Yogapraktizierende mit Nackenverletzungen oder einem hohen Blutdruck sollten den Schulterstand nicht ausführen.

Bei Schulter- oder Rückenverletzungen sollte man diese Asana vorsichtig ausüben.

⊕ Modifikationen und Hilfsmittel:

Legen Sie sich – mit gebeugten Knien und den Fußsohlen an der Wand – so auf den Rücken, dass die Unterschenkel parallel zum Boden sind. Drücken Sie die Füße fest gegen die Wand und heben Sie Hüften und Wirbelsäule vom Boden ab, bis Knie, Hüften und Schultern eine gerade Linie bilden. Stützen Sie den Rücken mit den Händen und lassen Sie die Füße zur weiteren Stütze an der Wand.

⊘ Versuchen Sie:

Strecken Sie, um den Körper länger zu machen, die Füße nach oben und pressen Sie die Beine fest zusammen. Dies schafft im Unterkörper ein Gefühl der Stärke.

Dehnen Sie den Brustbereich, indem Sie die Ellbogen zusammenrücken. Dadurch wird auch das Körpergewicht weg vom Nacken hin zu den Schultern verlagert.

⊗ Vermeiden Sie:

Das Kinn muss auf Höhe des Brustbeins sein. Bewegen Sie den Kopf nicht, da dies den Nacken verletzen kann.

Lassen Sie das Gewicht der Hüften nicht auf die Hände fallen. Versuchen Sie vielmehr, die Wirbelsäule zu strecken und den Körper nach oben zu ziehen.

Schulterstand 173

So geht's – Schritt für Schritt:

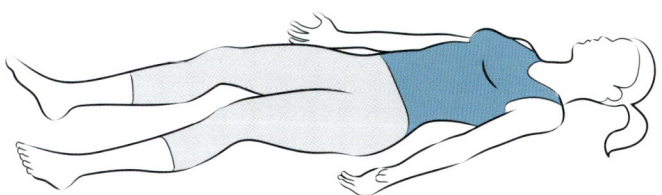

Schritt 1

Beginnen Sie in der Totenstellung (S. 55).

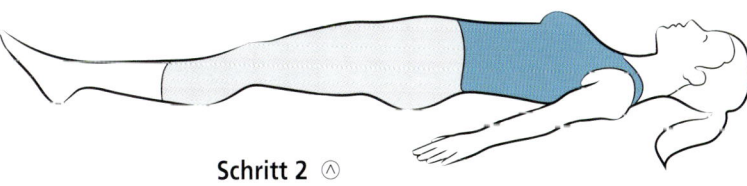

Schritt 2

Nehmen Sie die Arme zum Oberkörper, sodass die Handflächen nach unten zeigen, und pressen Sie die Beine zusammen.

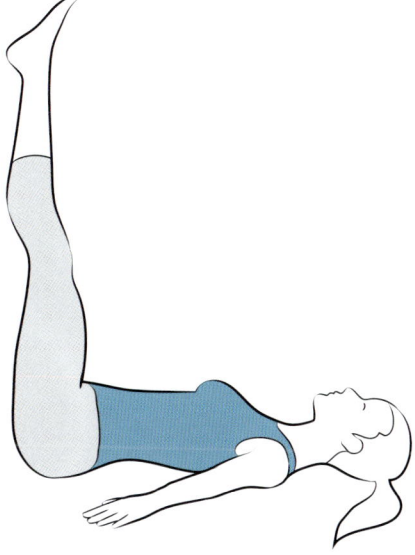

Schritt 3

Spannen Sie beim Ausatmen die Bauchmuskeln an und heben Sie die Beine, bis sie senkrecht zum Boden sind. Der Körper bildet nun – mit den Hüften noch auf dem Boden – einen rechten Winkel.

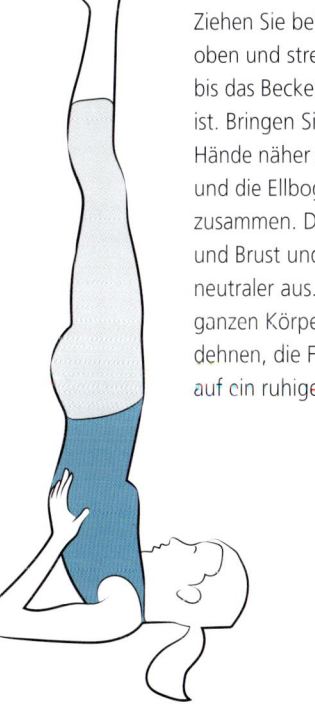

Schritt 4

Ziehen Sie beim Einatmen die Beine nach oben und strecken Sie die Wirbelsäule, bis das Becken direkt über den Schultern ist. Bringen Sie beim Ausatmen die Hände näher zu den Schulterblättern und die Ellbogen etwas näher zusammen. Das öffnet obere Schultern und Brust und richtet die Hüften neutraler aus. Strecken Sie, um den ganzen Körper bis in die Zehen zu dehnen, die Füße nach oben. Achten Sie auf ein ruhiges, gleichmäßiges Atmen.

Schulterstand

Sarvangasana

Beim Schulterstand ist die Halswirbelsäule vorgebeugt, Lenden- und Brustwirbelsäule sind dagegen in einer neutralen Position. Schultern, Becken, Knie und Knöchel befinden sich alle auf einer Linie. Um die Wirbelsäule in diese Haltung zu bringen, werden zunächst der große Rückenmuskel und der Rückenstrecker exzentrisch gedehnt, dann erst konzentrisch und schließlich – zum Stabilisieren des Oberkörpers – isometrisch angespannt. Der gerade Bauchmuskel stützt dabei als Stabilisator ebenfalls den Oberkörper. Das Becken ist neutral ausgerichtet, die Beine sind von den Hüften weg vollständig ausgestreckt. Dies erfolgt durch konzentrisches Kontrahieren des großen Gesäßmuskels und exzentrische Verlängerung der Hüftbeuger. Die Knie sind nun durchgestreckt, Quadrizepse und hintere Oberschenkelmuskeln isometrisch angespannt, was die Beine in dieser Streckhaltung hält. Sobald sich der zweiköpfige Waden- und der Schollenmuskel durch konzentrische Kontraktion verkürzen, beugen die Knöchelgelenke die Füße nach plantar. Zum Beugen der Arme werden die vorderen Delta- und Brustmuskeln sowie die Trizepse exzentrisch verlängert, die Bizepse, die Trapez- und die hinteren Deltamuskeln konzentrisch verkürzt.

Art der Aktivität	Agonist (Hauptbeweger)	1 Gr. Rückenmuskel (Latissimus dorsi) 2 Quadrizeps (Quadriceps femoris) 3 Zweiköpfiger Wadenmuskel (Gastrocnemius) 4 Bizeps (Biceps brachii) 5 Gr. Gesäßmuskel (Gluteus max.) 6 Deltamuskeln (Deltoidei)
	Antagonist	7 Hintere Oberschenkelmuskeln (Biceps femoris, Semitendinosus, Semimembranosus) 8 Rückenstrecker (Erector spinae) 9 Gr. und kl. Brustmuskel (Pectoralis major und minor)

(8 unter der thorakolumbalen Faszie)

Wirbelsäule	Brust- und Lendenbereich der Wirbelsäule sind in einer neutralen Position, die Halswirbelsäule ist vorgebeugt. Die Wirbelsäule bewegt sich in der Sagittalebene um die Frontalachse. Das Becken ist ebenfalls in einer neutralen Position.

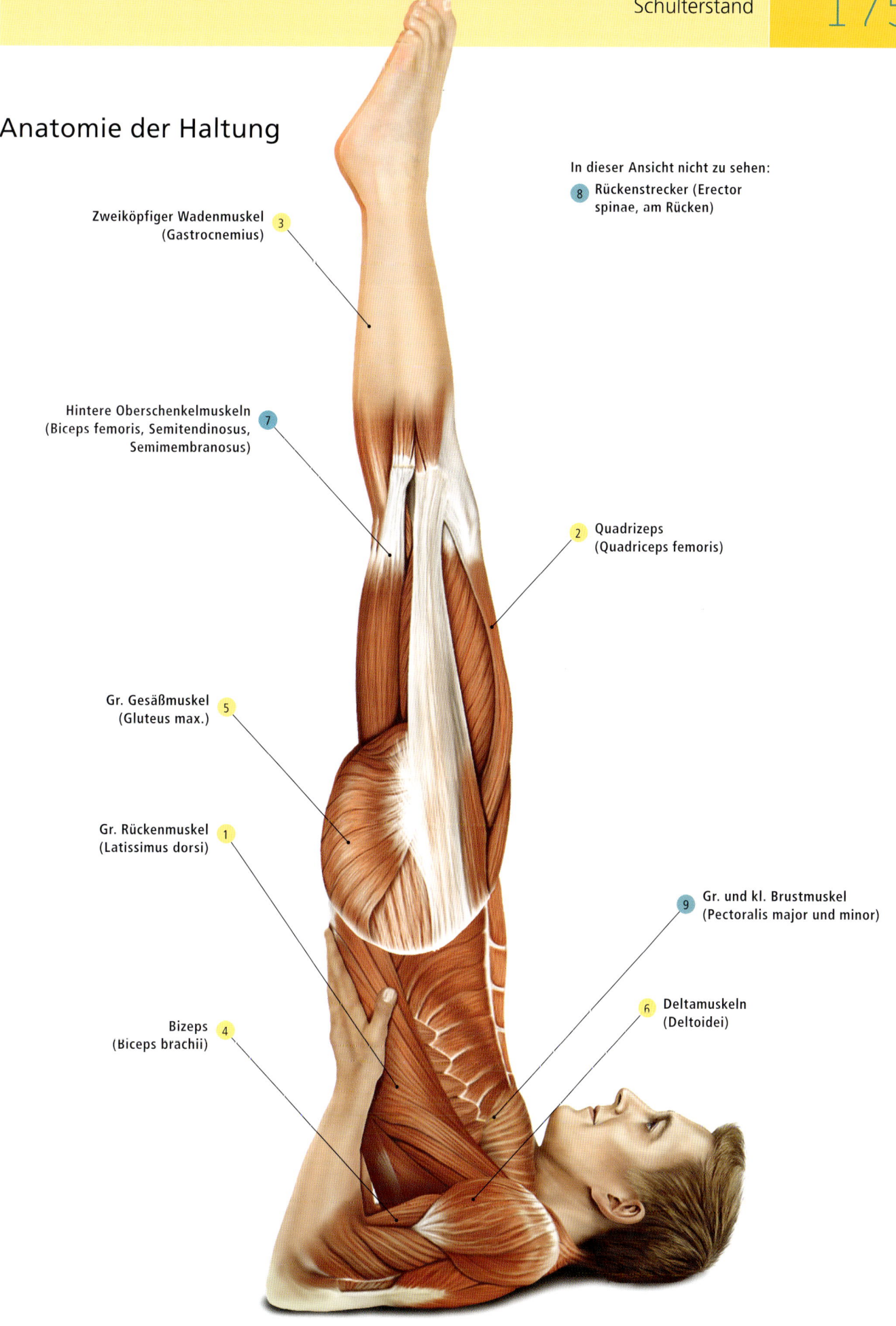

Der Pflug
Halasana

Der Pflug ist eine Umkehrhaltung – das heißt der Kopf ist unterhalb des Herzens –, die die Durchblutung fördert und den ganzen Körper belebt. Um Verletzungen vorzubeugen, sollte man sie erst am Ende einer Übungsreihe ausüben, wenn man schon genügend aufgewärmt und gedehnt ist. Durch das Zusammendrücken des vorderen Oberkörpers werden Schilddrüse, Nebeniere und Hypophyse stimuliert, was den Stoffwechsel ins Gleichgewicht bringt.

Die Asana dehnt mehrere große Muskelgruppen und macht dadurch Wirbelsäule, Schultern und Beine beweglicher. Die Rückenstreckmuskeln werden verlängert und die Nackenmuskeln stark gedehnt. Die Arme sind durchgestreckt, was die Bizepse und die Vorderseite Schultern dehnt. Die oberen Rückenmuskeln – besonders der Trapezmuskel – werden angespannt, um die Schulterblätter zusammenzuziehen. Das dehnt den Brustbereich und verbessert die Haltung. Die Beine sind gestreckt, die Zehen abgeknickt, was die hinteren Oberschenkel- und Wadenmuskeln dehnt.

Schwierigkeit:
Mittel

Wirkung:
Beim Pflug wird die gesamte Wirbelsäule gedehnt, was den Oberkörper beweglicher macht.

Das Zusammendrücken des vorderen Oberkörpers stimuliert Schilddrüse und Bauchorgane und regt damit das Verdauungssystem an.

Vorsicht:
Yogapraktizierende mit Nackenverletzungen und hohem Blutdruck sollten den Pflug vermeiden.

Bei Verletzungen am unteren Rücken sollte man diese Asana vorsichtig ausüben.

⊕ Modifikationen und Hilfsmittel:
Ist die gesamte Asana zu intensiv, können Sie die Hände auf den mittleren Rücken und die Füße auf ein Polster oder Yogablöcke legen. So wird die Wirbelsäule weniger gedehnt.

⊘ Versuchen Sie:
Schaffen Sie – durch Strecken der Wirbelsäule – Raum im Oberkörper.

Ziehen Sie die Schulterblätter zusammen, indem Sie die Arme vom Körper wegschieben. Dies macht die Dehnung von Brust und Vorderseite der Schultern noch intensiver.

Halten Sie, um Verletzungen zu vermeiden, beim Pflug Kopf und Nacken stets ruhig.

⊗ Vermeiden Sie:
Krümmen Sie die Wirbelsäule nicht, sondern halten Sie den Rücken gerade. Ziehen Sie dazu das Becken nach oben, sodass von den Schultern bis zum Becken eine gerade Linie entsteht.

Senken Sie das Kinn zur Brust, vermeiden Sie aber eine Überdehnung des Nackens. Sollte etwas am Nacken drücken, lösen Sie die Asana langsam auf und ruhen Sie sich aus.

Der Pflug 177

So geht's – Schritt für Schritt:

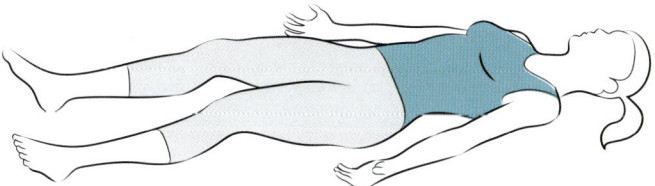

Schritt 1

Beginnen Sie in der Totenstellung (S. 55).

Schritt 2

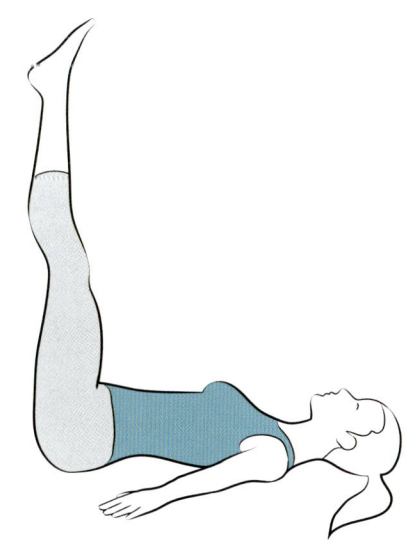

Nehmen Sie die Arme zum Oberkörper, sodass die Handflächen nach unten zeigen, und pressen Sie die Beine zusammen. Spannen Sie beim Ausatmen die Bauchmuskeln an und heben Sie die Beine, bis sie senkrecht zum Boden sind. Der Körper bildet – mit den Hüften noch auf dem Boden – einen rechten Winkel.

Schritt 3

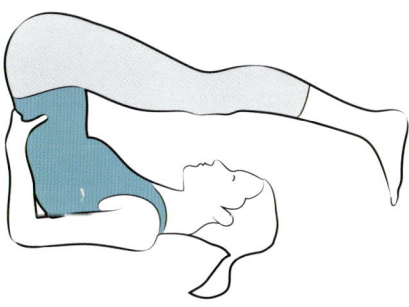

Pressen Sie die Hände auf den Boden und heben Sie beim Einatmen Becken und Wirbelsäule vom Boden. Atmen Sie gleichmäßig und bewegen Sie sich, bis die Wirbelsäule gerade ist, die Hüften direkt über den Schultern und die Beine parallel zum Boden sind. Beugen Sie die Ellbogen und legen Sie die Hände – zur Stütze des Oberkörpers – auf den mittleren Rücken.

Schritt 4

Senken Sie die gestreckten Beine nun auf den Boden ab und knicken Sie die Zehen ab, sodass die Fersen gerade über den Fußballen stehen. Spannen Sie die inneren Oberschenkelmuskeln an, legen Sie die Arme gestreckt auf den Boden. Dehnen Sie beim Ausatmen die Vorderseite der Schultern, indem Sie die Hände verschränken und die Arme durchstrecken.

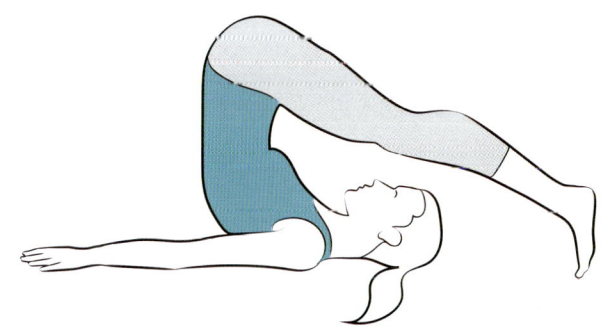

Umkehrhaltungen

Der Pflug
Halasana

Beim Pflug werden die großen Muskelgruppen am Rücken – Rückenstrecker und großer Rückenmuskel – exzentrisch verlängert, die Hüftbeuger – hauptsächlich der Lenden-Darmbein-Muskel – dagegen konzentrisch angespannt, um die Beine zum Rumpf zu ziehen. Der große Gesäßmuskel wird ebenfalls exzentrisch gedehnt, was den Winkel am hinteren Becken vergrößert. Dies bringt die Wirbelsäule in eine neutrale, die Hüfte in eine teilweise gebeugte Position. Die Trizepse sind konzentrisch angespannt, die Arme – mit einwärts gedrehten Unterarmen – durchgestreckt. Dadurch werden die Brust- und vorderen Deltamuskeln exzentrisch gedehnt, die hinteren Delta- und die Trapezmuskeln konzentrisch angespannt. Die hinteren Oberschenkelmuskeln werden exzentrisch verlängert, die Quadrizepse – bei durchgestreckten Knien – konzentrisch angespannt. Die Knöchel sind nach dorsal gebeugt, was Schollen- und zweiköpfigen Wadenmuskel dehnt. Der Nacken ist nach vorn gebeugt.

Anatomie der Haltung

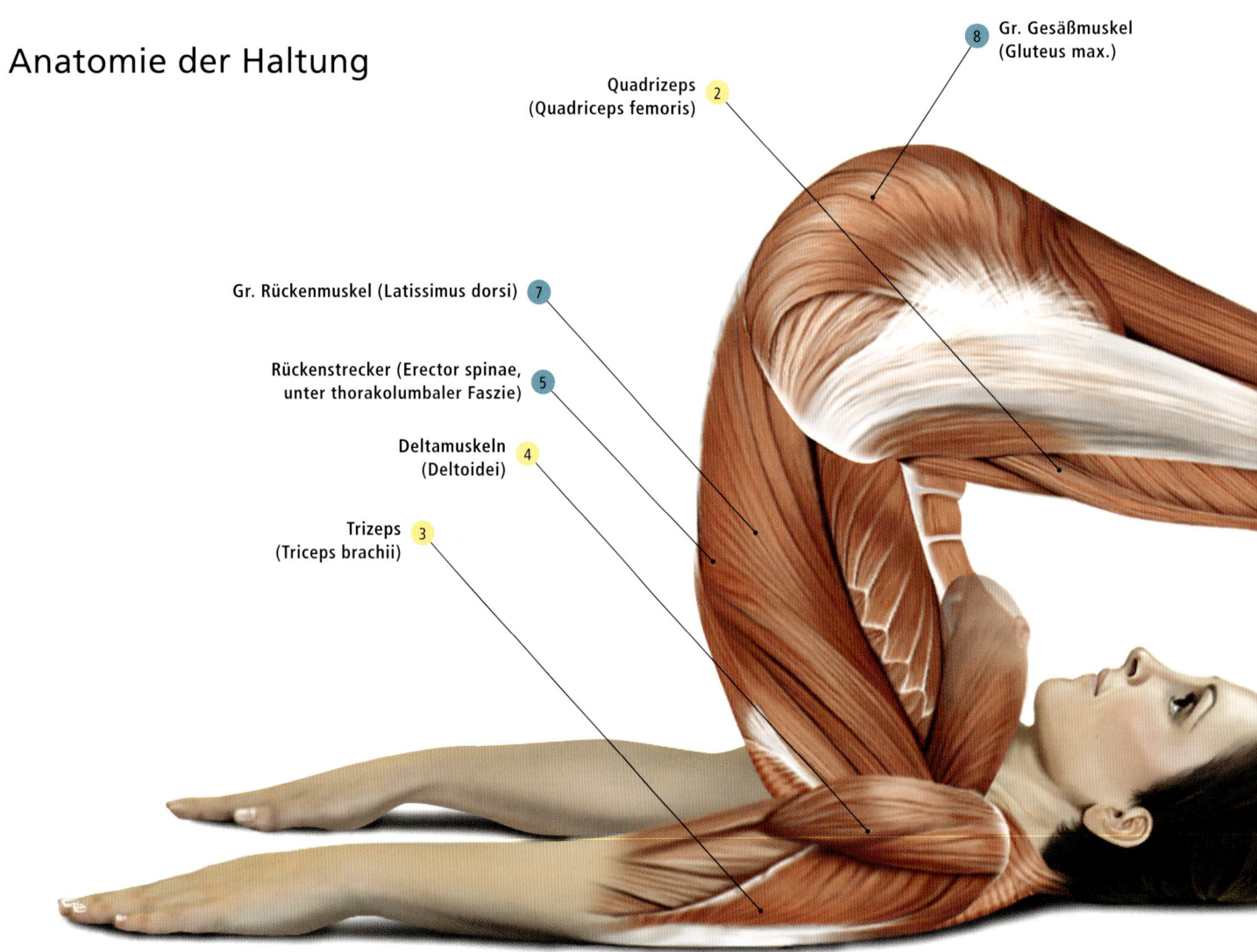

Der Pflug 179

Art der Aktivität

Agonist (Hauptbeweger)
1 Lenden-Darmbein-Muskel (Iliopsoas)
2 Quadrizeps (Quadriceps femoris)
3 Trizeps (Triceps brachii)
4 Deltamuskeln (Deltoidei)

Antagonist
5 Rückenstrecker (Erector spinae)
6 Hintere Oberschenkelmuskeln (Biceps femoris, Semitendinosus, Semimembranosus)
7 Gr. Rückenmuskel (Latissimus dorsi)
8 Gr. Gesäßmuskel (Gluteus max.)

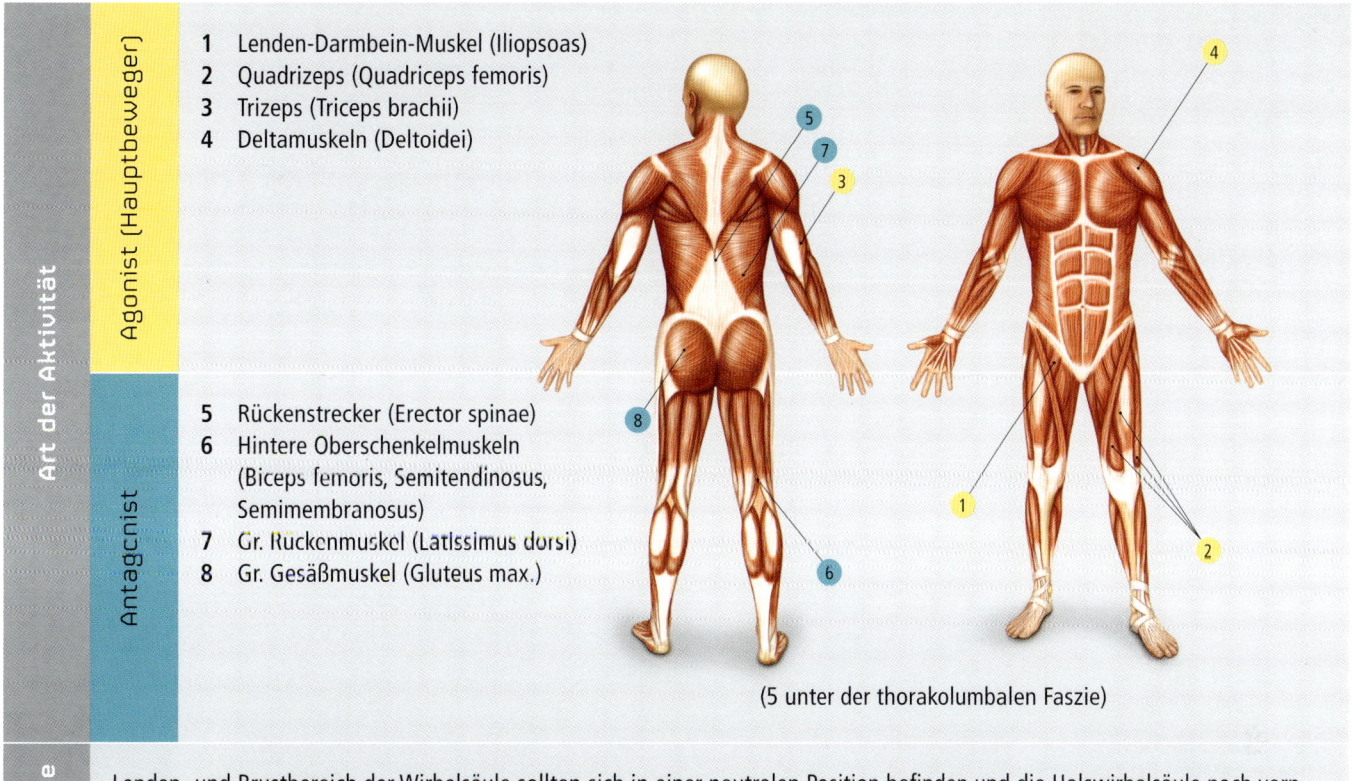

(5 unter der thorakolumbalen Faszie)

Wirbelsäule
Lenden- und Brustbereich der Wirbelsäule sollten sich in einer neutralen Position befinden und die Halswirbelsäule nach vorn gebeugt sein. Die Wirbelsäule bewegt sich in der Sagittalebene um die Frontalachse. Das Becken ist leicht nach hinten gekippt.

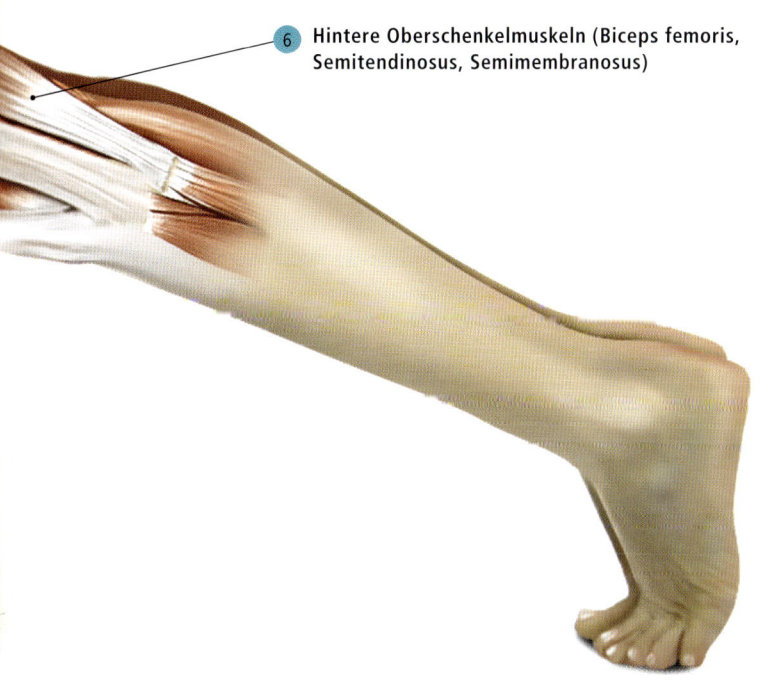

6 Hintere Oberschenkelmuskeln (Biceps femoris, Semitendinosus, Semimembranosus)

In dieser Ansicht nicht zu sehen:
1 Lenden-Darmbein-Muskel (Iliopsoas, innerhalb des Hüftbereichs, tief liegend)

Kopfstand

Shirshasana

Der Kopfstand ist eine der anspruchsvolleren Umkehrhaltungen, die viele positive Effekte hat. Durch eine solche Umkehrung des Körpers strömt das Blut ins Gehirn, während im restlichen Körper die Schwerkraft den venösen Rückstrom unterstützt. Dies verbessert insgesamt die Durchblutung. Die Atemfrequenz nimmt auch zu, was die Lungen stärkt und das allgemeine Wohlbefinden fördert.

Alle Muskelgruppen arbeiten intensiv, um den Körper zu stabilisieren und das Gleichgewicht zu halten. Die Arme sind gebeugt, Finger und Daumen fest verschränkt, während die Muskeln des oberen Rückens die Schultern von Kopf und Nacken wegziehen. Das bildet ein starkes Gerüst für Kopf und Nackenbereich. Die Rumpfmuskeln, besonders der gerade und der querverlaufende Bauchmuskel, und die oberen Rückenmuskeln helfen dabei, die Wirbelsäule zu fixieren. Die Beine sind in den Hüften vollständig gestreckt, die Gesäßmuskeln und Hüftbeuger halten das Becken. Die Beine werden – mit nach oben gestreckten Füßen – fest zusammengedrückt, was dem gesamten Körper ein Gefühl der Stärke und des Nach-oben-Steigens verleiht.

Schwierigkeit:

Fortgeschrittene

Wirkung:

Diese Asana hat eine belebende und verjüngende Wirkung. Die Schultern und ganz besonders die oberen Rückenmuskeln werden gestärkt, die Stabilität des Rumpfes stark verbessert.

Regelmäßige Praxis stärkt auch das Selbstbewusstsein.

Vorsicht:

Bei hohem Blutdruck, Nacken- oder Schulterverletzungen sollte man den Kopfstand nicht ausführen.

⊕ Modifikationen und Hilfsmittel:

Verweilen Sie zunächst bei Schritt 3 und üben Sie, die Hüften gerade über die Schultern zu bringen. Sobald Sie bereit sind, einen Kopfstand auszuführen, kann eine Wand (im Rücken) als Stütze dienen, bis Sie sich an das Anheben der Beine gewöhnt haben.

⊘ Versuchen Sie:

Schaffen Sie Raum am Nacken, indem Sie stark die oberen Rückenmuskeln anspannen und die Unterarme auf den Boden pressen.

Stellen Sie sich vor, dass Ihre Füße sanft nach oben gezogen werden. Das gibt dem ganzen Körper ein aufrichtendes Gefühl.

Halten Sie die Wirbelsäule neutral ausgerichtet, indem Sie den unteren Rückenbereich flach machen. Das zieht die Vorderseite des Brustkorbs nach innen, zur mittleren Wirbelsäule.

⊗ Vermeiden Sie:

Das Gewicht darf nicht auf dem Kopf liegen. Spannen Sie vielmehr die Trapezmuskeln an, damit oberer Rücken und Schultergelenke Kopf und Nacken tragen.

Machen Sie kein Hohlkreuz im unteren Rücken, da dies die Bandscheiben belastet.

Bewegen Sie in dieser Position nie Kopf oder Nacken. Das kann zu Verletzungen führen.

So geht's – Schritt für Schritt:

Schritt 1

Beginnen Sie im Vierfüßlerstand (S. 55).

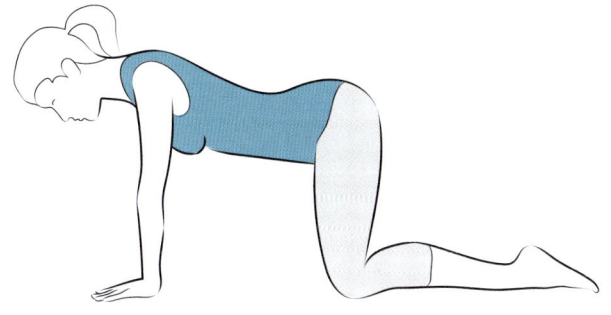

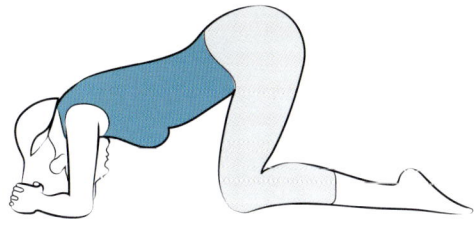

Schritt 2

Legen Sie die Unterarme – die Ellbogen schulterbreit auseinander – auf den Boden. Verschränken Sie nun Finger und Daumen und drücken Sie die Handkanten am kleinen Finger fest auf den Boden. Die Handflächen werden dabei nicht gegeneinander gedrückt. Schieben Sie die Knie etwa 20 Zentimeter näher an die Arme und legen Sie den Hinterkopf in die Handflächen und den Scheitel leicht auf dem Boden auf. Die Wirbelsäule ist in dieser Position gewölbt.

Schritt 3

Stellen Sie die Zehen auf und strecken Sie beim Ausatmen die Beine. Die Füße sind dabei noch auf dem Boden. Schieben Sie die Füße näher zum Oberkörper, bis die Hüften direkt über den Schultern sind. Die Wirbelsäule ist nun gerade. Ziehen Sie – mit Hilfe der oberen Rücken- und Schultermuskulatur – die Schultern weg vom Kopf. Der Kopf ist dabei frei von Druck, der Nacken entspannt. Die Schultern arbeiten intensiv und die Atmung ist gleichmäßig.

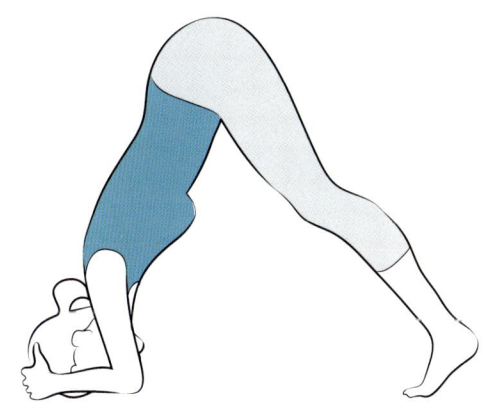

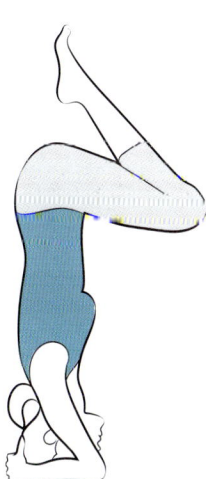

Schritt 4

Spannen Sie die Bauchmuskeln an, heben Sie – beim Einatmen – die Füße mit gebeugten Knien vom Boden und ziehen Sie die Füße zum Gesäß. Lassen Sie, damit die Wirbelsäule gerade bleibt, die Oberschenkel eng am Bauch und die Hüften direkt über den Schultern.

Schritt 5

Atmen Sie langsam aus und strecken Sie dabei die Füße nach oben, bis die Beine durchgestreckt sind. Der Körper bildet nun eine gerade Linie. Strecken Sie den ganzen Körper, der Rücken darf nicht gewölbt sein. Spannen Sie zur Stütze der Wirbelsäule die Bauchmuskeln an, halten Sie die Schultergelenke aktiv, das Kinn parallel zum Boden. Das vermeidet Spannungen im Nacken. Atmen Sie dabei gleichmäßig weiter.

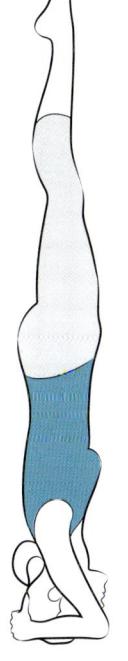

Kopfstand

Shirshasana

Beim Kopfstand sind – durch die gerade aufgerichtete Position – Hinter- und Rückseite des Oberkörpers gleich lang, wobei der gerade Bauch- und der große Rückenmuskel die neutrale Position der Wirbelsäule fixieren. Die Ellbogen werden – durch die verkürzten Bizepse und verlängerten Trizepse – gebeugt. Die Deltamuskeln sind konzentrisch angespannt und arbeiten mit den Rotatorenmanschetten zusammen. Die oberen und unteren Trapez- und rautenförmigen Muskeln kontrahieren, um die Schulterblätter erst nach unten und dann nach hinten zu ziehen. Das stützt die Halswirbelsäule. Durch konzentrisches Kontrahieren des großen Gesäßmuskels werden die Beine vom Becken weggestreckt, während die Hüftbeuger – einschließlich des Lenden-Darmbein-Muskels – die Hüften stabilisieren. Die Quadrizepse verkürzen sich konzentrisch und strecken die Kniegelenke, die Adduktoren drücken die Beine zusammen. Die Füße sind nach plantar gebeugt, der vordere Schienbeinmuskel exzentrisch verlängert.

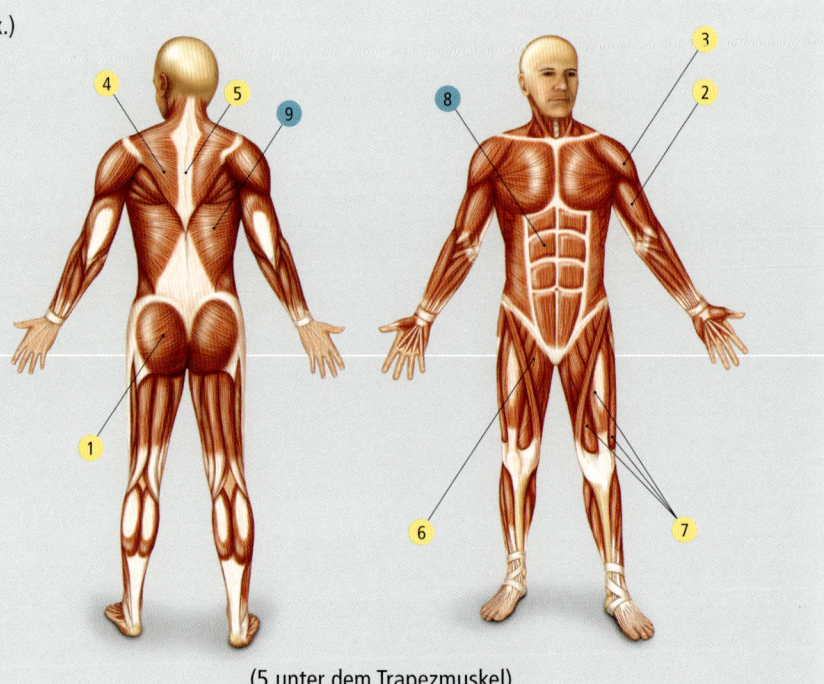

Art der Aktivität

Agonist (Hauptbeweger)
1. Gr. Gesäßmuskel (Gluteus max.)
2. Bizeps (Biceps brachii)
3. Deltamuskeln (Deltoidei)
4. Trapezmuskel (Trapezius)
5. Rautenförmige Muskeln (Rhomboidei)
6. Adduktoren
7. Quadrizeps (Quadriceps femoris)

Antagonist
8. Gerader Bauchmuskel (Rectus abdominis)
9. Gr. Rückenmuskel (Latissimus dorsi)

(5 unter dem Trapezmuskel)

Wirbelsäule

Die Wirbelsäule ist in einer neutralen Position und bewegt sich daher in keiner Ebene.
Das Becken ist ebenfalls in einer neutralen Position.

Kopfstand

Anatomie der Haltung

In dieser Ansicht nicht zu sehen:
6 Adduktoren (innere Oberschenkel)

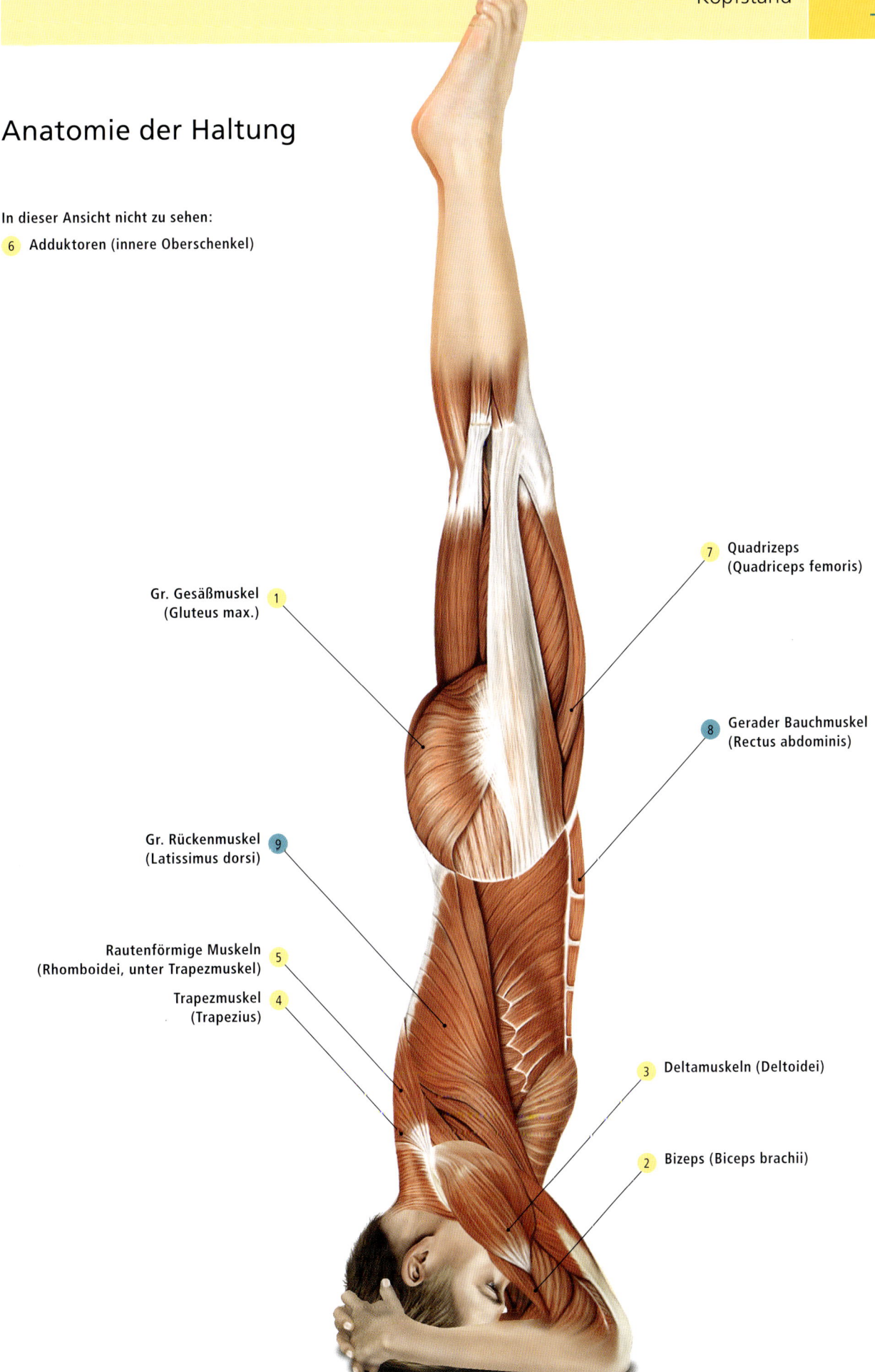

7 Quadrizeps (Quadriceps femoris)

1 Gr. Gesäßmuskel (Gluteus max.)

8 Gerader Bauchmuskel (Rectus abdominis)

9 Gr. Rückenmuskel (Latissimus dorsi)

5 Rautenförmige Muskeln (Rhomboidei, unter Trapezmuskel)

4 Trapezmuskel (Trapezius)

3 Deltamuskeln (Deltoidei)

2 Bizeps (Biceps brachii)

Übungsreihen

Asanas können zu vielfältigen Übungsreihen kombiniert werden. Die unterschiedlichen Stile, die es heutzutage im Hatha-Yoga gibt, bieten verschiedene Variationen dieser Abfolgen an. Der klassische Sonnengruß ist ein guter Einstieg in eine persönliche Yogapraxis. Auch von ihm gibt es viele – unterschiedlich anspruchsvolle – Varianten. Die folgende stammt aus dem Ashtanga-Yoga.

Die erste Variante ist eine modifizierte Version des Ashtanga-Sonnengrußes A oder Surya Namaskara A. Normalerweise führt man diesen fünfmal aus, bevor man zu einer anderen Übungsreihe übergeht.

Modifizierter Sonnengruß:

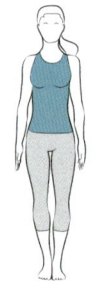 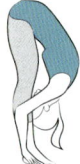 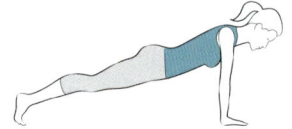 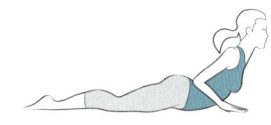

Schritt 1

Beginnen Sie in der Berghaltung (S. 54).

Atmen Sie ein, strecken Sie die Arme über den Kopf und heben Sie den Blick zu den Händen.

Schritt 2

Atmen Sie aus und beugen Sie sich nach vorn in die Vorbeuge aus dem Stand (S. 110).

Atmen Sie ein und strecken Sie die Wirbelsäule weg von den Oberschenkeln. Lassen Sie dabei die Fingerspitzen auf dem Boden.

Schritt 3

Atmen Sie aus und gehen Sie mit den Füßen nach hinten, um in die Bretthaltung (Kumbhakasana) zu kommen.

Atmen Sie ein und legen Sie die Knie ab. Atmen Sie aus und senken Sie den Oberkörper, bis Sie flach auf dem Boden liegen.

Schritt 4

Atmen Sie ein und heben Sie den Oberkörper in die Kobra (S. 142).

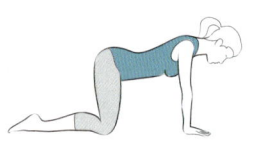 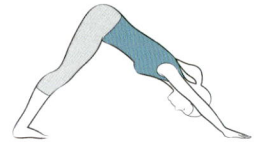 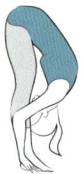 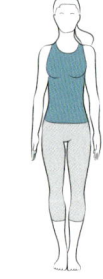

Schritt 5

Atmen Sie aus und gehen Sie in den Vierfüßlerstand (S. 55).

Schritt 6

Stellen Sie die Zehen auf und heben Sie die Hüfte zum Nach unten schauenden Hund (S. 164).

Schritt 7

Gehen Sie mit den Füßen nach vorn in die Vorbeuge aus dem Stand (S. 110).

Schritt 8

Atmen Sie ein, heben Sie den Oberkörper in den Stand und strecken Sie die Arme über den Kopf. Lassen Sie sie dann neben den Körper in die Berghaltung (S. 54) sinken.

Übungsreihen

Traditioneller Sonnengruß:

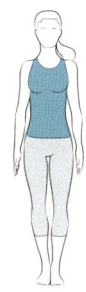

Schritt 1

Beginnen Sie in der Berghaltung (S. 54).

Atmen Sie ein, strecken Sie die Arme über den Kopf und heben Sie den Blick zu den Händen.

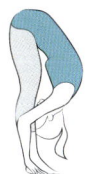

Schritt 2

Atmen Sie aus und beugen Sie sich nach vorn in die Vorbeuge aus dem Stand (S. 110).

Atmen Sie ein und strecken Sie die Wirbelsäule weg von den Oberschenkeln. Lassen Sie dabei die Fingerspitzen auf dem Boden.

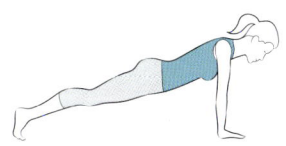

Schritt 3

Atmen Sie aus und springen Sie in die Bretthaltung (Kumbhakasana).

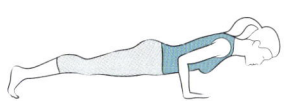

Schritt 4

Atmen Sie weiter aus und senken Sie den Körper bis zum Brett mit gebeugten Armen (Chaturanga).

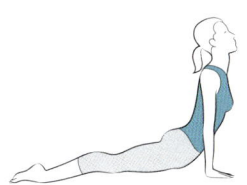

Schritt 5

Atmen Sie ein und heben Sie den Oberkörper zum Nach oben schauenden Hund (S. 146).

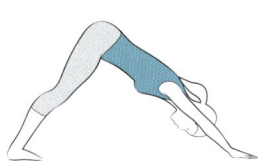

Schritt 6

Atmen Sie aus, stellen Sie die Zehen auf und heben Sie die Hüfte zum Nach unten schauenden Hund (S. 164).

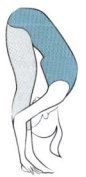

Schritt 7

Atmen Sie ein und springen Sie mit den Füßen nach vorn. Kommen Sie beim Ausatmen in die Vorbeuge aus dem Stand (S. 110).

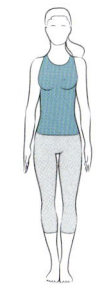

Schritt 8

Atmen Sie ein und heben Sie den Oberkörper in den Stand und strecken Sie die Arme über den Kopf. Lassen Sie sie beim Ausatmen neben den Körper in die Berghaltung (S. 54) sinken.

Hüftöffnende Übungsreihe

Durch eine sorgfältige Auswahl der Asanas kann man mit einer Übungsreihe bestimmte Wirkungen erzielen und Körperregionen bewusst trainieren. Eine hüftöffnende und -dehnende Abfolge sollte so verschiedene Asanas enthalten, die die Quadrizepse, Adduktoren, Hüftbeuger und Gesäßmuskeln sanft dehnen. Durch diese Bewegungen werden die Hüften auf intensivere Dehnungen, wie sie beim Schustersitz (S. 136) oder der Taube (S. 150) entstehen, vorbereitet, was das Verletzungsrisiko senkt.

Die folgende Asana-Kombination ist ein Beispiel für solch eine hüftöffnende Übungsreihe im Yoga:

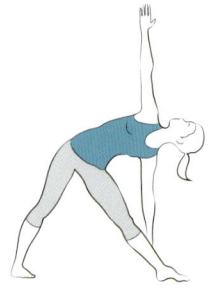
1. Das Dreieck (S. 62)

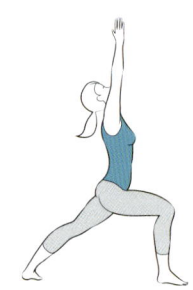
2. Krieger I (S. 70)

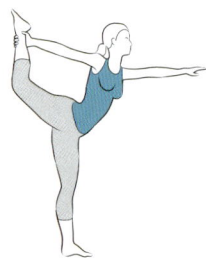
3. Der Tänzer (S. 96)

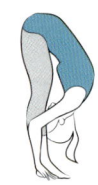
4. Vorbeuge aus dem Stand (S. 110)

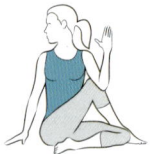
5. Drehsitz (S. 132)

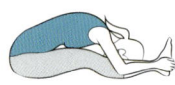
6. Vorbeuge im Sitzen (S. 124)

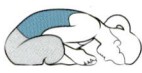
7. Schustersitz (S. 136)

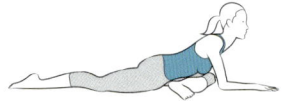
8. Die Taube (S. 150)

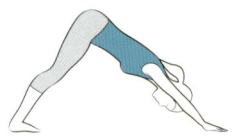
9. Nach unten schauender Hund (S. 164)

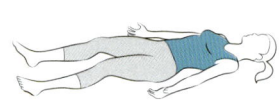
10. Totenstellung (S. 55)

Energetisierende Übungsreihe

Asana-Abfolgen können auch so zusammengestellt werden, dass sie den Körper stärker an seine Grenzen bringen, indem sie z. B. Übungen wie das Rad beinhalten, bei denen die Wirbelsäule in eine starke Rückbeuge gestreckt wird. Diese beleben den Körper und geben ihm Energie, unter anderem da bei Rückbeugen Adrenalin ausgeschüttet wird. Sie eigenen sich daher gut, um Körper und Geist zu stimulieren. Hier ein Beispiel für eine solch energetisierende Übungsreihe:

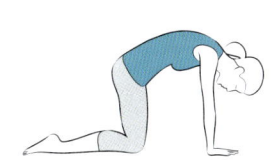
1. Die Katze (S. 158)

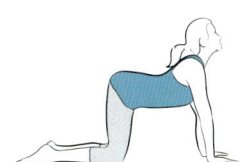
2. Die Kuh (S. 158)

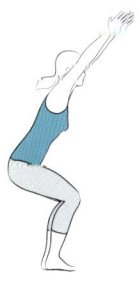
3. Die Stuhlhaltung (S. 58)

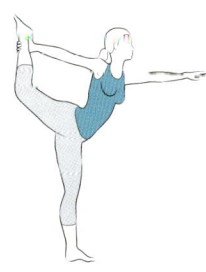
4. Der Tänzer (S. 96)

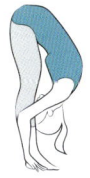
5. Vorbeuge aus dem Stand (S. 110)

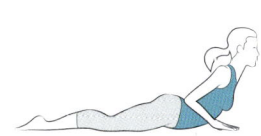
6. Die Kobra (S. 142)

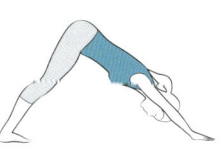
7. Nach unten schauender Hund (S. 164)

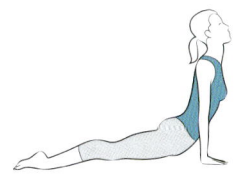
8. Nach oben schauender Hund (S. 146)

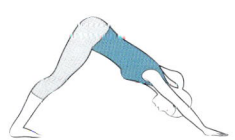
9. Nach unten schauender Hund (S. 164)

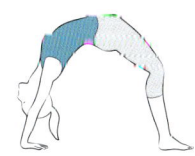
10. Das Rad (S. 154)

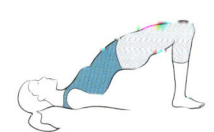
11. Schulterbrücke (S. 168)

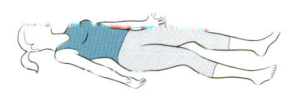
12. Totenstellung (S. 55)

Glossar

Abduktion Abspreizen eines Körperteils von der Körpermitte.

Adduktion Heranführen eines Körperteils zur Körpermitte.

Antagonist Muskel, der sich entspannt und verlängert, während sich ein anderer, der ‚Agonist', anspannt.

Asana Eine im Rahmen der Hatha-Yoga-Praxis eingenommene Haltung, die zu größerem Wohlbefinden führt.

Bewegungsebenen werden verwendet, um Körperbewegungen zu beschreiben in Bezug auf imaginäre ‚Ebenen', die den Körper in verschiedene Abschnitte unterteilen.

Bewegungsradius Messung der Bewegungsfreiheit (in Grad) um ein bestimmtes Gelenk oder einen Körperteil.

Chakra Eins der sieben Energiezentren, die im Körper in bestimmten Abschnitten der Wirbelsäule verortet werden.

Depression Abwärtsbewegen eines Körperteils (nach unten), wie beim Herunterziehen der Schultern vom Kopf weg.

Dorsalflexion Bewegungsart (des Fußknöchels/Handgelenks), bei der die Zehen/Finger zur Oberseite des Knöchels/Handgelenks angehoben werden.

Elevation Anheben eines Körperteils (nach oben) wie beim Schulterzucken, bei dem die Schultern zum Kopf bewegt werden.

Extension (Streckung) Bewegung, die den Winkel zwischen zwei Körperteilen vergrößert. Die Streckung des Ellbogens vergrößert den Winkel zwischen Ober- und Unterarm.

Exzentrische Kontraktion Art der Muskelaktivität, bei der der Muskel wie beim Absenken eines Gewichts innerhalb eines Bewegungsradius verlängert wird.

Faseriges Gelenk Gelenkart, bei der die Knochen durch ein Fasergewebe (meist Kollagen) verbunden sind.

Flexion (Beugung) Bewegung, die den Winkel zwischen zwei Körperteilen verringert. Die Beugung des Ellbogens verringert den Winkel zwischen Ober- und Unterarm.

Frontalebene Imaginäre senkrechte Linie, die den Körper in eine vordere (anterior) und hintere (posterior) Hälfte teilt.

Hatha-Yoga Yogasystem, bei dem Asanas praktiziert werden für ein besseres Wohlbefinden.

Hauptbeweger Auch als **Agonist** bekannter Muskel, der kontrahiert, um Bewegung zu erzeugen.

Hebel Starre Struktur, die sich bei Kraftaufwendung um einen Angelpunkt bewegt. Ein Arm ist z. B. ein Hebel, das Schultergelenk sein Angelpunkt.

Isometrische Kontraktion Art der Muskelaktivität, bei der sich wie beim Drücken gegen einen unbeweglichen Gegenstand die Länge des Muskels nicht verändert.

Knorpliges Gelenk Geringfügig bewegliches Gelenk, in dem Knorpel die Knochen verbinden.

Konzentrische Kontraktion Art der Muskelaktivität, bei der der Muskel wie beim Anheben eines Gewichts angespannt oder verkürzt wird.

Plantarflexion Bewegung, bei der die Zehen und der Fuß vom Körper wegzeigen, sodass der Winkel zwischen Fuß und Hinterseite des Beins kleiner wird.

Pranayama Beim Yoga praktizierte Techniken zur Atemkontrolle.

Sagittalebene Imaginäre, auch **seitliche Ebene** genannte senkrechte Linie, die von vorn nach hinten verläuft und den Körper in eine rechte und linke Hälfte teilt.

Stabilisator Muskel, der den Körper bei der Bewegung eines anderen Körperteils stabilisiert.

Synergist Muskel, der andere Muskeln dabei unterstützt, eine Bewegung durchzuführen.

Synovialgelenk Frei bewegliches Gelenk, bei der die Knochenoberflächen von Gelenkknorpel bedeckt sind und durch eine bindegewebige, mit Synovialmembran ausgekleidete Gelenkkapsel verbunden werden.

Transversalebene Imaginäre Ebene, die den Körper in eine obere (superior) und untere (inferior) Hälfte teilt. Auch als **Horizontal-** oder **Axialebene** bekannt.

Umkehrhaltung Yoga-Asana, bei der der Kopf sich unterhalb des Herzens befindet.

Zirkumduktion Kreisende Bewegung einer Extremität, die die sich um das Gelenk ausbreitet, von dem die Bewegung ausgeht. Vollständige Zirkumduktion erlaubt einen Bewegungsradius von 360°.

Register

A
acht Glieder des Yoga, Die 40, 42
Adduktoren
　Gleichgewichtshaltungen 94–95
　Sitzhaltungen 138–139
　Standhaltungen 68–69, 76–77,
　　80–81, 84–85
　Umkehrhaltungen 182–83
　Vorbeugen im Stehen 116–117
　siehe auch Langer Oberschenkel-
　　anzieher (Add. longus),
　　Hüftadduktoren
Adho Mukha Svanasana 164–167
Adler, Der 92–95
Agonist 48–49
Ajna 41
Anahata 41
Antagonist 48–49
Ardha Chandrasana 100–103
Ardha Matsyendrasana 132–135
Asana 40
Ashtanga-Yoga 43
Atemkontrolle 44–45
Atmungssystem 34–35
Ausgangshaltungen 54–55
Äußerer Schenkelmuskel (Vastus lat.)
　60–61
Äußerer schräger Bauchmuskel
　(Obliquus ext. abdmoninis)
　Gleichgewichtshaltungen
　　102–103
　Rückbeugen 160–161
　Sitzhaltungen 134–135
　Standhaltungen 64–65, 68–69,
　　80–81, 84–85

B
Baddha Konasana 136–139
Baum, Der 88–91
Berghaltung 54
Bhujangasana 142–145
Birnenförmiger Muskel (Piriformis)
　Sitzhaltungen 138–139
　Standhaltungen 64–65
Bitilasana 158–161
Bizeps (Biceps brachii)
　Sitzhaltungen 130–131, 138–139
　Umkehrhaltungen 174–175,
　　182–183
　Vorbeugen im Stehen 120–121
Boot, Das 128–131

C
Chakrasystem 41

D
Dandasana 54
Decken 53
Deltamuskeln (Deltoidei)
　Gleichgewichtshaltungen 90–91,
　　94–95, 98–99, 102–103, 106–107
　Rückbeugen 148–149, 156–157
　Sitzhaltungen 130–131
　Standhaltungen 64–65, 68–69,
　　72–73, 76–77, 80–81, 84–85
　Umkehrhaltungen 170–171,
　　174–175, 178–179, 182–183
　Vorbeugen im Stehen 120–121
　siehe auch Vordere Deltamuskeln
　　(Deltoidei ant.)
Desikachar, T. K. V. 43
Devi, Indra 43
Dharana 40
Dhyana 40
Drehsitz 132–135
Dreieck, Das 62–65

E
Eka Pada Kapotasana 150–153
Energetisierende Übungsreihe 187
Exzentrische Muskelaktivität
　48–49

F
Faserige Gelenke 47

G
Garudasana 92–95
Gedrehte seitliche Winkelhaltung
　82–85
Gedrehtes Dreieck 66–69
Gelenke und Bewegung 47
Gerader Bauchmuskel (Rectus
　abdominis)
　Gleichgewichtshaltungen 98–99,
　　106–107
　Rückbeugen 144–145, 148–149,
　　156–157, 160–161
　Sitzhaltungen 130–131, 134–135
　Standhaltungen 60–61, 64–65,
　　72–73, 76–77, 80–81
　Umkehrhaltungen 182–183
Gerader Oberschenkelmuskel (Rectus
　femoris)
　Rückbeugen 152–153
　Standhaltungen 60–61
　Vorbeugen im Stehen 112–113,
　　116–117
Geschichte des Yoga 42–43
Gestreckte seitliche Winkelhaltung
　78–81
Gleichgewichtshaltungen 90–91,
　94–95
Großer Gesäßmuskel (Gluteus max.)
　Gleichgewichtshaltungen 90–91,
　　94–95, 98–99, 102–103, 106–107
　Rückbeugen 144–145, 148–149,
　　152–153, 156–157
　Sitzhaltungen 126–127, 134–135
　Standhaltungen 60–61, 68–69,
　　72–73, 76–77, 80–81, 84–85
　Umkehrhaltungen 166–167,
　　170–171, 174–175, 178–179,
　　182–183
　Vorbeugen im Stehen 112–113,
　　116–117
Großer Kopfwender
　(Sternocleidomastoideus)
　Gleichgewichtshaltungen 102–103
　Standhaltungen 64–65, 68–69
Großer Rückenmuskel (Latissimus
　dorsi)
　Gleichgewichtshaltungen 98–99,
　　106–107
　Rückbeugen 156–157, 160–161
　Sitzhaltungen 130–131, 134–135
　Standhaltungen 60–61, 72–73,
　　76–77, 80–81, 84–85

Umkehrhaltungen 174–175, 178–179, 182–183
Großer runder Muskel (Teres major) 106–107
Großer und kleiner Brustmuskel (Pectoralis major und minor)
   Gleichgewichtshaltungen 94–95, 98–99
   Rückbeugen 144–145, 148–149, 156–157
   Standhaltungen 60–61
   Umkehrhaltungen 170–171, 174–175
   Vorbeugen im Stehen 120–121

H

Halasana 176–179
Halbdornmuskel des Brustkorbs (Semispinalis thoracis) 134–135
Halbmond, Der 100–103
Halsriemenmuskel (Splenius cervicis) 160–161
Handgelenksstrecker 120–121
Hatha-Yoga 43
Hauptbeweger 48–49
Hebel 50–51
Hilfsmittel 52–53
Hintere Oberschenkelmuskeln (Biceps femoris, Semitendinosus, Semimembranosus)
   Gleichgewichtshaltungen 98–99, 102–103
   Rückbeugen 144–145, 148–149, 152–153
   Sitzhaltungen 126–127, 130–131, 134–135, 138–139
   Standhaltungen 72–73, 76–77, 80–81, 84–85
   Umkehrhaltungen 166–167, 170–171, 174–175, 178–179
   Vorbeugen im Stehen 112–113, 116–117, 120–121
Hinterer Deltamuskel (Deltoideus post.) 166–167
Hüftadduktoren 72–73
Hüftbeuger
   Rückbeugen 156–157

Umkehrhaltungen 170–171
Hüftöffnende Übungsreihe 186

I

Innerer Schenkelmuskel (Vastus med.) 60–61
Innerer schräger Bauchmuskel (Obliquus int. abdmoninis)
   Gleichgewichtshaltungen 102–103
   Rückbeugen 160–161
   Sitzhaltungen 134–135
   Standhaltungen 80–81, 84–85
Intensive Flankendehnung 118–121
Isometrische Muskelkontraktion 48
Isotonische Muskelkontraktion 48
Iyengar, B. K. S. 43

J

Jois, Sri K. Pattabhi 43

K

Katze und Kuh 158–161
Klassisches Yoga 42
Kleiner Gesäßmuskel (Gluteus min.)
   Gleichgewichtshaltungen 90–91, 98–99
   Rückbeugen 152–153
   Sitzhaltungen 138–139
   Standhaltungen 64–65, 68–69, 72–73, 76–77, 84–85
   Vorbeugen im Stehen 116–117
Knorplige Gelenke 47
Kobra, Die 142–145
Konzentrische Muskelaktivität 48–49
Kopfriemenmuskel (Splenius capitis) 160–161
Kopfstand 180–183
Körperbewegungen 36–37, 47
Körperregionen 12–13
kraftvolle Haltung siehe Stuhlhaltung, Die
Kreislaufsystem
   Herz 31
   Körper 30

Obere und untere Extremitäten 32–33
Krieger I 70–73
Krieger II 74–77
Krieger III 104–107
Krishnamacharya, Sri 43
Kuh, Die 158–161

L

Langer Oberschenkelanzieher (Add. longus) 60–61
Langer Wadenbeinmuskel (Peroneus longus)
   Standhaltungen 64–65, 68–69, 72–73, 76–77, 80–81, 84–85
   Vorbeugen im Stehen 116–117
Lenden-Darmbein-Muskel (Iliopsoas)
   Rückbeugen 152–153
   Sitzhaltungen 126–127, 130–131, 134–135
   Standhaltungen 60–61, 64–65, 68–69, 72–73, 76–77, 80–81, 84–85
   Umkehrhaltungen 166–167, 178–179
   Vorbeugen im Stehen 112–113, 116–117, 120–121
Längster Brustmuskel (Longissimus thoracis)
   Rückbeugen 160–161
   Standhaltungen 68–69

M

Manipura 41
Marjariasana und Bitilasana 158–161
Mittlerer Gesäßmuskel (Gluteus med.)
   Gleichgewichtshaltungen 94–95, 102–103
   Rückbeugen 152–153
   Sitzhaltungen 138–139
   Standhaltungen 80–81
   Vorbeugen im Stehen 116–117
Mittlerer Schenkelmuskel (Vastus interm.) 60–61

Modernes Yoga 43
Muladhara 41
Muskelsystem
  Art der Aktivität 48–49
  Bauch und Rücken 16–17
  Körper 14–15
  Obere und untere Extremitäten 18–19

N
Nach oben schauender Hund 146–149
Nach unten schauender Hund 164–167
Nachklassisches Yoga 42
Nadi-Shodhana-Atmung 45
Natarajasana 96–99
Navasana 128–131
Nervensystem 26–29
Niyama 40

P
Parivrtta Parsvakonasana 82–85
Parivrtta Trikonasana 66–69
Parsvottanasana 118–121
Paschimottanasana 124–127
Patañjali 42
Pflug, Der 176–179
Pranayama 40, 44–45
Prasarita Padottanasana 114–117
Pratyahara 40

Q
Quadratischer Lendenmuskel (Quadratus lumborum)
  Gleichgewichtshaltungen 102–103, 106–107
  Rückbeugen 152–153
  Sitzhaltungen 138–139
  Standhaltungen 60–61, 64–65, 68–69, 80–81, 84–85
  Umkehrhaltungen 170–171
  Vorbeugen im Stehen 120–121
Quadrizeps (Quadriceps femoris)
  Gleichgewichtshaltungen 90–91, 94–95, 98–99, 102–103, 106–107
  Rückbeugen 144–145, 148–149, 152–153, 156–157
  Sitzhaltungen 126–127, 130–131, 134–135
  Standhaltungen 64–65, 72–73, 76–77, 80–81
  Umkehrhaltungen 166–7, 170–1, 174–5, 178–9, 182–3
  Vorbeugen im Stehen 112–13, 116–17, 120–1
Querverlaufender Bauchmuskel (Transversus abdominis)
  Rückbeugen 156–157, 160–161
  Sitzhaltungen 130–131

R
Rad, Das 154–157
Rautenförmige Muskeln (Rhomboidei)
  Rückbeugen 144–145
  Standhaltungen 60–61
  Umkehrhaltungen 182–183
Rückenstrecker (Erector spinae)
  Gleichgewichtshaltungen 94–95, 98–99, 106–107
  Rückbeugen 144–145, 148–149, 156–157, 160–161, 148–149
  Sitzhaltungen 126–127, 130–131, 134–135, 138–139
  Standhaltungen 60–61, 72–73, 76–77
  Umkehrhaltungen 166–167, 170–171, 174–175, 178–179
  Vorbeugen im Stehen 112–113, 116–117, 120–121

S
Sahasrara 41
Samadhi 40
Sarvangasana 172–175
Savasana 55
Schenkelbeuger (Biceps femoris)
  Gleichgewichtshaltungen 90–91, 94–95
  Standhaltungen 68–69, 84–85
Schneidermuskel (Sartorius)
  Gleichgewichtshaltungen 90–91, 94–95, 102–103
  Sitzhaltungen 138–139
  Standhaltungen 72–73, 76–77, 80–81, 84–85
  Vorbeugen im Stehen 120–121
Schollenmuskel (Soleus)
  Gleichgewichtshaltungen 94–95
  Sitzhaltungen 126–127, 130–131
  Standhaltungen 72–73
  Umkehrhaltungen 166–167
  Vorbeugen im Stehen 116–117
Schulterbrücke 168–171
Schulterstand 172–175
Schustersitz 136–139Setu Bandhasana Sarvangasana 168–171
Shirshasana 180–183
Siegreicher Atem 45
Skelettsystem
  Körper 20–21
  Obere und untere Extremitäten 24–25
  Wirbelsäule 22–23
Sonnengrüße 184–185
Stabilisatoren 48–49
Stockhaltung 54
Stuhlhaltung, Die 58–61
Stühle 53
Svadhisthana 41
Synergist 48–49
Synovialgelenk 47

T
Tadasana 54
Tänzer, Der 96–99
Taube, Die 150–153
Totenstellung 55
Trapezmuskel (Trapezius)
  Gleichgewichtshaltungen 90–91, 94–95, 106–107
  Rückbeugen 144–145, 148–149, 160–161
  Sitzhaltungen 126–127, 138–139
  Standhaltungen 64–65, 68–69, 72–73, 76–77, 80–81, 84–85

Umkehrhaltungen 166–167, 170–171, 182–183
Vorbeugen im Stehen 112–113, 116–117, 120–121
siehe auch Unterer Trapezmuskel (Trapezius inf.)
Trikonasana 62–65
Trizeps (Triceps brachii)
  Gleichgewichtshaltungen 90–91, 106–107
  Rückbeugen 144–145, 148–149
  Sitzhaltungen 130–131
  Standhaltungen 60–61, 64–65, 68–69, 72–73, 76–77, 80–81, 84–85
  Umkehrhaltungen 17817–9
  Vorbeugen im Stehen 120–121

U

Übungsreihen
  Energetisierende Übungsreihe 187
  Hüftöffnende Übungsreihe 186
  Sonnengrußvarianten 184–185
Ujjayi-Atmung 45
Unterer Trapezmuskel (Trapezius inf.) 60–61
Uphanishaden, Die 42
Urdhva Dhanurasana 154–157
Urdhva Mukha Svanasana 146–149
Ursprünge des Yoga 42–43
Utkatasana 58–61
Uttanasana 110–113
Utthita Parsvakonasana 78–81

V

Veden, Die 42
Vedisches Yoga 42
Verein für Selbstverwirklichung 43
Viereckiger Schenkelmuskel (Quadratus femoris)
  Gleichgewichtshaltungen 102–103
  Standhaltungen 64–65
Vierfüßlerstand 55
Virabhadrasana I 70–73
Virabhadrasana II 74–77
Virabhadrasana III 104–107
Vissudha 41
Vivekananda, Swami 43
Vorbeuge aus dem Stand 110–113
Vorbeuge aus der Grätsche 114–117
Vorbeuge im Sitzen 124–127
Vordere Deltamuskeln (Deltoidei ant.)
  Rückbeugen 160–161
  Standhaltungen 60–61
  Umkehrhaltungen 166–167
Vorderer Sägemuskel (Serratus ant.)
  Gleichgewichtshaltungen 90–91, 106–107
  Sitzhaltungen 126–127
  Standhaltungen 80–81, 84–85
Vorderer Schienbeinmuskel (Tibialis ant.)
  Gleichgewichtshaltungen 106–107
  Rückbeugen 152–153
  Sitzhaltungen 126–127, 130–131
  Umkehrhaltungen 166–167
Vorklassisches Yoga 42
Vrksasana 88–91

W

Wände 53
Wechselatmung 45
Wirbelsäule
  Nervensystem 28–29
  und Yoga 46

Y

Yama 40
Yogablöcke 52
Yogagurte 52
Yogaklötze 52
Yogamatten 52

Z

Zweiköpfiger Wadenmuskel (Gastrocnemius)
  Gleichgewichtshaltungen 94–95
  Sitzhaltungen 126–127
  Umkehrhaltungen 166–167, 174–175
  Vorbeugen im Stehen 112–113, 116–117